**RICHTIGE ERNÄHRUNG
IN ALLEN LEBENSLAGEN**

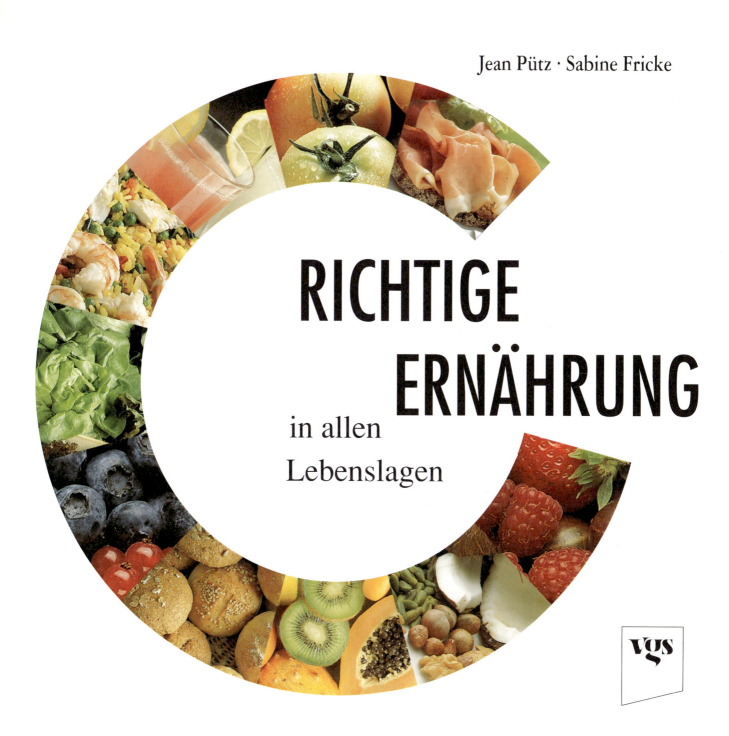

Jean Pütz · Sabine Fricke

RICHTIGE ERNÄHRUNG

in allen Lebenslagen

vgs

Die Deutsche Bibliothek – CIP-Einheitsaufnahme

Hobbythek / ARD, WDR. – Köln : vgs.
Früher u. d. T.: Das Hobbythek-Buch
NE: Westdeutscher Rundfunk <Köln>

Pütz, Jean:
Richtige Ernährung in allen Lebenslagen : Tips, Ideen und Rezepte /
Jean Pütz ; Sabine Fricke. – 1. Aufl. – Köln : vgs, 1994
(Hobbythek)
ISBN 3-8025-6185-6
NE: Fricke, Sabine:
Pütz, Jean: Richtige Ernährung in allen Lebenslagen. – 1. Aufl. – 1994

Bildquellen:

S. 14 und 15: aus "The Book of Life", Ebury Hutchinson/Random House UK Limited, London 1993
S. 57 und 60: Hofmann-La Roche AG, Grenzach-Wyhlen
S. 62: Step-Ani-Motion GmbH, Bonn
S. 64, 65, 66 oben, 95, 125 und 126: Fissler GmbH, Idar-Oberstein
S. 67 und 75: GesConsult mbH, Frankfurt a. M.
S. 94: W. u. H. Küchle GmbH & Co., Günzburg
S. 129, 131 und 132: Jean Pütz, Köln
S. 147: WDR, Köln
Alle übrigen Fotos: Cornelis Gollhardt, Stephan Wieland und Jörg Zaber, Düsseldorf
Grafiken: Designbureau Jochen Kremer/Gabi Mahler, Köln

Wir danken der Fa. Panasonic Deutschland GmbH, Hamburg, für die freundliche Genehmigung
zum Abdruck der folgenden Rezepte:
S. 63: Auberginenmus, Fenchel mit Mozzarella; S. 64: Kürbisgratin; S. 79: Fisch im Tomatenbett;
S. 96: Indisches Hühnerfrikassee, Hähnchen im Mangoldbett mit Pellkartoffeln, Orientalischer Reis mit
Hähnchenbrust und Zuckerschoten; S. 97: Kabeljau mit Bananen und Mango, Linsencurry mit
Putenfleisch; S. 108: Grünkernsuppe mit Walnüssen; S. 109: Zucchinihälften mit Gerste, Buchweizen-
bällchen mit Pistaziensauce; S. 110: Sommereintopf mit Bohnen und Mozzarella.

1. Auflage 1994
© vgs verlagsgesellschaft, Köln, 1994

Alle Rechte, insbesondere das Recht der Vervielfältigung und Verbreitung vorbehalten.
Kein Teil des Werkes darf in irgendeiner Form (durch Photokopie, Mikrofilm oder ein anderes Verfahren)
ohne schriftliche Genehmigung des Verlages reproduziert oder unter Verwendung elektronischer
Systeme verarbeitet, vervielfältigt oder verbreitet werden.

Umschlaggestaltung: Papen Werbeagentur, Köln
Redaktion: Martina Weihe-Reckewitz
Produktion und Layout: Wolfgang Arntz
Gesamtherstellung: Universitätsdruckerei H. Stürtz AG, Würzburg
Gedruckt auf chlorfrei gebleichtem Papier
Printed in Germany
ISBN 3-8025-6185-6

INHALT

Vorwort 7

Aller Anfang ist schwer 9

Fit fürs Leben? 9
Gesunde Diät? 11

Richtige Ernährung für Gesunde und solche, die es bleiben wollen 13

Sind wir Fleischesser oder Vegetarier? . 13
Wieviel und welche Nahrung braucht
der Mensch? 18
Kalorien allein reichen nicht! 19

Zucker und Zuckeraustauschstoffe 19
Fette 22
Eiweiß – mehr als nur ein Kalorienlieferant . . 24
Alkohol als Energielieferant 28

Der Eigenbedarf des aktiven
Menschen an Kalorien 29
Vom richtigen Trinken 31

Süßstoffe – ja oder nein? 33
Wasser ist zum Trinken da 36

Die neuen Gesundheitsrenner: Ballaststoffe! 44

Lösliche Ballaststoffe und
ihre Wirkung im Körper 44
Entschlackung durch Ballaststoffe 46

Unlösliche Ballaststoffe 47
Gesundheitliche Auswirkungen 47

Wo stecken die Ballaststoffe? 50

Die Gesundheit erhalten mit Vitaminen 57

Mit Vitaminen gegen Krebsgefahr . . . 58
Mit Vitaminen gegen
Arteriosklerosegefahr 61
Rezepte 61

Fit und gesund durch die Schwangerschaft 67

Für zwei denken –
aber nicht für zwei essen! 67

Durch mehr Vitamine weniger Fehlgeburten?	71
Eisen – häufig ein Mangel	72
Jod während der Schwangerschaft	74
Rezepte	77

Muttermilch und Bio-Brei – Gesunde Kost fürs Baby
81

Muttermilch oder Milchpulver?	81
Rezepte	86

Richtige Ernährung für Kinder und Jugendliche
90

Allgemeine Anregungen	91
Rezepte	93
Richtige Ernährung für gesunde Zähne	98

Gesunde Ernährung für Vegetarier
103

Vegetarier leben gesünder!	104
Nährstoffe, auf die Sie achten müssen	105
Rezepte	107

Gesunde Kost für Fleischgenießer
111

Fleischgenuß – des Guten zuviel	111
Streßfaktor Transport	113
Der Fleischqualität auf der Spur	115
Die richtige Zubereitung	118
Rezepte	121

Leckereien für Schleckermäuler
127

Nüsse: Gesunde Tausendsassa	127
Rezepte zum Genießen und Verführen	132
Ge„nüß"liches für die schönsten Stunden des Jahres	134
Register	148
Bezugsquellen	150

Liebe Leserinnen und Leser,

das Vorwort zu einem Hobbythekbuch schreibe ich immer erst dann, wenn das Buch fertig gesetzt ist und sich ein Gesamtüberblick mit allen Abbildungen und Grafiken eröffnet. Das vorliegende Werk scheint mir äußerst gelungen, auch im Hinblick auf unsere erklärte Philosophie, Gesamtzusammenhänge für jedermann sichtbar und erfahrbar zu machen. Wie immer begnügen wir uns nicht nur mit Rezepten, sondern verwenden große Mühe auf Hintergrundinformationen. Dabei spielen „gesicherte" wissenschaftliche Erkenntnisse eine entscheidende Rolle. Ich betone „gesichert", denn was in letzter Zeit von selbsternannten „Ernährungsexperten" an Unsinn propagiert wird, grenzt zum Teil an Körperverletzung, was aber schwierig nachzuweisen ist, denn gesundheitliche Schäden zeigen sich häufig erst nach Jahren. So ist es schwierig, die falschen Propheten zur Verantwortung zu ziehen. Häufig werden Ängste bewußt geschürt, denn verunsicherte Menschen lassen sich nun mal leichter manipulieren. Auf diese Weise gelingt es zum Beispiel spezialisierten Konzernen aus den USA, völlig überteuerte Produkte auch bei uns an den Mann oder die Frau zu bringen und horrende Gewinne einzufahren. Wir hoffen, mit diesem Buch auch dazu beizutragen, diesen sektenähnlich auftretenden Marketingmanagern die Geschäftssuppe ein wenig zu versalzen, und zwar vor allen Dingen durch Weitergabe und Darlegung der Erkenntnisse der „Science Community", das heißt der von der Gemeinschaft der ernsthaften Wissenschaftler abgesicherten Forschungsergebnisse. Dafür brauchen wir keine Ideologie und keine höheren Segnungen. Schon immer war diese Art der Aufklärung ein wesentliches Ziel der Hobbythek.

Das bringt mich auf ein sehr erfreuliches Jubiläum: Im Dezember 1994 ist es genau 20 Jahre her, daß die erste Hobbytheksendung ausgestrahlt wurde. Von Anfang an hatten wir uns die Aufgabe gestellt, unser Publikum über den alltäglichen Umgang mit Waren und Dienstleistungen kritisch zu informieren. Wir wollten auch dazu beitragen, die „Nebenwirkungen" des Fernsehens, das die Menschen ja eher zur Passivität verführt, zu verringern. „Schalt mal ab und knips dich ein. Sei doch einmal selbst die Frau oder der Mann. Schaff dich mal, das ist nicht schwer, Hobbythek im WeDeeR." Dieses Gedicht, das die Bläck Fööss vertont haben, enthielt schon immer unser Motto. Gleichzeitig ist die Hobbythek auch eine Wissenschaftssendung mit dem Ziel, Wissen über Technik, Medizin und Ökologie zu vermitteln. In letzter Zeit haben wir uns zunehmend auch sozialen Fragen gewidmet. Unsere Sorge gilt auch den Menschen, die nicht im Überfluß leben.

Im Rückblick kann ich sagen, daß die Hobbythek diese Ziele weitgehend erreicht hat. Viele Menschen denken wieder über Nahrungsmittel und Konsumgüter, die sie vordem gedankenlos gekauft haben, nach. Unsere Welt ist ja heutzutage geprägt durch Fertigprodukte, Fertigbackwaren, Fertigmenüs, Fast Food, Fertigfarben, Fertigwaschmittel, Fertigkosmetik, durch Medikamente aus der chemischen Retorte usw. Die Hobbythek stellt Alternativen dagegen. Unser besonderes Engagement richtet sich auch gegen die Energieverschwendung, denn da „der Strom aus der Steckdose kommt", macht sich kaum jemand Gedanken darüber, welche gesamtökologische Belastung die Kraftwerke auf der grünen Wiese darstellen. Nur wenige denken darüber nach, wie wir nachwachsende Rohstoffe oder die Energie der Sonne nutzen können, und welche Möglichkeiten neue Technologien schon heute bieten. Dabei haben wir nie wie Kassandra den Weltuntergang beschworen, sondern stets Wege aufgezeigt, die ökologisch und ökonomisch akzeptabel sind und gleichzeitig der Gesundheit der Verbraucher dienen.

Darüber hinaus hat die Hobbythek dafür gesorgt, daß es mittlerweile Einzelrohstoffe zu kaufen gibt, um zum Beispiel Reinigungs- und Waschmittel, Kosmetik oder kalorienreduzierte bzw. zuckerarme, ballaststoffreiche Nahrungsmittel und Leckereien herzustellen. Sie hat dazu beigetragen, einen speziellen TransFair-Kaffee mit dem Namen Kaffee Forestal auf den Markt zu bringen, der nicht nur den Kaffeebauern mehr Erlös bringt, sondern gleichzeitig auch dem Schutz des Urwaldes dient.

In diesem Zusammenhang ist es wichtig zu erwähnen, daß wir stets nur dann Produkte gefördert oder selbst entwickelt haben, wenn diese noch nicht erhältlich waren. Unsere Produkte beweisen damit, daß es auch anders geht – nämlich gesundheitsfördernd und ökologisch verantwortlich. Auch in diesem Buch werden viele solcher Produkte präsentiert. Ich habe schon häufiger versichert, daß alle Autorinnen und Autoren, die bei den Hobbytheksendungen oder Hobbythekbüchern mitarbeiten, weder an diesen Produkten verdienen noch an Vertriebsfirmen beteiligt sind, auch nicht als stille Gesellschafter. Dies ist für uns außerordentlich wichtig, weil nur so eine völlige Unabhängigkeit gewahrt bleibt. Manchmal wurde ich gefragt, warum wir keine Patente angemeldet haben. Die Antwort ist einfach: Ich bin durch und durch Journalist und möchte mein Wissen und meine Erfahrung weitergeben und zum Nachahmen anregen. Veröffentlichung ist mein Ziel, und dem steht die Anmeldung eines Patents, das jahrelang geheimgehalten werden muß, diametral entgegen. Im übrigen geben wir alle Rezepte an jeden weiter, der unsere alternativen Produkte herstellen oder vertreiben will. Es würde mich freuen, wenn noch mehr Firmen, als die in unserem Bezugsquellenverzeichnis ab Seite 150 genannten, demnächst mit dabei sind. Vielleicht gelingt es, mit den Produkten der Hobbythek ähnlich erfolgreich zu sein, wie es mit dem TransFair-Kaffee gelungen ist, der mittlerweile in vielen Supermarktketten vertrieben wird.

Ich möchte hier auch die Gelegenheit wahrnehmen, mich bei allen Mitarbeiterinnen und Mitarbeitern der Hobbythek zu bedanken, vor allen Dingen bei den vielen Studentinnen und Studenten, die oftmals lange Versuchsreihen mit uns realisiert haben, und die mit viel Geduld und Engagement so manche Nuß gemeinsam mit uns geknackt haben. Die Studentinnen und Studenten kommen übrigens aus den verschiedensten Disziplinen, von Fachhochschulen und Technischen Hochschulen, vor allen Dingen auch aus dem Studienzweig der Ökotrophologie, einer interdisziplinär breit angelegten Ernährungs- und Haushaltswissenschaft, die zum Beispiel an der Universität Bonn sehr qualifiziert gelehrt wird. Gerade von diesem Fachbereich haben wir bisher außerordentlich profitiert. Umge-

kehrt sagen uns die Studentinnen und Studenten, daß sie auch bei uns viel lernen, weit über ein normales Praktikum hinaus.

Gestatten Sie mir noch ein ganz persönliches Wort: Da ich selbst mich natürlich an die Empfehlungen der Hobbythek halte, bin ich sicher, daß ich ihr ein gut Teil meiner Gesundheit verdanke. Mit meinen 58 Jahren fühle ich mich außerordentlich fit, vor allen Dingen wenn ich meinen Zustand mit gleichaltrigen Klassenkameraden und ehemaligen Studienkollegen vergleiche. Auch dies beweist mir, daß wir auf dem richtigen Wege sind. Das vorliegende Buch enthält ganz besonders viele unserer Erkenntnisse, und ich hoffe, daß es Ihnen einen ähnlichen Gewinn bringt wie mir.

Ihr

Jean Pütz

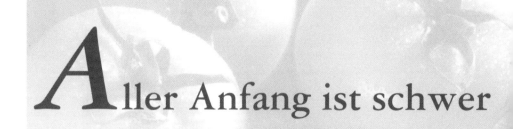

Aller Anfang ist schwer

Wieder einmal, wie so oft, sitze ich in meinem Feriendomizil auf Ibiza vor einem leeren Schreibblock. Hier haben nahezu alle Hobbythekbücher ihren Anfang genommen. Hier finde ich die Ruhe, um die entscheidenden Weichen für den Inhalt auch dieses Buches zu stellen. Der Einstieg fällt mir zwar nicht leicht, denn draußen lockt der Frühling, und der betörende Duft der blühenden Orangenbäume zieht über meine Terrasse, doch Sabine Fricke, meine Coautorin, hat gute Vorarbeit geleistet. In längeren Vorgesprächen haben wir die Konzeption des Buches besprochen und die Aufgaben aufgeteilt. So bin ich mit erheblichem Übergepäck, d.h. allein mit 60 kg wissenschaftlicher Bücher, Forschungsberichten und Artikeln, auf meine Trauminsel geflogen. Und nun hoffe ich, daß sich der „Genius loci" einstellt, der es ermöglicht, Ihnen, verehrte Leser, das näherzubringen, was sich hinter dem Titel „Richtige Ernährung in allen Lebenslagen" verbirgt.

Das Buch soll sachlich präzise werden, aber nicht trocken. Es soll Lebenshilfe bieten, aber ohne belehrenden Zeigefinger. Wir wollen Sie überzeugen, daß es sich lohnt, in bestimmten Situationen die Ernährung an die Bedürfnisse des eigenen Körpers besser anzupassen, ohne zum darbenden Asketen zu werden. Denn wir meinen, daß auf keinen Fall die Freude am Leben zu kurz kommen darf.

Sie werden sich wundern, daß bisher nicht ein einziges Mal das Wort „Diät" erwähnt wurde. Wir werden uns in diesem Buch bemühen, es auch so wenig wie möglich zu verwenden. Der Grund liegt nicht darin, daß wir „Diät" in seiner eigentlichen Bedeutung für unangebracht halten, im Gegenteil. Der Begriff stammt ursprünglich aus dem Griechischen und kann wörtlich mit „Lebensweise" übersetzt werden. Und genau dies versuchen wir in unserem Buch darzustellen, die ganzheitliche Beziehung zwischen Ernährung und gesundem Leben.

Leider ist die Bedeutung des Begriffs „Diät" in sein Gegenteil verkehrt worden. Wie kaum ein anderer hat er sich in der modernen Zeit in bare Münze verwandelt. Jede Illustrierte, jede Boulevardzeitung präsentiert ihre eigene Diät und versucht damit, ihre Auflagen zu steigern. Millionen werden mit Büchern verdient, die spezielle Diäten jeweils als das Ei des Kolumbus propagieren. Da geht es um Apfeldiäten, um Majodiäten, um die Max-Planck-Diät, um Kartoffeldiäten, um Eiweiß-, um Fett-, um Kohlenhydratdiäten, um Trennkost usw. Da werden zum Teil sogar wissenschaftlich völlig unabgesicherte Diätarten empfohlen, die eher schaden als nutzen. Kürzlich geriet erneut ein internationaler Bestseller in das Kreuzfeuer der Kritik der Wissenschaftler:

Fit fürs Leben?

Es handelt sich um das Buch „Fit for Life", das in so mancher Illustrierten als allheilmachende Seligkeit gepriesen wurde. Beanstandet wurde, daß hier wichtige ernährungswissenschaftliche Erkenntnisse mißachtet würden und die Empfehlungen auf lange Sicht zu Gesundheitsstörungen führen könnten. Ein wesentliches Prinzip von „Fit for Life" ist die Trennung von Kohlenhydraten und Eiweiß. Diese Theorie wurde bereits um 1900 herum von dem amerikanischen Arzt Howard Hay formuliert. Damals gab es aber fast keinerlei wissenschaftliche Erkenntnisse über den Mechanismus der Verdauung. Selbst der Vater der modernen Ernährungslehre, Justus von Liebig (1803–1873), äußerte sich seinerzeit nur spekulativ. Daß Tausende Enzyme entscheidend an der Zerlegung der Nahrungsmittel in für den Körper verwertbare Moleküle beteiligt sind, war noch nicht bekannt. Deshalb sind aus heutiger Sicht die von Hay frei erfundenen „chemischen Ernährungsgesetze" wie mittelalterliche Dogmen zu bewerten, vergleichbar mit Theorien, nach denen sich die Sonne um die Erde dreht bzw. die Erde der Mittelpunkt des Universums ist.

Hay postulierte nämlich unter anderem, daß eiweiß- und kohlenhydratreiche Nahrungsmittel nicht gemeinsam im Magen-Darm-Trakt verdaut werden können. Seit den 30er Jahren, als es gelang, Enzyme in reiner Form zu isolieren, weiß man aber, daß die meisten an der Verdauung beteiligten Enzyme durchaus nebeneinander wirken können, und daß es keine Frage ist, daß der Körper mit einer vernünftig abgestimmten Mischkost besser fertig wird als mit zeitlich getrennter Eiweiß- und Kohlenhydratzufuhr. In "Fit for Life" gehen die Autoren jedoch noch einen Schritt weiter und verbieten, noch strikter als Hay, ballaststoffhaltige Produkte zusammen mit eiweißreichen Nahrungsmitteln zu sich zu nehmen. Über die Auswirkungen solcher Empfehlungen haben wir schon in mancher Sendung, aber auch in Hobbythekbüchern mehrfach berichtet. Ich will noch einmal versuchen, eine kurze Zusammenfassung zu geben:

Eiweißreiche Kost, d.h. Fleisch, sollte stets mit Ballaststoffen kombiniert werden. Nahrungsmittel tierischer Art enthalten keinerlei Ballaststoffe, deshalb müssen sie unbedingt mit pflanzlichen Produkten gereicht werden, d.h. mit Gemüse, Salat, Früchten oder Vollkorngetreideprodukten, die in der Regel einen hohen Gehalt an Ballaststoffen aufweisen. Diese Ballaststoffe sorgen mit ihrer Fähigkeit, Verdauungsrückstände binden zu können, dafür, daß diese den Darm auf Dauer nicht schädigen können. Diese Eigenschaft ist besonders wichtig hinsichtlich der Eiweißver-

dauung. Um die Proteine, d.h. die Eiweißbausteine (sie werden auch Aminosäuren genannt) zur Verwertung im Organismus abzubauen, werden ganz bestimmte Enzyme benötigt. Diese eiweißabbauenden Enzyme nennt man Proteasen. Wenn nun eiweißhaltige Nahrung aufgenommen wird, gelangt sie logischerweise zunächst in den Magen. Die Magensäure, die übrigens zu einem hohen Prozentsatz aus Salzsäure besteht, ist in der Lage, die Eiweißverbindungen für die Zerteilung durch die Enzyme vorzubereiten. Schon im Magen beginnt dieser Prozeß, und zwar durch eine Enzymgruppe, die Pepsine genannt wird. Aber erst im Dünndarm leisten dann eine Fülle von anderen Proteasen die Hauptarbeit. Diese werden in der Bauchspeicheldrüse vom Körper gebildet. Zu den wichtigsten gehört das Enzym Trypsin, aber auch sogenannte Peptideasen, Elastasen, Ribonukleasen usw. sind ausschlaggebend.

Für die Verdauung ist es wichtig, daß einige Proteinbausteine, die sogenannten essentiellen Aminosäuren, so in Einzelmoleküle zerlegt werden, daß sie weitgehend intakt durch die Darmwand in den inneren Organismus gelangen können. Dort werden sie dann vom Blut an die Zellen herangeführt, die sie gerade zum Aufbau benötigen. Essentiell heißt in diesem Zusammenhang, daß der Körper sie nicht selbst im Organismus bilden kann.

Allerdings gibt es auch nicht essentielle Aminosäuren, wie z.B. Alanin, Asparaginsäure, Glutaminsäure und andere. Diese kann der Körper im normalen Stoffwechsel aus den Nahrungsbestandteilen Kohlenhydrate, Fett und Mineralstoffe selbst zusammensetzen.

Aber selbstverständlich werden solche Stoffe auch aus der Nahrung aufgenommen. Sie dienen dann allgemein als Nährstoffe und Kalorienlieferanten, spielen also nicht die Rolle der essentiellen Stoffe. Zu diesen allgemeinen Nährstoffen gehören auch die Kohlenhydrate (Stärke- und Zuckerbausteine, zum Beispiel Glucose und Fructose) sowie Fettbausteine (gesättigte und ungesättigte Fettsäuren), aber auch Cholesterin sowie Mineralstoffe. Vitamine wiederum haben essentiellen Charakter, weil der Körper auch sie nicht bilden kann und sie deshalb von außen zugeführt werden müssen.

Kommen wir aber wieder zum Eiweiß zurück, zu den Proteinen. Bei der Verdauung mit Hilfe der eiweißabbauenden Enzyme werden sie durch die Darmwand in den Kreislauf eingeschleust. Nun gibt es ein Problem, denn die Darmwand setzt sich ebenfalls aus Eiweißsubstanzen zusammen, und es ist schon erstaunlich, daß die Enzyme nicht auch die Darmwand angreifen und auflösen. Das regelt der Organismus dadurch, daß er die Darmwand mit einem Schutzmechanismus ausgerüstet hat, und zwar mit einem Schleim, der sich in der sogenannten Schleimhaut des inneren Darmes immer wieder neu bildet. Trotzdem ist es nicht zu vermeiden, daß stets einige Enzympartikel an die Darmwand herankommen und sie angreifen. In der Regel regeneriert sich eine Schleimhaut aber innerhalb kürzester Zeit, denn sie gehört zu den Organen, die eine optimale Regenerationsfähigkeit besitzen. Sie können dies selbst beobachten, wenn Sie sich zum Beispiel im Mund verletzt haben: Die Mundschleimhaut heilt sehr schnell ab.

Dieser Selbstheilproceß zum Beispiel könnte durch eine reine Trennkostdiät gestört werden. Denn: Wenn pures Eiweiß, wie in der Trenndiät empfohlen, über einen gewissen Zeitraum aufgenommen wird, dann muß der Körper besonders viel proteinlösende Enzyme zur Verfügung stellen, und das ausgerechnet, wie in der Hayschen Trennkost empfohlen, am Abend, wo sie bei körperlicher Ruhe relativ lange im Dünndarm verweilen. Auf Dauer besteht die Gefahr, daß die Darmwand dadurch geschädigt wird, selbst im Dickdarm können die Enzyme dann ihr Unwesen weiter treiben, denn dieser besteht wie der Dünndarm aus einem Eiweißgerüst.

Dieses Risiko wird erheblich durch lösliche und unlösliche Ballaststoffe reduziert, denn sie sind in der Lage, die überflüssigen Enzyme zu binden. Hinzu kommt, daß die Darmpassage durch die Ballaststoffe beschleunigt wird, weil generell der Stuhlgang gefördert wird. Diese Erkenntnisse werden durch die Beobachtung untermauert, daß Menschen mit höheren Ballaststoffaufnahmen unter viel weniger Darmbeschwerden leiden, und vor allen Dingen einem wesentlich geringeren Darmkrebsrisiko unterworfen sind. Deshalb halten wir von der Hobbythek die Trennkost für unverantwortlich. Gestützt werden wir dabei auch durch die Deutsche Gesellschaft für Ernährung, die der Trennkost ebenfalls sehr skeptisch gegenübersteht. Die Ursachen, warum die Trennkost-Diät trotz allem gerade in letzter Zeit so großen Anklang gefunden hat, sollte uns ein paar Gedanken wert sein.

1. Viele Menschen haben den Glauben an die Wissenschaft verloren, ob zu Recht oder zu Unrecht sei dahingestellt. So öffnen sich der Quacksalberei Tür und Tor. Nicht umsonst ist Esoterik „in". Daß der Glaube „Berge versetzen kann", kennt man vom sogenannten Placeboeffekt aus der Medikamentenforschung. Bei der Entwicklung von Schmerzmitteln werden Testpersonen Placebos verabreicht: Bis zu 30 Prozent der Menschen, die ohne ihr Wissen eine Pille ohne Wirkstoff einnehmen, verlieren den Schmerz und fühlen sich zumindest subjektiv viel besser.
2. Es wird häufig argumentiert, daß derjenige stets recht hat, der heilt bzw. hilft, wenn es dabei nicht erhebliche Nebenwirkungen gibt. Aber so manche Nebenwirkungen machen sich erst nach Jahren bemerkbar, und das könnte durchaus bei konsequenter Einhaltung der Trennkost, aber auch bei anderen einseitigen Diäten der Fall sein.
3. Die Beliebtheit der Trennkost mag auch darin gründen, daß die Illustrierten, die sie für sich einträglich propagieren, mit wahrlich starken Geschützen aufwarten: Da werden reihenweise Prominente vorgeführt, Filmschauspieler, Fernsehtalkmaster, Moderatoren und Moderatorinnen, Showgrößen usw., die ihre Erfolge und ihre Begeisterung willig kundtun. Denn jede Erwähnung in einer Zeitung ist für sie kostenlose Werbung. Es mag sogar sein, daß sie von der Trennkost überzeugt sind, aber für eine ernsthafte Gesamtbewertung fehlt ihnen sicher der Sachverstand.

Wir wollen nicht leugnen, daß man mit den verschiedensten Diäten erhebliche Pfunde verlieren kann, aber dies sollte mit Mitteln geschehen, die den Körper weder lang- noch kurzfristig gesundheitlich schädigen.

Gesunde Diät?

Deshalb haben wir uns zum Ziel gesetzt, in diesem Buch die positiven psychologischen Elemente einer Diät, die in erster Linie darin bestehen, daß man sich bewußter ernährt, beizubehalten, aber einer Mangelernährung jedweder Art entschieden den Kampf anzusagen. Aus diesem Grunde werden wir ganz bewußt den so falsch besetzten Begriff „Diät" so wenig wie möglich verwenden.

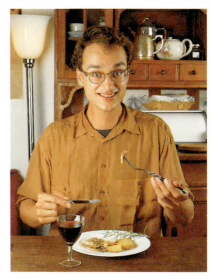

Abb. 1: Auch wenn wir Ihnen eine gesunde Ernährungsweise ans Herz legen wollen, das Genießen soll auf keinen Fall zu kurz kommen!

Mit dem Bedürfnis, vermeintliche oder tatsächliche „Überpfunde" loszuwerden, wird sehr viel Schindluder getrieben und auch sehr viel verdient. Wir wollen deshalb hier einige Kriterien aufführen, die es Ihnen ermöglichen, abzuschätzen, welche Diätvorschläge etwas taugen und welche nicht:

1. Die Diät muß eine dauerhafte Verhaltensänderung bewirken, d. h. es muß gelingen, unter Umständen jahrzehntelang erworbene Eßgewohnheiten zu durchbrechen. Zum Beispiel: Die Abkehr von der Regelmäßigkeit der Mahlzeiten, Kontrolle des Alkoholkonsums und der zwischen den Mahlzeiten aufgenommenen Snacks.
2. Verbot jeglicher – auch natürlicher – Appetitzügler. Es sei denn, sie bauen auf Ballaststoffen auf.
3. Ausreichende Vitamin-, Mineral- und Ballaststoffzufuhr (lösliche und unlösliche).
4. Diäten dürfen nur dann propagiert werden, wenn sie auf lange Sicht durchgehalten werden können. Häufiges Rauf und Runter mit den Pfunden ist äußerst ungesund.
5. Heilfasten nur unter ausreichender Zufuhr von Mineral- und Ballaststoffen sowie Vitaminen. Ganz wichtig ist eine ausreichende Flüssigkeitszufuhr (mindestens drei Liter pro Tag).

Eine richtige Diät ist eigentlich gar keine Diät. Zeitungen und Bücher sollten sich darauf beschränken, verantwortungsvolle und fundierte Informationen zur richtigen Ernährung zu geben. Dabei sind Rezepte zu schmackhaften, kalorienreduzierten Mahlzeiten sicherlich sehr nützlich. Sie erleichtern die Umstellung des Eßverhaltens, worauf es ja letztlich ankommt. Wer die Erfahrung gemacht hat, daß auch kalorienreduzierte Kost gut schmeckt, ist leicht zu überzeugen – und überzeugt andere.

Ich hoffe, daß das vor allen Dingen durch dieses Buch ausgelöst wird. Jedenfalls verzichten wir ganz bewußt auf eine „Sensationsdiät". Ganz in diesem Sinne haben wir ja schon unser Hobbythek-Diätbuch veröffentlicht, das, wie wir aus vielen Zuschriften wissen, vielen Menschen geholfen hat. Auch dieses entstand schon unter dem Motto „Schlank und gesund durch richtige Ernährung". In diesem neuen Buch wollen wir nun ganz gezielt auf verschiedene Lebenssituationen und Zielgruppen eingehen, weil es ein Allheilmittel nicht gibt. Bevor wir uns aber mit den unterschiedlichsten Lebenslagen beschäftigen, möchten wir den Interessierten zunächst einige grundlegende Informationen zu einer gesunden Ernährung bieten.

Richtige Ernährung für Gesunde und solche, die es bleiben wollen

In einem Punkt sind sich selbst die anerkanntesten Vertreter der Ernährungswissenschaft in der ganzen Welt uneinig: Was ist für den Menschen als Nahrung gesünder? Eiweißreiche „Kraftnahrung" tierischer Herkunft oder brennwertschmächtigere Kost pflanzlicher Natur, oder beides, und wie hoch muß dann der jeweilige Anteil sein?

Sind wir Fleischesser oder Vegetarier?

Die Hobbythek empfiehlt, sich doch einmal in der Urgeschichte des Menschen Rat zu holen, d.h. in seiner langsamen Entwicklung vom Tier zum Homo sapiens, dem vernunftbegabten Menschen. Die Urgeschichte des Menschen ist äußerst aussagefähig, weil seine Erbanlagen sich eben nicht so schnell ändern wie die Lebensbedingungen.

Zunächst wollen wir einem weitverbreiteten Irrtum entgegenwirken: Affen, auch Menschenaffen, wie Orang-Utan,

Schimpansen und Gorillas, sind keine direkten Vorfahren von uns Menschen. Sie haben sich bereits vor mehr als 25 Millionen Jahren als eine eigene Linie abgespalten und sind bestenfalls unsere Vettern. Ihr Ernährungsverhalten kann uns also nur bedingt weiterhelfen. Ganz unten in der Abstammungslinie steht als gemeinsamer Urvater bzw. gemeinsame Urmutter von Affen und Menschen eine Art Spitzmaus. Aber so weit wollen wir gar nicht gehen, uns interessiert der in der allgemeinen Entwicklungsgeschichte relativ kleine Zeitraum der letzten fünf Millionen Jahre, der reicht für die Betrachtung der tief in unserer Erbsubstanz verankerten Anlagen völlig aus.

Der Urmensch muß sich zunächst vorwiegend von Früchten, Blättern, Sprossen und Wurzeln bzw. Knollen ernährt haben. Diese Vermutung wird durch die Tatsache gestützt, daß der Mensch nicht in der Lage ist, das für den Schutz der Zellen wichtige Vitamin C in seinem Organismus selbst zu bilden. Außer dem Menschen haben diese Fähigkeit nur reine Pflanzenfresser wie Affen, Kaninchen, Meerschweinchen

im Laufe der Evolution verloren, sicherlich deshalb, weil dieses Schutzvitamin in großen Mengen in der Pflanzenkost vorkommt, kaum aber in Nahrung tierischer Herkunft. Und Fähigkeiten, die der Körper auf Dauer nicht braucht, gehen ihm im Laufe der Evolution verloren.

Interessanterweise können Schweine, die, was ihre Organe anbelangt, große Ähnlichkeit mit dem Menschen haben, Vitamin C sehr wohl selbst bilden, und zwar, auf das gleiche Körpergewicht bezogen, 15 bis 20 g pro Tag. Aus dieser erstaunlichen Tatsache und der Beobachtung, daß Schweine fast nie Krebs bekommen, hat dann der berühmte, kürzlich im hohen Alter von 94 Jahren verstorbene, doppelte Nobelpreisträger Linus Pauling den Schluß gezogen, daß es gut wäre, diese Menge auch dem Menschen zur Krebsvorsorge täglich zuzuführen, allerdings meinen mittlerweile andere Forscher, dies sei viel zuviel (vgl. *Seite 57ff*).

Es gibt aber noch andere Hinweise auf die Eigenschaft des Menschen, eigentlich ein Pflanzenfresser zu sein: Der Mensch erzeugt in seinem Organismus kein harnsäureabbauendes Enzym, wie die meisten typischen Raubtiere, Aasfresser oder Mischkostverzehrer. Beim Menschen wird die Harnsäure ausschließlich über die Nieren ausgeschieden, während Fleischfresser sie verwerten können und damit notfalls ihren Stickstoffbedarf auf ein Minimum reduzieren. Beim Menschen liegt aufgrund des fehlenden Enzyms auch eine höhere Harnsäurekonzentration im Blut vor. Diese führt, wenn eine Nierenschwäche dazukommt, unter anderem zu Gicht. Weitere Indizien dafür, daß an der Wiege des Menschengeschlechts wahr-

13

scheinlich ein Pflanzenfresser gestanden hat, sind Struktur und Länge des Dickdarms (Fleischfresser haben eher kürzere Därme) und das Gebiß mit seinen Mahlzähnen. Die Reißzähne fehlen jedenfalls fast völlig. Nichtsdestoweniger muß sich der Mensch mit der Wanderung in nahrungsärmere Gebiete langsam, der Not gehorchend, zum Allesfresser gemausert haben. Aber vielleicht war er das doch vorher auch schon, denn er braucht bestimmte essentielle Aminosäuren, d. h. lebenswichtige Proteinbausteine. Diese besitzt die pflanzliche Nahrung nur in geringerem Anteil, während sie in Fleisch, Milch und Eiern, d. h. in tierischer Kost, in besserer Zusammenstellung enthalten sind. Aber die notwendigen Mengen sind so gering, daß manche Wissenschaftler meinen, daß dieses ein sehr schwaches Argument sei, denn häufig reichen nur wenige Gramm pro Tag aus.

Das Sprichwort besagt: „In der Not frißt der Teufel Fliegen!" Die Verstandesleistung mag den sich entwickelnden Urmenschen dazu gebracht haben, sich über seinen Instinkt hinwegzusetzen und seine Nahrungspalette mit tierischer Kost anzureichern, aber mehr wird es nicht gewesen sein, denn die Jagd war wesentlich anstrengender und gefährlicher als das Früchtesammeln. Dem Naturprinzip der Effizienz folgend, das die gesamte Evolution bestimmt, kann man davon ausgehen, daß die Ernährungsgrundlage immer noch die pflanzliche Kost war. Das änderte sich auch nur unbedeutend, als es dem Menschen gelang, Jagdwerkzeuge herzustellen. Die vielen Jagdszenen auf Höhlenzeichnungen belegen nicht unbedingt das Gegenteil,

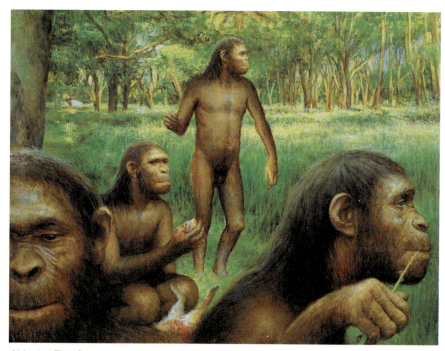

Abb. 1: Eine Gruppe der ersten echten Menschen (Homo habilis) vor ca. 2 Millionen Jahren bei einer Mahlzeit aus Pflanzen und kleinem Wild.

auch nicht die Tierknochenfunde, denn Pflanzenreste sind nicht so beständig und lösen sich recht bald im Kreislauf der Natur auf.

Auch die Ethnologen, die Wissenschaftler, die sich mit der menschlichen Herkunft befassen, haben dieser Tatsache Rechnung getragen, indem sie diese historische Menschenart als Sammler (von Früchten und Pflanzen) und Jäger bezeichnen. Ihre Ernährungsstudien an heute noch lebenden „steinzeitlichen" Stämmen, zum Beispiel Ureinwohnern von Neuguinea, belegen diese Hypothese.

Ich selbst, Jean Pütz, habe im Rahmen der Sendereihe „Wissenschaftsshow" zwei Folgen zu diesem Thema dem Fernsehpublikum präsentiert. Es ging damals um einen Stamm der Eipos in Neuguinea, die noch keine Berührung mit der Zivilisation hatten. Es zeigte sich, daß die Jagd eher als Luxus angesehen wurde und daß selbst die dort schon vorhandenen Haustiere nur bei rituellen Festen verspeist wurden. Dieser Stamm baute auch schon in geringem Umfang Früchte an, aber als Basis der Ernährung galt immer noch das Sammeln von Urwaldfrüchten. Interessant ist auch, daß die Jagd stets ein Vorrecht der Männer war.

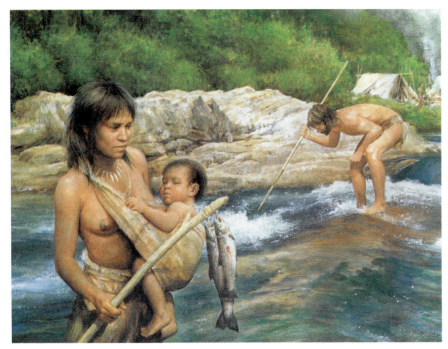

Abb. 2.: Die frühen modernen Bewohner Europas, die Cro-Magnons, ernährten sich hauptsächlich von pflanzlicher Kost, aber auch von Fischen. Sie waren die ersten systematisch vorgehenden Fischer.

Als vor etwa 10 000 Jahren der Mensch lernte, Früchte für seinen Bedarf systematisch anzubauen, bekamen die pflanzlichen Lebensmittel eine noch stärkere Bedeutung. Mit der Landwirtschaft konnte der Mensch die Natur gezielt nutzen und wurde seßhaft. Dies war sicherlich die größte kulturelle Leistung der damaligen Zeit. Auf dieser beruht letztlich die Entstehung von Hochkulturen, wenngleich es auch immer noch nomadisierende, d.h. umherziehende Völker gab, die als Hauptnahrungsquelle tierische Nahrungsmittel bevorzugten.

Die ersten seßhaften Hochkulturen entstanden in den fruchtbaren Delta-Gebieten des Nahen Ostens an Euphrat und Tigris, aber auch am Nildelta. Pferd und Kamel, ursprünglich für die Nomaden unentbehrliche Transportmittel, und auch Rinder wurden ebenso wie Schweine, Hühner und Hunde erst bei den seßhaften Bauern zu Haustieren.

Diese Agrarvölker standen in permanenten Auseinandersetzungen mit den Nomaden, die sie immer wieder überfielen und berauben wollten. Viele brutale und grausame Konflikte, ja Kriege, gingen und gehen noch heute auf die gegensätzlichen Vorstellungen von Seßhaftigkeit und Nomadentum zurück. In Zentralafrika, zum Beispiel in Uganda, Burundi und Ruanda, erleben wir dies sogar noch heute, am Ende des 20. Jahrhunderts.

Während im Altertum der Kampf zwischen Seßhaften und Nomaden nie ganz entschieden wurde, hat das Nomadentum heute als Lebensform kaum noch eine Chance. Dort, wo sich die seßhaften Bauern seinerzeit behaupten konnten, gelang ihnen dies nur unter dem Schutz einer auf Kriegführung spezialisierten Gruppe. Die Verteilung der verschiedenen Aufgaben machte nach und nach immer differenziertere gesellschaftliche und schließlich politische Hierarchien notwendig. Auf diese Weise wuchsen in einem langen Entstehungsprozeß die großen Reiche der Babylonier, der Ägypter, der Assyrer, und, letztlich trotz späterer Einführung erster demokratischer Umgangsformen, auch die der Griechen und der Römer.

Was wir jedoch meist vergessen, ist, daß es auch in der Neuen Welt phantastische Hochkulturen gab. Bekannt sind vor allem die Inkas, die Azteken und Mayas. Ich möchte kurz auf die Kultur der Mayas eingehen, denn von ihnen können wir zum Thema Ernährung viel lernen.

Die Völker der Mayas lebten auf der heute so genannten mexikanischen Halbinsel Yucatan, aber auch in Gebieten des heutigen Guatemala und Honduras. Es war ein großes Reich, das immerhin zweieinhalb Jahrtausende lang, von 1000 vor Christus bis 1500 nach Christus, Bestand hatte. Es war vorwiegend ein Volk von Ackerbauern, das sich ähnlich wie auch die Inkas und Azteken fast ausschließlich vom Feld-

15

bau ernährte, also vegetarisch. Hauptanbaupflanzen waren der Mais, Quinoa und Amaranth, Bohnen, Kürbis, Tomaten, Chili, Pfeffer und andere Gemüse wie Avocado, Agavenfrüchte und Kakteen. Sie kannten aber auch Kakao, Papaya und viele andere Baumfrüchte. Damit stand ihnen ein Früchtekorb zur Verfügung, der nach modernen wissenschaftlichen Erkenntnissen eine gesunde Ernährung auch ohne Fleisch gewährleistete. Die Kohlenhydrate lieferten die Früchte; die pflanzlichen Fette inklusive der wichtigen essentiellen ungesättigten Fettsäuren waren im Mais, der Avocado, dem Kakao und in den Nüssen diverser Art enthalten. Aber auch Eiweiß war in dieser Speisezusammenstellung ausreichend vorhanden, inklusive der essentiellen Aminosäuren, von denen die wichtigsten das Lysin, das Methionin und das Phenylalanin sind. Solche essentiellen Aminosäuren befinden sich neben der Stärke und dem Fett im Mais, ganz besonders aber in Getreidesorten, die bei uns fast unbekannt sind. Es handelt sich dabei um das bereits erwähnte Quinoa und den Amaranth, die insbesondere Lysin und Methionin in fast idealer Menge und Zusammensetzung enthalten (vgl. *Tabelle 1*).

Diese Getreidesorten in ihren Speisezettel aufzunehmen, empfehlen wir all denjenigen, die vorhaben, ihren Fleischverzehr zu reduzieren, insbesondere natürlich den Vegetariern. Zahlreiche Rezepte dazu finden Sie in unserem Hobbythekbuch „Allerlei Getreide – Nudeln, Baguette & Co.".

Doch die Indianer in der Neuen Welt ernährten sich nicht gänzlich fleischlos: Sie züchteten den Truthahn als freilaufendes Haustier. Die spanischen Konquistadoren, das heißt die Eroberer, führten schließlich Schweine und Hühner ein. Von den Fronhöfen der spanischen Großgrundbesitzer fanden diese auch Einzug in die Hütten der Indianer. Die Ernährungsumstellung auf Fleischkost mag, neben vielen ansteckenden Krankheiten, die aus Europa eingeführt wurden, zur Dezimierung der Urbevölkerung mit beigetragen haben.

Wir können von den Urahnen der Indios ebenso wie von vielen anderen Völkern auf dieser Erde lernen, daß Fleisch nicht unbedingt notwendig für die menschliche Ernährung ist. Darauf weist auch ein anerkannter deutscher Ernährungswissenschaftler hin, Professor Dr. med. Heinrich Kasper, der ein sogar für Laien durchaus lesbares Buch zum Thema Ernährungsmedizin

und Diätetik geschrieben hat, das ein Standardwerk in der Ausbildung von Ernährungswissenschaftlern geworden ist. Ich möchte seine Gedanken hier kurz zitieren, weil es sehr erfreulich ist, daß solche und weiterführende Gedanken mittlerweile auch wissenschaftlich diskutiert werden.

Prof. Kasper schreibt, „daß der hohe Verzehr an Fleisch, aber auch an Milchprodukten und Eiern in den westlichen Industrieländern mit dazu beiträgt, den Hunger in der sogenannten Dritten Welt zu fördern. Es sollte bei den Bemühungen um eine Lösung der Welternährungsprobleme auch Beachtung finden, daß für die Erzeugung tierischer Nahrungsmittel ein hoher Einsatz an Futtermitteln erforderlich ist. Durch diese sogenannte Veredelung gehen unglaublich viele, auch für den Menschen zugängliche Nahrungsreserven aus Pflanzen verloren, denn bestenfalls 10 bis 15 Prozent werden davon im Tier in Körpersubstanz umgewandelt. Den Rest braucht das Tier zur Erhaltung des eigenen Stoffwechsels. Zur Erzeugung von einer Kilokalorie tierischen Nahrungsmittels sind durchschnittlich 7 Kilokalorien aus Futtermitteln erforderlich."

Prof. Kasper weist auch darauf hin, daß

Der Gehalt an den essentiellen Aminosäuren Lysin, Methionin, Phenylalanin in Getreide und Soja

Anteil pro 100 g	Quinoa geschält	Amaranth geschält	Weizen Vollkorn	Roggen Vollkorn	Gerste Vollkorn	Reis ungeschält	Hafer Vollkorn	Mais/Mehl Vollkorn	Hirse geschält	Soja (Schrot)
Lysin	0,91	1,31	0,37	0,39	0,41	0,31	0,59	0,31/0,26	0,30	2,08
Methionin	0,33	0,40	0,22	0,14	0,19	0,17	0,15	0,20/0,17	0,27	0,64
Phenylalanin	0,48	0,75	0,63	0,46	0,64	0,43	0,75	0,50/0,40	0,50	2,15

Tabelle 1

es auf diesem Globus vor allen Dingen ein großes Problem gibt, nämlich der Mangel an Eiweiß. Im Prinzip ist der Hunger auf dieser Welt vor allen Dingen ein Eiweißhunger. Prof. Kasper belegt dies an einem weiteren Beispiel, wenn er sagt, daß „einem Rind 21 Kilogramm bestes Eiweiß zugeführt werden müssen, um ein Kilogramm in Form von Fleisch zu erhalten". Entsprechende Berechnungen gehen davon aus, daß, wenn der Nutztierbestand der USA auf die Hälfte verringert würde, ausreichend Getreide eingespart würde, um den Nahrungsmangel der Entwicklungsländer vierfach decken zu können.

Interessant sind Kaspers Hinweise auch im Hinblick auf die „moderne Nutztierhaltung". Kasper führt dazu aus, daß diese Tiere in zunehmendem Maße nicht mehr mit Pflanzen gefüttert würden, die für die menschliche Ernährung ungeeignet sind, sondern mit in den Entwicklungsländern fehlendem Getreide und Soja. Dadurch steigen die Weltmarktpreise für die Produkte, die Völkern in der Dritten Welt als Ernährungsbasis dienen. Er weist darauf hin, daß Almosen nicht das geeignete Hilfsmittel sind: „Etwa Milchpulver aus der Überproduktion westlicher Industrieländer zur Minderung des Proteindefizits zu verschenken, ist sicherlich eine der ungeeignetsten Möglichkeiten, Ernährungsprobleme zu lösen."

Kasper weist auch auf die positiven Effekte einer vegetarischen Ernährung hin und belegt diese mit Vergleichsforschungen bestimmter Religionsgruppen. Solche Forschungen wurden mit der Sekte der 7-Tage-Adventisten, mit Trappisten und mit Hindus durchgeführt. Prof. Kasper macht darauf aufmerksam, daß diese Menschen insgesamt gesünder leben, das heißt, wenig oder keinen Alkohol und koffeinhaltige Getränke zu sich nehmen und seltener rauchen als die sich „normal" ernährende Durchschnittsbevölkerung. Als Ursache für die wesentlich geringeren Kreislaufprobleme dieser Menschen führt er die kontrollierte Nahrungsmittelaufnahme von Fett und den wesentlich höheren Ballaststoffverzehr an. Er beschreibt, daß bei Vegetariern die Blutdruckwerte niedriger liegen, aber auch bei Halbvegetariern, das heißt bei solchen Menschen, die auch Milch und Eier zu sich nehmen. Die wesentlich niedrigere Rate von koronaren Herzerkrankungen sei vor allen Dingen eine Folge der geringen Eiweißaufnahme. So stellte man während einer elf Jahre währenden Studie bei 3000 vegetarisch lebenden Trappisten drei- bis viermal weniger Herzerkrankungen als bei fleischessenden Benediktinern fest. Entsprechende Ergebnisse wurden auch bei den 7-Tage-Adventisten beobachtet.

Der vergleichsweise hohe Ballaststoffanteil der vegetarischen Kost hat auch eine Schonung des gesamten Verdauungstraktes zur Folge. Die Häufigkeit von Dickdarmerkrankungen bis hin zum Darmkrebs liegt erheblich niedriger. Das gilt auch für die in westlichen Industrieländern häufig anzutreffenden Cholesteringallensteine, die bei Vegetariern viel seltener anzutreffen sind. Auch hier schreibt Kasper dem hohen Ballaststoffanteil der Kost und dem vergleichsweise geringen Fettverzehr eine positive Wirkung zu.

Zusammenfassend stellt er fest, daß vegetarische Kostformen, insbesondere die ovolaktovegetabile Kost (Ei- und Milchkost), bei entsprechender Auswahl der Lebensmittel eine optimale Deckung des Nährstoffbedarfs gewährleisten. Diese Ernährungsweise geht mit einer Reihe weiterer vorbeugender Effekte einher.

Als persönliche Ergänzung möchte ich dazu jedoch bemerken, daß man Fleisch nicht unbedingt gänzlich ablehnen muß. Es reicht durchaus, den Fleischkonsum auf die Hälfte oder auf ein Viertel zu reduzieren, um positive gesundheitliche Wirkungen zu erzielen. Darüber hinaus werden Sie feststellen, daß auch Mahlzeiten ohne Fleisch mit etwas Kochphantasie hervorragend schmecken. Mittlerweile gibt es nicht nur sehr viel mehr vegetarische Restaurants, sondern auch viele normale Gaststätten, die fleischlose oder fleischreduzierte Gerichte anbieten. Kein Wunder, denn immer mehr Menschen sind des hohen Fleischkonsums überdrüssig und suchen Alternativen. Schmackhafte Alternativen bietet auch die Küche aus dem Fernen Osten. Die chinesische, indonesische, vietnamesische und Thai-Küche verwendet weit weniger Fleisch als die europäisch-amerikanische. Die japanische Küche habe ich hier bewußt ausgeklammert, weil sie sich, wenn man mal von den schmackhaften Fischgerichten absieht, aus dem erlauchten Kreis der mit Fleisch sparsamer Umgehenden abgemeldet hat. Mit dem zweifelhaften „Erfolg", daß mittlerweile auch in Japan die Darmkrebsrate rapide ansteigt – und das in einem Land, in dem Darmkrebs vordem fast unbekannt war. Besonders signifikant ist diese Entwicklung bei den Japanern festzustellen, die seit zwei Generationen in den USA leben. Steaks und Hamburger haben bei dieser Bevölkerungsgruppe zur gleichen Darmkrebsrate geführt wie bei den Amerikanern selbst.

Wieviel und welche Nahrung braucht der Mensch?

So schnell diese Frage gestellt ist, so schwierig ist es, sie zu beantworten. Das Problem liegt darin, daß jeder Mensch andere Bedürfnisse und andere Vorlieben hat. Aber es lassen sich dennoch gewisse Grundregeln aufstellen, was die maximale und die minimale Nahrungsaufnahme anbelangt, insbesondere in Beziehung zu den einzelnen Nahrungsbestandteilen.

Da gibt es zunächst einmal die Energie liefernden Hauptnährstoffe wie Fette, Kohlenhydrate, Proteine; aber auch Alkohol liefert Energie. Genauso wichtig sind die kalorienfreien Nahrungsbestandteile, zum Beispiel Mineralstoffe, Mengen- und Spurenelemente und Vitamine. Zur Ernährung zählen aber auch Substanzen wie Gewürze, Nitrat und Nitrit usw., die wir gewollt oder ungewollt ebenfalls zu uns nehmen. Zu erwähnen ist außerdem eine wichtige Gruppe, die in der Vergangenheit von den Ernährungswissenschaftlern häufig vergessen wurde, nämlich die Ballaststoffe. Schon der Begriff „Ballast" deutet darauf hin, daß ihre Bedeutung als „belastend" verkannt wurde. In diesem Buch werden wir diesen Fehler nicht begehen.

Mit dem Zusammenhang zwischen Ernährungsfragen und Gesundheit hat sich vor allen Dingen die Weltgesund-heitsorganisation (WHO) beschäftigt. Genauer gesagt, die WHO koordiniert die Forschungen von Wissenschaftlern auf der ganzen Welt. Zum Thema Gesundheit hat sie eine sinnvolle Definition gegeben, die nur auf den ersten Blick selbstverständlich erscheint: „Gesundheit ist ein Zustand des vollständigen körperlichen, geistigen und sozialen Wohlbefindens". Dabei legt die WHO Wert auf die Feststellung: „... daß dies nicht nur das Freisein von Erkrankungen und Gebrechen bedeutet". Diese WHO-Definition zur Gesundheit sollte zum Maßstab für unsere Ernährung werden. Doch wir von der Hobbythek legen Wert darauf, daß das Essen nicht nur gesund sein, sondern gleichzeitig auch gut schmecken soll, daß man es in angenehmer Umgebung und mit Appetit zu sich nehmen sollte. Sie werden schnell merken, daß dies auch die Vorgaben für die Tips in diesem Buch sind – wir wollen Sie nicht zum Asketen umfunktionieren. Statt dessen garantieren wir Ihnen, daß Sie nach einer kurzen Umgewöhnung sogar noch lustbetonter leben können, ganz einfach, weil Sie gesünder sind.

Noch ein Blick in unsere Vergangenheit

Kein Ernährungswissenschaftler oder Mediziner streitet heute noch ab, daß eine der Hauptursachen für mangelnde Gesundheit eine falsche Ernährung darstellt. Leider gereichen die Errungenschaften der modernen Zeit, in der man zumindest in unseren Breiten keinen Hunger mehr kennt, nicht nur zum Vorteil der Menschen. Das mag wie-derum seine Ursachen in grauer Vorzeit haben. Unser Instinkt konnte sich auf die Überflußgesellschaft nicht genügend vorbereiten, deshalb müssen wir um so mehr das nutzen, was uns letztlich den Überfluß beschert hat, nämlich unseren Verstand. Wir müssen, wollen wir gesund bleiben, bewußter essen und nicht alles, was uns die Nahrungsmittelindustrie anbietet, in uns hineinschlingen, mag es auf den ersten Biß auch noch so gut schmek-ken.

Trotzdem wollen wir in diesem Buch die moderne Ernährung nicht verteufeln. Auch unsere Urgroßeltern kannten noch Eßsitten, die der Gesundheit nicht dienlich waren. Sie aßen viel zu fettreich und zu süß und vor allen Dingen zu einseitig. Das Ziel der damaligen Ernährung lag vorwiegend im Sattwerden, kein Wunder, denn die Menschen des vorigen Jahrhunderts bis in die Mitte dieses Jahrhunderts hinein mußten noch viel mehr körperlich arbeiten und benötigten daher wesentlich mehr Kalorien als wir. Dabei wurde auf Vitamine, Mineralstoffe usw. relativ wenig geachtet.

Ich erwähne dies nur deshalb, weil unsere Eßkultur, was die Menge anbelangt, noch der aus der Zeit von 1850 bis 1940 entspricht. Diesen Zeitverzug hat die Soziologie eindeutig nachgewiesen: Man braucht in einer Gesellschaft zwei bis fünf Generationen, um bestimmte soziale Verhaltensweisen zu verändern. Es bleibt die Frage, wieviel Nahrung brauchen wir denn mindestens, um gesund zu bleiben?

Kalorien allein reichen nicht!

Wenn man vom Geist, vom Gefühl und der Seele absieht, dann ist der Mensch, ebenso wie alle anderen organischen Lebewesen, eine Art Maschine, die in jeder Hinsicht den Gesetzen der Physik, insbesondere denen der Energie, unterworfen ist. Auf unseren Organismus bezogen bedeutet dies, daß für jede Tätigkeit, die mit Energieumsatz verbunden ist, dem Körper in Form von Nahrung Kraftstoff zugeführt werden muß. Interessanterweise gehören zu diesen Tätigkeiten nicht nur körperliche Arbeit bzw. Bewegung allgemein, sondern auch Denkprozesse und geistige Kreativität, ebenso wie chemische Prozesse, die zur Aufrechterhaltung unseres Stoffwechsels notwendig sind. Letzteres definiert die Weltgesundheitsorganisationa als den *Grundbedarf*. Sie beschreibt ihn als die niedrigste Zufuhr von einem Nährstoff, der erforderlich ist, um Mangelerscheinungen zu verhindern.

Darüber hinaus besteht ein erheblicher Mehrbedarf unter den verschiedensten physiologischen Bedingungen – dazu gehören die schon angedeuteten körperlichen Aktivitäten, aber auch Umweltfaktoren wie Streß und Klimaeinflüsse ebenso wie Bedingungen, die z.B. bei Wachstum, bei Schwangerschaft, in der Stillperiode, aber auch unter dem Einfluß von Krankheiten bestehen. Dies alles führt zu sehr unterschiedlichen Bedarfsmustern, und es ist nicht einfach, exakte Zahlen zu erhalten, denn glücklicherweise sind Versuche am Menschen verboten, und so

ist die Wissenschaft auf Schätzungen angewiesen. Wir wollen versuchen, Ihnen einige Ergebnisse zu präsentieren, ohne dabei das Ganze aus dem Auge zu verlieren.

Um noch einmal auf den Begriff Kraftstoff zurückzukommen: Energiequellen in unserer Nahrung sind zunächst einmal die Kohlenhydrate, dann die Proteine, aber auch Fette und Alkohol. Die Maßeinheit für die Energie ist das Joule, abgekürzt J, oder die Kalorie, wobei hier unbedingt berücksichtigt werden muß, daß vielfach zwar nur von Kalorien gesprochen wird, es sich in Wirklichkeit aber bei diesen Angaben um die Kilokalorie handelt (Kcal). Beide Maßeinheiten können wie folgt jeweils umgerechnet werden:

> 1 Kilokalorie = 4,184 Kilojoule (kJ)
> oder umgekehrt
> 1 kJ = 0,239 kcal.

Unter Berücksichtigung der allerdings stets geringen Energieverluste durch Stuhl und Urin gelten für die dem Organismus zur Verfügung stehenden Energiemengen annähernd folgende Brennwerte für jeweils 100 Gramm Reinsubstanz Kohlenhydrate: 400 kcal bzw. 1700 kJ. Den gleichen Energieinhalt besitzen die Proteine, d.h. die Eiweißstoffe, mit ebenfalls 400 kcal oder 1700 kJ pro 100 Gramm. Mehr als doppelt soviel bringt Fett auf die Kalorienwaage, das heißt 900 kcal oder 3800 kJ pro 100 Gramm. Aber auch Alkohol trägt sein Scherflein dazu bei, daß der Körper erheblich mehr Fett ansetzt, als er zur Aufrechterhaltung seines Stoffwechsels und des situationsbedingten Bedarfs benötigt. Die Brennwerte von Alkohol betragen im-

merhin 700 kcal oder 3000 kJ pro 100 Gramm (100 % Alkohol).

Zucker und Zuckeraustauschstoffe

Zu den Kohlenhydraten gehören alle Zuckerarten und die Stärke. Zuckerstoffe gehören zu den wichtigsten Baustoffen der belebten Natur. Fachmännisch nennt man sie Saccharide. Ihre Bedeutung erhalten sie durch die Fähigkeit, sich in unendlichen Variationen zu präsentieren. Als Rohsubstanz, als Einzelmolekül sozusagen, handelt es sich um Glucose und Fructose, die als einzige auch ungebunden in der Natur vorkommen, und zwar die Glucose in Form von Traubenzucker und die Fructose in Form von Fruchtzucker. Man nennt diese Substanzen auch Monosaccharide (Mono = Einzel), d.h. sie bestehen ausschließlich aus einem einzigen Großmolekül, das aus Kohlenstoff-, Wasserstoff- und Sauerstoffatomen zusammengesetzt ist.

Interessanterweise haben Glucose und Fructose exakt die gleiche chemische Formel, nämlich $C_6H_{12}O_6$. Der Unterschied besteht ausschließlich in der räumlichen Anordnung der Atome. Genau die gleiche Formel haben außerdem zwei weitere Zuckerarten: Galactose und Mannose (vgl. *Abbildung 3*). Hinzu kommt noch, daß die Fructose nicht nur ein Molekül bildet, das sich ringförmig anordnet, sondern auch offene längliche Strukturen bei gleicher chemischer Formel.

Diese Monosaccharide sind wichtige Grundbausteine in der belebten Natur. Sie werden quasi wie Bauklötzchen zu-

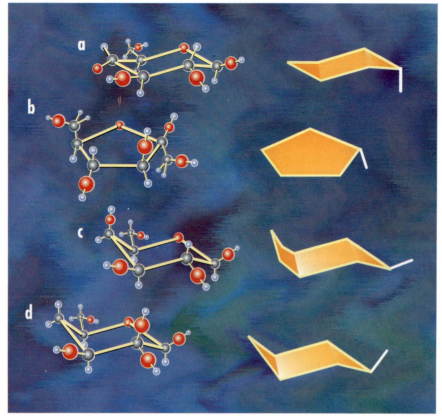

Abb. 3: Vier unterschiedliche Stoffe mit gleicher chemischer Formel ($C_6H_{12}O_6$): (a) Glucosemolekül, (b) Fructosemolekül, (c) Galactosemolekül, (d) Mannosemolekül. Daneben jeweils die vereinfachte Darstellung.

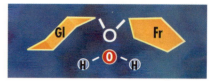

Abb. 4: Bei einer Verbindung von Glucose und Fructose entsteht Saccharose, unser normaler Haushaltszucker.

sammengesetzt. Wenn Glucose und Fructose über eine Sauerstoffbrücke zusammenkommen, entsteht Saccharose; das ist unser bekannter Haushaltszucker. Diese Verbindung wird in der Natur unter Einwirkung von Enzymen gebildet.

Mit Hilfe von anderen Enzymen läßt sich diese Verbindung aber auch wieder trennen. Dies geschieht auch beim Verdauungsprozeß. Wenn wir beispielsweise Zucker lutschen, dann wird bereits ein hoher Prozentsatz in unserem Mund in Glucose und Fructose gespalten. Interessant ist, daß die Glucose im Darm fast unmittelbar und auf schnellstem Wege in den Organismus geschleust wird und auf den Blutzuckerspiegel einwirkt. Das Bauchspeicheldrüsenhormon Insulin sorgt dann wieder für ein Gleichgewicht. Auch die Fructose gerät als Einzelmolekül in unseren Organismus, erhöht aber langsamer den Blutzuckerspiegel, so daß Zuckerkranke (Menschen, die das Steuerhormon Insulin nicht mehr in ausreichendem Maße in der Bauchspeicheldrüse produzieren) unter Umständen Fructose besser vertragen. Fructose wird dementsprechend als eine Art Zuckerersatz gehandelt, was allerdings umstritten ist.

Ebenfalls aus zwei Molekülen (man spricht dann von einem Bisaccharid) besteht die Lactose, d.h. der Milchzucker, der entsteht, wenn Galactose und Glucose zusammengesetzt werden.

Der Mensch hat offenbar im Laufe seiner Entwicklung zum Teil gelernt, auch nach dem Säuglingsstadium Lactose zu verwerten, d.h. auch Erwachsene können Milchzucker verdauen. Diese Fähigkeit ist, weil sie sich schon vor Hunderttausenden von Jahren zu entwickeln begann, mittlerweile in den genetischen Anlagen verankert. Interessanterweise sind in Afrika nahezu 100 Prozent der farbigen Bevölkerung lactose-intolerant, bei uns, wo schon seit langer Zeit Milchwirtschaft betrieben wird, sind es nur noch etwa 15 Prozent. Lactose-Intoleranz macht sich nach dem Verzehr von Milch oder Kakao bzw. Nahrungsmitteln, die vorwiegend

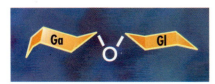

Abb. 5: Galactose und Glucose ergeben Lactose, besser bekannt als Milchzucker.

mit Milch zubereitet werden, wie Pudding usw., mit einem unangenehmen Völlegefühl, verbunden mit leichten Magenbeschwerden und Blähungen bemerkbar. Käse, Yoghurt oder andere Nahrungsmittel, bei denen die Milch gesäuert ist, sind hingegen ungefährlich.

Eine exakte Untersuchung kann leider nur in wenigen Krankenhäusern durchgeführt werden, obwohl sie recht einfach ist. Vor und nach dem Einnehmen einer bestimmten Menge Milchzucker, aufgelöst in einer Flüssigkeit, wird der Wasserstoffgehalt des Atems gemessen. Daraus kann der Fachmann dann die Lactose-Intoleranz ermitteln, das heißt, ob der Körper in der Lage ist oder nicht, das Enzym Lactase zu bilden, welches die beiden Bausteine des Milchzuckers, Glucose und Galactose, trennen kann. Bei einer Intoleranz gelangt die Lactose unverdaut in den Dickdarm und beginnt dort unter dem Einfluß der Darmbakterien zu vergären, dabei bilden sich Gase, die zu den schon angesprochenen Blähungen führen.

Bei einer Lactose-Intoleranz sollte man nur Milchprodukte zu sich nehmen, in denen die Milch vergoren ist, d.h. Käse oder Joghurt, denn darin ist der Milchzucker weitgehend zu Milchsäure vorverdaut, die Mineralstoffe, das Eiweiß und die B-Vitamine sind aber noch weitgehend erhalten. Die Lactose-Intoleranz ist auch ein Beleg dafür, daß allgemeine Aussagen über gesunde Ernährung nur schwer zu machen sind. Differenzierung tut also not, mit diesem Buch möchten wir dazu ein wenig beitragen.

Kommen wir aber wieder zurück zum Energiestoffwechsel unseres Körpers, da spielt, wie gesagt, die Glucose eine wichtige Rolle. Sie kann, wenn sie durch die Darmwand in die Blutbahn einmal eingeschleust ist, direkt vom Körper als Energiequelle genutzt werden. Glucose wird in den Zellen in Glycogen oder Fett umgewandelt und stellt damit die wichtigste Energiereserve für kurzfristige Beanspruchung dar. Andererseits gibt es aber auch einen komplizierten Glucose-Stoffwechsel für den Aufbau von Körpersubstanzen durch Wachstum und Zellteilung oder für die Herstellung von Hormonen und sogar Bausteinen, die für die Weitergabe von Erbinformationen verantwortlich sind (sogenannte Nukleotide).

Auf den ersten Blick sollte man also meinen, daß die Aufnahme von Glucose in Form von Zucker, insbesondere Trauben- und Haushaltszucker, recht gesund sein müßte. Dies ist aber nicht immer der Fall, ja es hat sich sogar herausgestellt, daß dem Körper die Direktzufuhr gar nicht so gut bekommt, das gilt ganz besonders für den modernen Menschen, der nur noch selten harte körperliche Arbeit leistet. Zucker ist im Prinzip eine inhaltslose konzentrierte Energie, auf die sich der Körper in der kurzen Zeit, seitdem industrieller Zucker verfügbar ist, nicht einstellen konnte. Zucker ist eine solch konzentrierte Nahrung, daß das gesamte Verdauungssystem damit unterfordert wird, kein Wunder, daß viele Verdauungsbeschwerden von überhöhtem Zuckerkonsum herrühren.

Außerdem ist der Zucker eine der Hauptursachen für die Zahnkrankheit Karies, die bereits im Kindesalter durch süßen Tee und süße Fruchtsäfte und später vor allen Dingen durch Lutschbonbons oder sonstige Süßigkeiten hervorgerufen wird. Das ist um so ärgerlicher, weil es heute Zuckerersatzstoffe gibt, wie beispielsweise Isomalt oder auch Xylit und in eingeschränktem Maß auch Sorbit. Damit lassen sich ebenso wohlschmeckende Bonbons und Kaugummis herstellen. Ähnliches gilt auch für unproblematische Süßstoffe, mit denen Fruchtsäfte oder Limonaden gesüßt werden können, was besonders wichtig zur Kariesvorbeugung bei Kindern ist.

Dennoch brauchen wir auf die Vorteile der Glucose nicht zu verzichten, denn Stärke besteht fast ausschließlich aus zahlreichen einzelnen Glucose-Bausteinen, die wie auf einer Kette aneinandergereiht sind (vgl. *Abbildung 6*). Stärke hat den großen Vorteil, daß sie vom Körper zunächst einmal in Glucose aufgespalten wird. Es sind wieder bestimmte Enzyme in unseren Verdauungssäften, die sogenannten Amylasen, die diese Aufgabe übernehmen. Den Zähnen kann die Stärke relativ wenig antun, denn im Mund sind Amylasen kaum anzutreffen.

Selbst Sportler wenden sich immer mehr von zuckersüßen Getränken und eiweißstrotzender Nahrung ab und greifen zumindest im Vorfeld der sportlichen Leistung, z.B. morgens früh vor einem Radrennen, zu stärke- und ballasthaltigen Speisen, wie beispielswei-

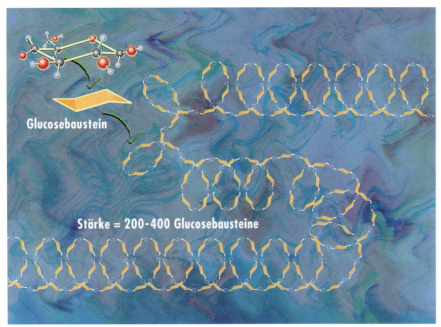

Abb. 6.: Stärke besteht fast ausschließlich aus Glucosemolekülen, von denen jeweils 200–400 solcher Moleküle wie auf einer Kette aneinandergereiht sind.

se Müsli oder Vollkornnudeln. Diese Nahrung wirkt wesentlich nachhaltiger, weil die Glucose aus der Stärke erst nach und nach in die Blutbahn eingeschleust wird.

Fette

Den zweitwichtigsten Energielieferanten stellen die Fette dar. Es sollte sich mittlerweile herumgesprochen haben, daß Fette mit einem hohen Gehalt an ungesättigten Fettsäuren, d.h. alle nicht-tierischen und ungehärteten pflanzlichen Fette, die gesünderen sind.

Wie schon beschrieben, kann der Körper selbst Fette bilden, und zwar im Rahmen des Glucose-Stoffwechsels. Wir müssen also nicht unbedingt fette Nahrung zu uns nehmen, denn Fette sind ja regelrechte Kalorienbomben. Trotzdem, ganz ohne Fett kommen wir nicht aus. Es gibt bestimmte Fettsäuren, die wir nicht erzeugen können und die trotzdem in unserem Stoffwechsel eine wichtige Rolle spielen. Sie müssen unbedingt von außen zugeführt werden. Dazu gehören ganz besonders mehrere ungesättigte Fettsäuren wie die Linolsäure, aber auch die Linolensäure, und die sich daraus bildenden Fettsäuren, die man als Omega-3- und Omega-6-Fettsäuren bezeichnet. Omega-6-Fettsäuren befinden sich beispielsweise im Borretschöl oder im Nachtkerzenöl.

Bereits im vorigen Jahrhundert hatte man die Bedeutung der essentiellen Fettsäuren erkannt: Mäuse, die mit ausreichenden Vitaminen ernährt wurden, aber vollkommen fettfrei, zeigten Mangelsymptome wie Wachstumsverzögerungen, Nierenschäden und vor allen Dingen Hautkrankheiten (Dermatitis). Durch Linolsäuregabe konnten diese Symptome vermieden bzw. rückgängig gemacht werden.

Organische Fette bestehen in der Regel aus Fettsäuren, die über eine Glyzerinbrücke verbunden sind. Man spricht von Triglyzeriden, weil in der Regel drei Fettsäuren zu einem Fettmolekül verbunden werden. Beim Verdauen der Fette müssen diese Triglyceride aufgespalten werden. Das besorgen wiederum Enzyme, und zwar sogenannte Lipasen (von Lipid, dem lateinischen Ausdruck für Fett). Diese Enzyme werden weitgehend von der Bauchspeicheldrüse produziert.

Bei der Verdauung spielen aber auch Emulgatoren eine Rolle, die die Galle liefert. Diese Emulgatoren sorgen ähnlich wie in einer Creme dafür, daß sich Fett mit Wasser verbindet, in diesem Fall verbinden sie Magenflüssigkeit mit den Fettmolekülen, so daß die Enzyme besser angreifen können. Es gibt allerdings auch Fettmoleküle, die in Form von Triglyzeriden direkt durch die Darmwand in die Blut- oder Lymphbahnen geschleust werden.

Glucosemangel im Blut erzeugt generell ein Gefühl, das wir normalerweise als Hunger bezeichnen. Während dies beim normalgewichtigen Menschen durchaus sinnvoll ist, weil er sich unter dem Einfluß dieses Gefühls um Nahrungsnachschub bemüht, wird dies dem Übergewichtigen zum Verhängnis. Anstatt seinen Körper zu zwingen, das zur Reserve angesetzte Fett zu nutzen, wird er leicht verfügbare Energie nachliefern, z.B. in Form von zuckersüßen Schlemmereien, Schokolade oder mit Deftigem aus dem Fleischerladen. Kein Wunder, daß sich die Fettpolster festsetzen, um so mehr, als der Körper erst dann an seine Reserven geht, wenn der Glucosespiegel niedrig ist. Sollten Sie ernsthaft vorhaben, Ihr Gewicht abzubauen, dann müssen Sie, ob Sie wollen oder nicht, gelegentlich auch mal ein Hunger- oder Appetitgefühl überstehen. Nur so können Sie Ihren Körper veranlassen, eigenes Fett abzubauen.

Um keine Mißverständnisse aufkommen zu lassen: Menschen mit Übergewicht müssen nicht in jedem Fall maßlose Kostliebhaber sein, es kann auch daran liegen, daß ihr Körper einen geringeren Grundbedarf hat. Wenn dieser z.B. nur um 5 Prozent niedriger liegt als bei einem Normalgewichtigen, dann würde sich bei einem Bedarf von z.B. 1500 kcal ein rechnerischer Überschuß von 75 kcal täglich ergeben. Das hätte einen Gewichtsanstieg durch Fettansatz von jährlich 4,5 kg bzw. von 45 kg innerhalb von zehn Jahren zur Folge. Daß sich ein derart verursachtes Übergewicht nur durch eine langfristige Veränderung des Eßverhaltens und nicht durch eine kurzfristige Diät beheben läßt, dürfte auf der Hand liegen.

Kommen wir aber noch einmal zurück auf die mehrfach ungesättigten Fettsäuren. Sie sind unter anderem auch für den Aufbau bestimmter Hormone bzw. Stoffe mit hormonartigem Charakter im Körper wichtig. Da sind z.B. die Prostaglandine zu nennen. Sie wirken bei der Arbeit der Muskulatur, bei Entzündungsreaktionen und bei der Immunabwehr des Körpers mit. In *Abbildung 7* sehen Sie, daß die mit der Nahrung aufgenommene Linolsäure zunächst zu Gammalinolensäure (GLS) verarbeitet wird. Diese Gammalinolensäure ist eine ebenfalls mehrfach ungesättigte Fettsäure, die von Fachleuten auch als Omega-6-Fettsäure bezeichnet wird. Diese Substanz stellt nach neuesten Forschungsergebnissen eine Hoffnung für all die Personen dar, die unter einer schlimmen Hautkrankheit, der Neurodermitis, leiden.

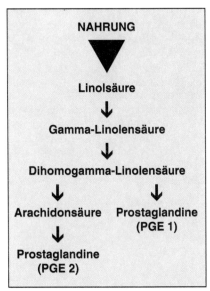

Abb. 7: Linolsäure wird im Körper zu Gamma-Linolensäure umgewandelt. Im weiteren Verlauf der Biosynthese werden Prostaglandine gebildet.

Mit einer entsprechenden Menge GLS, über die Nahrung oder als Präparat aufgenommen, lassen sich die Neurodermitis-Symptome lindern. Normalerweise ist das, wie gesagt, nicht nötig, denn unser Körper kann sie ja selbst aus der Linolsäure synthetisieren. Neurodermitikern jedoch fehlt diese Fähigkeit.

Dieser Mangel kann erblich übertragen werden. Wenn die Mutter dem Säugling, welcher am Anfang noch nicht in der Lage ist, sie aus Linolsäure zu bilden, keine Gammalinolensäure weitergeben kann, können die daraus vom Körper produzierten Prostaglandine, die ganz wichtig für das Immunsystem sind, nicht produziert werden. Aufgrund dieses Mangels kann ein Baby zum Teil schon im Mutterleib Schaden nehmen. Die Störung des Immunsystems dokumentiert sich z.B. in Allergiereaktionen, hierzu gehören etwa Asthma- und Heuschnupfenanfälle oder eben Neurodermitis. Die Düsseldorfer Mediziner Prof. Gerd Plewig und Dr. Bodo Melnik empfehlen daher, die Gammalinolensäure in solchen Fällen als Medikament einzunehmen. Leider ist die Gammalinolensäure nur in wenigen Pflanzen in beachtlicher Konzentration zu finden. Zu den verfügbaren Quellen gehören die Samen der Johannis- und der Stachelbeere sowie die Öle der Färberdistel, der Nachtkerze und des Borretschs. Die Hobbythek hat sich schon seit einigen Jahren bemüht, Ihnen einen Ausweg zu weisen, und zwar mit unserem Borretschöl HT. Eine weitere Spezialfettsäure, die sogenannte Omega-3-Fettsäure, steht in letzter Zeit wieder im Mittelpunkt der Diskussion. Dabei findet insbesondere die Eicosapantaensäure Aufmerksamkeit. Omega-3-Fettsäuren sollen den Fettspiegel, d.h. das Cholesterin im Blut senken, die Fließgeschwindigkeit des Blutes erhöhen und dadurch letztlich dem Herzinfarkt vorbeugen können. Diese Fettsäuren sind vor allem in den sogenannten Fettfischen enthalten, z.B. im Hering, in der Makrele und im Dorsch.

Um den Bedarf an Omega-3-Fettsäuren zu decken, wurde früher Lebertran gegeben. Der schmeckt allerdings im wahrsten Sinne des Wortes tranig, so daß sich mittlerweile verkapselte Fischölprodukte am Markt durchgesetzt haben.

Eiweiß – mehr als nur ein Kalorienlieferant

Auch Eiweiß, fachmännisch als Protein bezeichnet, ist ein Energielieferant, immerhin bringt Eiweiß mit 400 kcal pro 100 Gramm so viel auf die Kalorienwaage wie die Kohlenhydrate. Als „Brennstoff" ist Eiweiß aber eigentlich viel zu schade, da sollte man weitgehend auf die anderen Nährstoffe zurückgreifen. Eiweiß ist nämlich der entscheidende Baustoff unseres gesamten Körpers. Unentbehrlich ist es zum Aufbau der Zellen. Es spielt im Zellkern, im Zellplasma und in vielen Zellpartikeln eine entscheidende Rolle. Das Fleisch der Tiere, aber auch das unseres Körpers, wenn man vom Zellwasser und vom Fett absieht, besteht fast ausschließlich aus Eiweißbausteinen, das gilt auch für die Nervensubstanz, die Blutpartikel, den Knorpel und – wenn man vom Calcium absieht – sogar für die Knochen, die Haare,

das Bindegewebe und unsere Haut. Hinzu kommen sogenannte Proteide, das sind Eiweißbausteine in Kombination mit Fett (in diesem Fall heißen sie Lipoproteide) oder mit Kohlenhydraten (dann nennt man sie Glycoproteide) oder mit Mineralien, z.B. mit Phosphor, die dann Phosphorproteide heißen.

Auch das häufig so gescholtene LDL-Cholesterin ist eine Verbindung von Fettmolekülen und Proteinen. Das Cholesterin ist, um das richtigzustellen, nicht nur ein Übeltäter, sondern gleichzeitig auch ein wichtiger Baustein zur Stabilisierung der Zellen, aber es darf eben nicht zuviel des Guten von außen zugeführt werden, unter anderem auch deshalb, weil die Leber es in ausreichendem Maße selbst produziert.

Dies gilt jedoch nicht für die Grundbausteine, aus denen die Proteine bestehen, die sogenannten Aminosäuren. Die Aminosäuren kann man als die geheimnisvollsten Stoffe der Schöpfung bezeichnen. Viele Naturwissenschaftler, die an Gott glauben, sind davon überzeugt, daß der göttliche Genius hier in diese Eiweißbausteine alle Möglichkeiten eingebracht hat, welche der belebten Natur zu eigen sind. Es sind sozusagen die Bausteine eines nach oben fast unbegrenzten und sich selbst programmierenden Entwicklungssystems. Seine Varianten sind so vielfältig, daß es sogar die physikalisch-chemischen Bedingungen für die Entwicklung des menschlichen Geistes geschaffen hat. Computerfachleute würden dies als stoffliche Voraussetzung, das heißt als die Hardware für ein frei programmierbares System bezeichnen. Die Software ist sozusagen alles, was wir als Kultur bezeichnen.

Essentielle Aminosäuren

Im Gegensatz zum menschlichen und zum tierischen Organismus sind Pflanzen in der Lage, sämtliche der 20 Aminosäuren zu produzieren. Der menschliche Körper kann nur insgesamt 12 davon selber aufbauen, die restlichen acht müssen ihm über die Nahrung zugeführt werden. Dabei handelt es sich um die sogenannten essentiellen, die unentbehrlichen Aminosäuren. Für den Menschen sind es Lysin, Methionin, Phenylalanin, Valin, Leucin, Isoleucin, Threonin und Tryptophan. Ein zu geringes Angebot an diesen essentiellen Aminosäuren oder ihr Fehlen im Organismus kann zu einer erheblichen Störung der Proteinsynthese in den Zellen führen, was schwere Stoffwechselschäden, z.B. Wachstumsverzögerung, zur Folge hat.

Mag sein, daß das Wissen um die Zusammenhänge dazu geführt hat, daß Fleisch lange Zeit als absolut unentbehrlich und grenzenlos gesund galt, denn Fleisch enthält nun mal unzweifelhaft das hochwertigste Eiweiß, was die Aminosäuren anbelangt, in ausgewogener Zusammensetzung. Aber wie so häufig kommt es auf die Dosis an. Fleisch kann – wie Medikamente – Nebenwirkungen haben. Die Probleme mit der Eiweißverdauung haben wir bereits auf *Seite 10* angesprochen, aber es gibt darüber hinaus noch andere Probleme.

Da die Zellen von Säugetieren besonders viel Desoxyribonukleinsäure (DNA) enthalten, muß auch diese mit dem Fleischverzehr in unserem Organismus verdaut werden. Sie gelangt durch die Darmwand in den Kreislauf und wird mit ihrem hohen Stickstoffgehalt in Harnsäure umgewandelt, die

Täglicher Eiweißbedarf in Abhängigkeit von Alter, Geschlecht und Körpergewicht (Gramm pro Tag)

EIWEISS (AMINOSÄUREN)	Kinder 2–9 Jahre pro kg Körpergewicht	... für 25 kg	Kinder 10–12 Jahre pro kg Körpergewicht	... für 40 kg	erwachsene Männer pro kg Körpergewicht	... für 70 kg	erwachsene Frauen pro kg Körpergewicht	... für 60 kg
EIWEISS gesamt	1,00	25,00	0,70	28,00	0,56	45,50	0,53	32,50
ESSENTIELLE AMINOSÄUREN gesamt	0,68	17,00	0,26	10,40	0,081	5,60	0,08	4,80
Methionin und Cystein	0,05	1,25	0,027	1,08	0,014	0,98	0,013	0,78
Phenylalanin und Tyrosin	0,09	2,25	0,027	1,08	0,014	0,98	0,013	0,78
Lysin	0,96	2,40	0,059	2,36	0,014	0,63	0,01	0,60
Leucin	0,153	3,82	0,049	1,96	0,011	0,77	0,013	0,78
Isoleucin	0,111	2,77	0,028	1,12	0,01	0,70	0,01	0,60
Valin	0,095	2,38	0,033	1,32	0,014	0,98	0,011	0,66
Tryptophan	0,019	0,48	0,004	0,16	0,003	0,21	0,003	0,18
Threonin	0,066	1,65	0,034	1,36	0,006	0,42	0,007	0,42

Tabelle 2

über die Niere aus dem Blut herausgefiltert wird. Wenn die Niere nicht absolut perfekt arbeitet oder wenn dem Körper ein für den Abbau nötiges Enzym fehlt, dann kommt es zu einer Erhöhung des Harnsäurespiegels im Blut.

Die DNA-Basen Adenin und Guanin, aber auch die Harnsäure, werden chemisch zu den Purinen gezählt. Gichtkranke kennen diesen Begriff sehr gut, denn der Arzt wird ihnen gesagt haben, daß sie purinreiche Nahrungsmittel möglichst vermeiden sollen, insbesondere spezielle Fleischsorten, weil diese die Harnsäurekonzentration in Blut und Lymphe und damit die Gichteffekte verstärken. Daß in letzter Zeit Gichtkranke statistisch immer jünger werden – es gibt schon, im Gegensatz zu früher, viele 20–30jährige Gichtkranke –, führen die Forscher auf den exzessiven Fleischgenuß bzw. generell auf zuviel eiweißhaltige Nahrung zurück. Zum Teil scheint aber auch der Genuß von Alkohol eine Rolle zu spielen, der die Ausscheidung der Harnsäure auf Dauer beeinträchtigen kann.

Es besteht zwar kein Grund, Fleisch generell zu verteufeln, aber wir brauchen für unsere Aufbauernährung weniger Eiweiß, als wir meinen, das gilt ganz besonders für den Bedarf an essentiellen Aminosäuren. In *Tabelle 2* finden Sie die benötigten Mengen pro Tag. Sie hängen ab vom Körpergewicht, Geschlecht und Alter. Natürlich

Abb. 8: Der Eiweißbedarf des Körpers fällt mit zunehmendem Alter beständig ab.

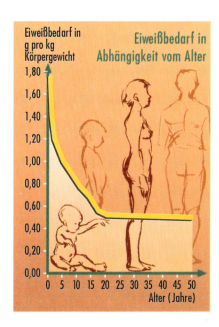

Eiweißgehalte verschiedener Lebensmittel

EIWEISS (AMINOSÄUREN)	Mit dieser Menge eines jeden Lebensmittels könnte der Tagesbedarf an Eiweiß gedeckt werden ...			
	... eines Kindes mit ca. 25 kg	... eines Kindes mit ca. 40 kg	... eines Mannes mit ca. 70 kg	... einer Frau mit ca. 60 kg
EIWEISS gesamt	99 g Erdnüsse o. 200 g Haferflocken o. 185 g Magerquark o. 117 g Schweinehack o. 74 g Sojabohnen	217 g Ei (3–4 Stck.) o. 224 g Haferflocken o. 207 g Magerquark o. 125 g Schweinehack o. 83 g Sojabohnen	198 g Erdnüsse o. 399 g Haferflocken o. 370 g Magerquark o. 223 g Schweinehack o. 148 g Sojabohnen	129 g Erdnüsse o. 259 g Haferflocken o. 241 g Magerquark o. 145 g Schweinehack o. 96 g Sojabohnen
ESSENTIELLE AMINOSÄUREN gesamt	187 g Erdnüsse o. 340 g Haferflocken o. 279 g Magerquark o. 169 g Schweinehack o. 105 g Sojabohnen	152 g Ei (2–3 Stck.) o. 208 g Haferflocken o. 165 g Magerquark o. 103 g Schweinehack o. 86 g Sojabohnen	82 g Ei (1–2 Stck.) o. 46 g grüne Erbsen o. 112 g Haferflocken o. 89 g Magerquark o. 55 g Schweinehack	71 g Ei (1–2 Stck.) o. 96 g Haferflocken o. 76 g Magerquark o. 48 g Schweinehack o. 40 g Sojabohnen
Methionin und Cystein	154 g Brathähnchen o. 208 g Ei (3–4 Stck.) o. 255 g Magerquark o. 291 g Schweinehack o. 145 g Sojabohnen	180 g Ei (ca. 3 Stck.) o. 251 g Haferflocken o. 220 g Magerquark o. 140 g Schweinehack o. 126 g Sojabohnen	121 g Brathähnchen o. 163 g Ei (2–3 Stck.) o. 127 g Haferflocken o. 200 g Magerquark o. 114 g Sojabohnen	96 g Brathähnchen o. 130 g Ei (2–3 Stck.) o. 181 g Haferflocken o. 159 g Magerquark o. 91 g Sojabohnen
Phenylalanin und Thyrosin	82 g Erdnüsse o. 167 g Haferflocken o. 161 g Magerquark o. 115 g Rindfleisch o. 70 g Sojabohnen	40 g Erdnüsse o. 50 g Haferflocken o. 104 g Magerquark o. 55 g Rindfleisch o. 34 g Sojabohnen	36 g Erdnüsse o. 73 g Haferflocken o. 70 g Magerquark o. 50 g Rindfleisch o. 30 g Sojabohnen	29 g Erdnüsse o. 58 g Haferflocken o. 56 g Magerquark o. 40 g Rindfleisch o. 24 g Sojabohnen
Lysin	204 g Erdnüsse o. 105 g grüne Erbsen o. 448 g Haferflocken o. 198 g Magerquark o. 103 g Schweinehack	215 g Erdnüsse o. 111 g grüne Erbsen o. 472 g Haferflocken o. 209 g Magerquark o. 102 g Schweinehack	57 g Erdnüsse o. 30 g grüne Erbsen o. 126 g Haferflocken o. 56 g Magerquark o. 27 g Schweinehack	55 g Erdnüsse o. 28 g grüne Erbsen o. 120 g Haferflocken o. 53 g Magerquark o. 26 g Schweinehack

Tabelle 3: o. = oder

EIWEISS (AMINOSÄUREN)	Mit dieser Menge eines jeden Lebensmittels könnte der Tagesbedarf an Eiweiß gedeckt werden …			
	… eines Kindes mit ca. 25 kg	… eines Kindes mit ca. 40 kg	… eines Mannes mit ca. 70 kg	… einer Frau mit ca. 60 kg
Leucin	188 g Erdnüsse	97 g Erdnüsse	38 g Erdnüsse	38 g Erdnüsse
	o. 338 g Haferflocken	o. 173 g Haferflocken	o. 68 g Haferflocken	o. 69 g Haferflocken
	o. 275 g Magerquark	o. 141 g Magerquark	o. 55 g Magerquark	o. 56 g Magerquark
	o. 187 g Schweinehack	o. 96 g Schweinehack	o. 38 g Schweinehack	o. 38 g Schweinehack
	o. 135 g Sojabohnen	o. 69 g Sojabohnen	o. 27 g Sojabohnen	o. 27 g Sojabohnen
Isoleucin	225 g Erdnüsse	91 g Erdnüsse	57 g Erdnüsse	49 g Erdnüsse
	o. 147 g grüne Erbsen	o. 60 g grüne Erbsen	o. 37 g grüne Erbsen	o. 32 g grüne Erbsen
	o. 454 g Haferflocken	o. 184 g Haferflocken	o. 115 g Haferflocken	o. 98 g Haferflocken
	o. 326 g Magerquark	o. 132 g Magerquark	o. 83 g Magerquark	o. 71 g Magerquark
	o. 221 g Rindfleisch	o. 90 g Rindfleisch	o. 56 g Rindfleisch	o. 48 g Rindfleisch
Valin	158 g Cashew-Nüsse	87 g Cashew-Nüsse	65 g Cashew-Nüsse	44 g Cashew-Nüsse
	o. 131 g grüne Erbsen	o. 73 g grüne Erbsen	o. 54 g grüne Erbsen	o. 36 g grüne Erbsen
	o. 294 g Haferflocken	o. 163 g Haferflocken	o. 121 g Haferflocken	o. 82 g Haferflocken
	o. 264 g Magerquark	o. 147 g Magerquark	o. 109 g Magerquark	o. 73 g Magerquark
	o. 173 g Schweinehack	o. 96 g Schweinehack	o. 71 g Schweinehack	o. 48 g Schweinehack
Tryptophan	107 g Cashew-Nüsse	36 g Cashew-Nüsse	47 g Cashew-Nüsse	40 g Cashew-Nüsse
	o. 253 g Haferflocken	o. 84 g Haferflocken	o. 111 g Haferflocken	o. 95 g Haferflocken
	o. 282 g Magerquark	o. 94 g Magerquark	o. 124 g Magerquark	o. 106 g Magerquark
	o. 166 g Rindfleisch	o. 55 g Rindfleisch	o. 72 g Rindfleisch	o. 62 g Rindfleisch
	o. 107 g Sojabohnen	o. 36 g Sojabohnen	o. 47 g Sojabohnen	o. 40 g Sojabohnen
Threonin	194 g Erdnüsse	160 g Erdnüsse	49 g Erdnüsse	60 g Cashew-Nüsse
	o. 105 g grüne Erbsen	o. 87 g grüne Erbsen	o. 27 g grüne Erbsen	o. 27 g grüne Erbsen
	o. 311 g Haferflocken	o. 257 g Haferflocken	o. 79 g Haferflocken	o. 79 g Haferflocken
	o. 262 g Magerquark	o. 216 g Magerquark	o. 67 g Magerquark	o. 67 g Magerquark
	o. 144 g Rindfleisch	o. 118 g Rindfleisch	o. 37 g Rindfleisch	o. 37 g Rindfleisch

Tabelle 3   Fortsetzung

werden diese Zellaufbausubstanzen besonders dann benötigt, wenn das Zellwachstum hoch ist, d.h. in der Wachstumsphase. Säuglinge bis zum 11. Monat benötigen besonders viel Eiweiß, denn innerhalb dieser Zeit können sie ihr Gewicht ohne weiteres verdrei- bis vervierfachen. Die Weltgesundheitsorganisation gibt als wünschenswerte Proteinzufuhr 1,53 Gramm Protein pro Kilogramm Körpergewicht und Tag an. Direkt nach der Geburt kann der Bedarf sogar bei 1,75 Gramm liegen, nach einem Jahr verringert er sich auf 1,4 Gramm pro Kilogramm. Wenn der kleine Erdenbürger dann bereits 10 Kilogramm auf die Waage bringt, sind das immerhin 14 Gramm reines Protein pro Tag.

Wie Sie *Abbildung 8* entnehmen können, geht der Bedarf mit zunehmendem Alter rapide zurück. Fünf Jahre alte Kinder benötigen nur noch 1 Gramm Protein pro Kilogramm. Nach dem 10. Lebensjahr sind die Werte zwischen männlichen und weiblichen Jugendlichen etwas unterschiedlich. Während beispielsweise 14 Jahre alte Männer noch 0,72 Gramm oder 720 Milligramm Eiweiß benötigen, sind es bei jungen Frauen im selben Alter nur noch 0,63 Gramm bzw. 630 Milligramm. Wenn das körperliche Wachstum weitgehend abgeschlossen ist, d.h. im zwanzigsten Lebensjahr, benötigen Männer nur noch 0,57 Gramm, Frauen 0,52 Gramm.

Dieser Bedarf bleibt dann weitgehend konstant bis zum dreißigsten Lebensjahr und geht bis zum fünfzigsten Lebensjahr auf ca. 0,52 Gramm für Männer und 0,51 Gramm für Frauen zurück. Das bedeutet: Ein 70 kg schwerer Mann benötigt, wenn man

großzügig rechnet, 40–50 Gramm Eiweiß pro Tag. Eine Frau, die etwa 60 Kilogramm schwer ist, kann durchaus mit 35–46 Gramm auskommen.

Das gilt allerdings nicht während der Schwangerschaft. In der zweiten Hälfte der Schwangerschaft sollten mindestens 15–25 Gramm zusätzlich mit der Nahrung zugeführt werden, und während der Stillzeit, in der der hohe Eiweißbedarf des Säuglings mitberücksichtigt werden muß, sind es immerhin noch 20–24 Gramm zusätzlich. Generell kann man davon ausgehen, daß stillende Mütter den Eiweißbedarf ihrer Säuglinge, aber auch den Bedarf an allen anderen Ernährungsbestandteilen inklusive der wichtigen Antikörper, die als Bollwerk gegen Krankheiten nötig sind, in optimaler Weise abdecken. Bei Flaschenmilch ist dies in der Regel – mit Ausnahme der Antikörper – auch der Fall.

Soviel zum Gesamteiweißbedarf, aber wichtiger ist wohl der Bedarf an essentiellen Aminosäuren, denn die anderen kann der Körper unter Umständen ja selbst bilden, wenn er genügend allgemeines Eiweiß erhält. In *Tabelle 2* sehen Sie, daß der tägliche Bedarf relativ gering ist. Der Gesamtbedarf an essentiellen Aminosäuren liegt für Erwachsene bei ca. 5 Gramm pro Tag, bei Kindern zwischen 10 und 17 Gramm. Was den Bedarf an einzelnen Aminosäuren anbelangt, so liegt er beim Erwachsenen wirklich niedrig, wie man am Beispiel von Methionin und Phenylalanin sehen kann, die übrigens zum ersten mit Cystein und zum zweiten mit Tyrosin gepaart sind, so wie sie in der Natur häufig vorkommen. Trotzdem liegen die benötigten Mengen bei Erwachsenen unter jeweils einem

Gramm mit 0,98 bzw. 0,78 Gramm. Nur bei Kindern steigen die Werte auf 1,25 bzw. 2,25 Gramm. Gleiches gilt für Lysin, Leucin und Isoleucin. Dieser Bedarf läßt sich relativ einfach auch bei fleischarmer Ernährung decken. Die benötigten Mengen sind für Erwachsene zum Teil schon in 50 Gramm Sojaschrot enthalten oder in 200 Gramm Haferflocken, ganz besonders aber im Korn der Indianer, Quinoa und Amaranth, dessen Verzehr den Genuß von Fleisch nahezu überflüssig macht.

Alkohol als Energielieferant

Alkohol hat die Fähigkeit, sich sowohl in Fett als auch in Wasser zu lösen. Deshalb kann er, wenn er einmal im Körper ist, durch nichts mehr aufgehalten werden. Er durchdringt die Zellmembranen ungehindert. Zu einem geringen Anteil wird er bereits über die Mundschleimhaut und im Magen dem Kreislauf zugeführt, der Rest, etwa 75 Prozent, im oberen Dünndarm.

Nach der Aufnahme verteilt sich der Alkohol sehr rasch und gleichmäßig in den gesamten Körperflüssigkeiten, also im Blut und in der Lymphe, deshalb läßt sich der „Promille"-Gehalt relativ einfach bestimmen.

Aus einem wissenschaftlichen Buch habe ich folgendes Beispiel entnommen: Ein 60 Kilogramm schwerer Mensch besitzt in seinem Körper ca. 40 Liter Gesamtkörperwasser. Wenn er nüchtern etwa 30 Gramm Alkohol zu sich nimmt, d.h. entweder einen halben Liter Bier oder einen viertel Liter Wein, dann liegt die Alkoholkonzentration in allen Körperflüssigkeiten einschließlich des Blutes bei ca. 750 Milligramm pro Liter, das sind 0,75 Promille. Damit ist natürlich eine erhebliche Konzentrationsbeeinträchtigung verbunden und an Autofahren nicht mehr zu denken.

Dieser Promille-Wert wird bereits 10–15 Minuten nach der Aufnahme erreicht. Dann folgt die Verarbeitung von immerhin etwa 80–85 Prozent, die restlichen 10 Prozent gehen über Nieren, Lungen oder durch Ausdünstungen verloren. Die Leber, die den Alkohol verarbeitet, verwertet ihn auch als Kalorienquelle, denn er enthält immerhin 700 kcal pro 100 Gramm, was ungefähr dem Alkoholinhalt von einer Flasche Wein entspricht. Wer also Weinliebhaber ist, der sollte bedenken, daß er damit fast die Hälfte der für den täglichen Grundumsatz benötigten Energie aufnimmt.

Alkoholische Getränke, insbesondere Bier und Likör, enthalten neben dem Alkohol auch Zucker, aber keine sonstigen Nährstoffe, auch wenn man das dem Bier so gerne nachsagt. Der Proteingehalt oder auch die Vitamingehalte im Bier sind verschwindend gering. Deshalb können wir mit Fug und Recht sagen, daß Alkoholkalorien leere Kalorien sind. Sie führen letztlich nur zum Speckansatz.

Worauf man übrigens beim Trinken von alkoholischen Getränken auch achten sollte, ist, daß manche Weine, insbesondere Rotweine, bei denen die Trauben mit holzigen Stengeln vergoren werden, durchaus auch Methanol, also Fuselöle, in geringer Konzentration enthalten können. Das ist zwar nicht direkt gesundheitsschädlich, aber so mancher Kater ist auf solche üblen Begleitstoffe zurückzuführen. Es kann natürlich auch der Schwefel sein, mit dem

vor allem wertvolle Weine behandelt werden, damit sie haltbarer werden.

Wie gesagt, gegen einen mäßigen Alkoholkonsum ist nichts einzuwenden, d.h. das berühmte Glas Wein oder zwei, drei Glas Bier bei Tisch oder auch in geselliger Runde, schaden nicht. Aber wenn's zur Gewohnheit wird, dann können doch erhebliche Schäden auftreten, insbesondere die Magenschleimhaut und die Schleimhaut des Dünndarms wird angegriffen. Letzteres führt dazu, daß die Aufnahme von essentiellen Nahrungsbestandteilen, insbesondere von Mineralstoffen und Vitaminen, behindert wird. Daher kann es bei Alkoholikern trotz ausreichender Vitaminzufuhr zu Vitaminmangelerscheinungen kommen. Besonders beeinträchtigt wird aber die Leber, die zunächst auf Grund des übergroßen Kalorienangebots zur Fettleber wird, was ihre Fähigkeit einschränkt, Gifte aus dem Körper herauszutransportieren. Die Folge können gefährliche Leberschädigungen sein, inklusive der Leberzirrhose, des Leberkrebses. Darüber hinaus können aber auch Nieren, Herz und Bauchspeicheldrüsenerkrankungen durch zu hohen Alkoholkonsum entstehen, ja manchmal werden sogar Nervenbeeinträchtigungen beobachtet, die aller Wahrscheinlichkeit nach auf den alkoholbedingten Mangel des Vitamins Thiamin zurückzuführen sind.

Damit hätten wir alle Nahrungsbestandteile dargestellt, die Energie liefern, aber es gibt natürlich auch sehr wichtige Nahrungsbestandteile, die keine Energie liefern, zum Teil aber in den Energielieferanten vorkommen. Dazu zählen alle Mineralstoffe, d.h. Mengen- und Spurenelemente, ebenso

wie die Vitamine, auf die wir bereits in mehreren Hobbythekbüchern ausführlich eingegangen sind. Mehr dazu finden Sie hier auf den *Seiten 57 ff.*

Der Eigenbedarf des aktiven Menschen an Kalorien

Wir erwähnten schon den Energiebedarf zur Deckung des Grundumsatzes, der zur Aufrechterhaltung von Stoffwechsel inklusive Wachstum und Zellersatz sowie für die Arbeit der Organe, insbesondere Herz, Lunge, Nieren usw., notwendig ist. Hier noch einmal einige Richtwerte:

Im Durchschnitt beträgt der Grundenergiebedarf pro Stunde ca. eine Kilokalorie pro Kilogramm Körpergewicht, d.h. auf den Tag bezogen 24 Kilokalorien pro Kilogramm. Ein Beispiel: Ein 70 kg schwerer Mensch benötigt danach ca. 1700 kcal pro Tag.

Die Werte können sich unter außergewöhnlichen ernährungsbedingten Umständen verändern. Beim langen Fasten und bei Unterernährung hilft sich der Körper zum Beispiel selbst, und zwar durch Absenkung des Grundbedarfs. Der Grundumsatz kann dann bis zu 30 Prozent unter dem Normalwert liegen. Wir kennen dieses Phänomen auch von Yogakünstlern, die in der Lage sind, den Grundumsatz durch Meditation auf noch wesentlich niedrigere Werte zu senken, womit sie ohne Nahrung viel länger überleben könnten als jeder andere Mensch. Dies sollte berücksichtigt werden, wenn man durch Fasten, insbesondere durch Null-

29

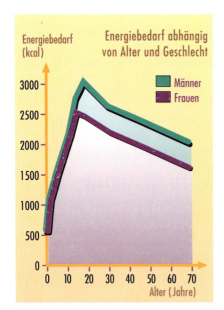

Abb. 9: Der aus der Nahrung bezogene Energiebedarf steigt bis zum Erwachsenenalter an und fällt dann mit zunehmendem Alter wieder ab. Bei Erwachsenen ist der Energiebedarf auch abhängig vom Geschlecht.

diät, abnehmen will: Diese Selbsthilfe des Körpers führt dazu, daß man weniger abnimmt, als erwartet und erwünscht.

Der Grundbedarf und damit auch der Gesamtenergiebedarf hängen aber auch stark vom Alter und vom Geschlecht ab. Für beide Faktoren läßt sich sogar eine Gesetzmäßigkeit formulieren, die Sie *Abbildung 9* entnehmen können. Derzufolge steigt der tägliche Energiebedarf bis zum 18./19. Lebensjahr stetig an. Wir gehen dabei von einem für das jeweilige Lebensalter durchschnittlichen Gewicht von Männern und Frauen aus. Bei Kindern und Jugendlichen steigt er langsam von 550 kcal für Säuglinge auf 1900 kcal im 8. Lebensjahr an. Dann trennen sich die Linien von Männern und Frauen. Bei Männern steigt er bis zu 3000 kcal im Alter von ca. 18 Jahren an. Bei Frauen ist der Höchstpunkt bereits mit 14 bis 15 Jahren erreicht. Dann sinkt er kontinuierlich wieder ab bis zum Alter von ca. 70 Jahren auf 2000 kcal beim Mann und 1600 kcal bei der Frau.

Dabei wird, typisch für unsere heutige Zeit, vorwiegend eine sitzende, d.h. Bürotätigkeit angenommen. Aber das allein ist nicht der Grund für die Gewichtszunahme der Menschen mit zunehmendem Alter. Ausschlaggebend ist eher die Tatsache, daß sich die Eßsitten und die damit verbundenen Speisemengen, die wir im Alter von 15 bis 25 Jahren zu uns nehmen, darüber hinaus fortsetzen. Im jugendlichen Alter mag die Kalorienbilanz noch im Gleichgewicht sein, aber ab 30 Jahren macht sich der erheblich verringerte Bedarf immer mehr bemerkbar. Dazu eine kurze Rechnung:

Ein 60jähriger Mann braucht aufgrund des niedrigen Grundbedarfs etwa 15 Prozent weniger Kalorien als ein 30jähriger. Bei Frauen fällt dies im wahrsten Sinne des Wortes noch stärker ins Gewicht, sie brauchen 20 Prozent weniger. 20 Prozent zuviel Kalorien regelmäßig zu sich genommen, bedeutet, daß pro Jahr etliche Pfunde an Fett hinzukommen. Vielleicht ist das mit eine Ursache dafür, daß Frauen im Alter in der Regel mehr Übergewicht aufweisen als Männer. Hinzu kommt, daß im Alter die körperlichen Aktivitäten bei den meisten Menschen abnehmen, was den Effekt noch zusätzlich verstärkt.

Wie sehr körperliche Betätigung unseren Energiebedarf beeinflußt, können Sie *Tabelle 4* entnehmen. Hier ist der Energiebedarf jeweils für Männer und Frauen bei einer 10minütigen Tätigkeit verzeichnet. Der Unterschied zwischen Männern und Frauen resultiert im wesentlichen aus dem unterschiedlichen Gewicht. So verbraucht ein Mann ca. 15–38 kcal pro 10 Minuten und Frauen 12–35 kcal.

Bleiben wir beim Mann. Beim Laufen schlagen immerhin 90–110 kcal in der Energiebilanz zu Buche, beim leichten Fahrradfahren 30–60 kcal und bei leichteren Arbeiten, allerdings mit beiden Händen, 16–40 kcal, es könnte sich z.B. um einen Lagerarbeiter oder

Energieverbrauch bei 10minütiger Tätigkeit

	MÄNNER	FRAUEN
GEHEN	15–38 kcal	12–35 kcal
TREPPENSTEIGEN	0,6 kcal pro m	0,5 kcal pro m
LAUFEN	90–110 kcal	80–100 kcal
GARTENARBEIT	38–64 kcal	35–60 kcal
LEICHTES FAHRRADFAHREN	30–60 kcal	25–55 kcal
LEICHTE HANTELARBEIT	16–40 kcal	15–35 kcal

Tabelle 4

Gesamtenergiebedarf eines etwa 30 jährigen Menschen je nach ...

... körperlicher Aktivität	... und Körpergewicht					
	50 kg	60 kg	70 kg	80 kg	90 kg	100 kg
Bürotätigkeit oder leichte Arbeit	2200 kcal	2400 kcal	2600 kcal	2800 kcal	3000 kcal	3200 kcal
mittelschwere körperliche Arbeit	2700 kcal	2950 kcal	3200 kcal	3450 kcal	3700 kcal	3950 kcal
schwere körperliche Arbeit oder regelmäßig Hobbysport	3200 kcal	3500 kcal	3800 kcal	4100 kcal	4400 kcal	4700 kcal
Schwerstarbeit oder Leistungssport	3600 kcal	3950 kcal	4200 kcal	4550 kcal	4900 kcal	5250 kcal

Tabelle 5

einen Elektriker, Kraftfahrzeugmonteur usw. handeln. Wenn man diese Werte auf eine Arbeitszeit von 6 Stunden bezieht, dann bedeutet das doch immerhin pro Tag einen Kalorienmehrbedarf von 580–1440 kcal. Kein Wunder, daß diese Menschen weniger schnell dick werden als solche, die nur im Sitzen arbeiten.

Welcher durchschnittliche Energiebedarf in Abhängigkeit von der beruflichen Tätigkeit besteht, finden Sie in *Tabelle 5*, in der das jeweilige Körpergewicht berücksichtigt ist. Es wird deutlich, daß Schwerarbeiter, vergleichbar mit Amateursportlern, die regelmäßig trainieren, und Schwerstarbeiter, die Leistungsathleten gleichgestellt sind, zum Teil fast doppelt soviel Kilokalorien benötigen wie Büro- und Leichtarbeiter.

Zum Abschluß dieses Kapitels möchten wir Ihnen noch ein paar Tips zu Ernährungsgewohnheiten geben, die Sie unbedingt verinnerlichen sollten:
- Essen Sie möglichst immer kontrolliert, nicht spontan nach Hungergefühl oder Appetit.
- Lassen Sie sich Zeit mit den Mahlzeiten. Der Magen meldet ein Gefühl der Sättigung mit einer erheblichen Zeitverzögerung, etwa nach 15–30 Minuten. Wenn der Magen dann schon überfüllt ist, ist es zu spät, um zu reagieren. Wenn Sie aber langsam essen bzw. sich, wie es z. B. die Franzosen tun, zwischen den einzelnen Essensgängen Zeit lassen, dann wird Ihr Magen es Ihnen danken.
- Meiden Sie Fast Food, d. h. Schnellkost, und zu kalorienreiche Nahrung, d. h. fettreich und zuckersüß.
- Achten Sie insbesondere darauf, daß in den Gerichten genügend Ballaststoffe enthalten sind.

Vom richtigen Trinken

Der Wassergehalt im menschlichen Körper ist nicht ohne Grund sehr hoch. Bisweilen beträgt er mehr als zwei Drittel des Körpergewichtes. Ein Säugling weist bis zu 74 Prozent bei seiner Geburt auf, beim Erwachsenen sinkt der Wassergehalt auf ca. 60 Prozent, d. h. ein 70 kg schwerer Mensch besteht immerhin aus 42 Litern reinem Wasser. Davon befinden sich 5 Liter im Blut, 4 Liter in der Lymphflüssigkeit, 1,5 Liter im Speichel, 2,5 Liter im Magensaft, ein halber Liter in der Galle, 0,7 Liter im Saft der Bauchspeicheldrüse und 3 Liter im Darm. In der Blase kommen je nach Füllgrad 100–500 Milliliter hinzu. Das alles zusammen sind etwa 18 Liter, d. h. nicht einmal die Hälfte. Der Rest ist Zellwasser und solches, welches beim Stoffwechsel und Aufbau der Zellen anfällt, z. B. wenn Aminosäuren zusammengesetzt werden, denn dies erfolgt unter Abgabe von Wasser.

Interessanterweise schwankt der Wassergehalt im Körper nur sehr wenig. Verliert der Körper mehr als 0,5 Prozent Wasser, entsteht bereits unbändiger Durst, der in der Intensität der Lebenstriebe nur durch starke Schmerzen und Luftnot überboten wird. In diesem Fall sprechen die Wissenschaftler vom primären Durst. Dem steht der sekundäre Durst gegenüber, der sozusagen durch spontane Lust an einem leckeren Getränk stimuliert wird. Man kann dies durchaus als eine Art Appetit bezeichnen, aber es hat wenig mit dem eigentlichen Durst zu tun. Bei vielen stellt er sich z. B. ein, wenn sie die Schwelle zu einem Wirtshaus überschreiten. Dann führt der sekundäre Durst dazu, daß man einfach wegen der angenehmen Gesellschaft trinkt, der Atmosphäre wegen oder weil der Alkohol die Stimmung hebt. Der Volksmund deutet dies durchaus richtig, wenn er formuliert: „Er (oder sie) hat etwas über den Durst getrunken."

Die Hauptausscheidung des Wassers aus dem Körper, inklusive vieler Mineralien und Schlackenstoffe, erfolgt über die Nieren mit dem Urin. Die abgegebene Menge des Wassers hängt direkt ab von der Notwendigkeit, Schlackenstoffe wie z. B. Kochsalz oder Harnstoff auszuscheiden. Dazu ein Beispiel: Wenn Schiffbrüchige in Ermangelung von Trinkwasser glauben, in der letzten Not Meerwasser trinken zu müssen, dann bedeutet dies ihr Todesurteil. Pro Liter getrunkenem Meerwasser mit einer normalen Konzentration von ca. 3 Prozent Salz muß der Körper über seinen normalen Stoffwechsel hinaus zusätzlich 0,8 Liter, also gesamt 1,8 Liter, Flüssigkeit ausscheiden – eine katastrophale Minusbilanz.

Etwa 15 Gramm Wasser werden benötigt, um 1 Gramm Schlackenstoffe wie Natriumsalz oder Kaliumsalz bzw. stickstoffhaltigen Harnstoff wieder abzuführen. Über den Darm gehen übrigens pro Tag nur ca. 150–200 Milliliter Wasser verloren, 350 Milliliter verdunsten in Form von Wasserdampf durch die Haut, wobei das Schwitzen noch nicht mitgerechnet ist, das wiederum mit 100–350 Milliliter zu Buche schlägt. Bei hohen Außentemperaturen und entsprechender körperlicher Tätigkeit kann sich dieser Wert bis auf 2–3 Liter pro Tag steigern.

Leistungssportler wie Radfahrer, Triathleten oder Dauerläufer usw. verlieren pro Tag zum Teil vier Liter Flüssigkeit und mehr. Da das Schwitzen nur mit

Flüssigkeitsbedarf pro Tag nach Alter und Gewicht

	ALTER	MENGE pro kg Körpergewicht	KÖRPER-GEWICHT	MENGE gesamt
SÄUGLINGE	0– 6 Monate	120–180 ml	5,0 kg	0,6–0,9 l
	6–12 Monate	120–145 ml	8,5 kg	1,0–1,3 l
KINDER	1– 3 Jahre	115–125 ml	13 kg	1,5–1,6 l
	4– 6 Jahre	100–110 ml	20 kg	2,0–2,2 l
	7– 9 Jahre	90–100 ml	27 kg	2,4–2,6 l
	10–12 Jahre	70– 85 ml	38 kg	2,7–3,2 l
	13–14 Jahre	50– 60 ml	50 kg	2,5–3,0 l
JUGENDLICHE	15–18 Jahre	40– 50 ml	50 kg	2,0–2,5 l
			65 kg	2,6–3,3 l
ERWACHSENE	ab 19 Jahre	35– 45 ml	60 kg	2,1–2,7 l
			75 kg	2,6–3,4 l

Tabelle 6: Das Wasser in Speisen ist mitberücksichtigt.

begrenztem Mineralstoffverlust, aber mit hohem Flüssigkeitsverlust verbunden ist, müssen Sportler entsprechend mehr trinken.

An sich reicht normales Trinkwasser aus dem Hahn, insbesondere hartes Wasser, das in der Regel mineralstoffreich ist, oder Mineralwasser, was normalerweise sogar besonders hart ist.

Aus alldem geht hervor, daß es für unsere Gesundheit außerordentlich wichtig ist, dem Körper genügend Flüssigkeit zuzuführen, dabei kann es ein Zuviel kaum geben, wenn es sich um kalorienarme Getränke handelt. Das gilt natürlich nicht für zuckersüße Limonaden, Fruchtsaftgetränke oder Fruchtsäfte, ebensowenig für alkoholische Getränke. Damit Sie sich einen Überblick über den tatsächlichen Bedarf machen können, haben wir *Tabelle 6,* die den notwendigen, von Alter und Körpergewicht abhängigen Flüssigkeitsbedarf angibt, zusammenge-

stellt. Die täglich benötigten Flüssigkeitsmengen, die dort ausgewiesen sind, beinhalten neben den aufgenommenen Getränken auch die in Speisen enthaltenen Wassermengen.

Säuglinge haben, auf ihr Gewicht bezogen, mit 120–180 Millilitern pro Kilogramm den höchsten Bedarf, was immerhin bei einem Körpergewicht von 5 kg 0,6–0,9 Liter ausmacht. Beim Stillen ergibt sich diesbezüglich kein Problem, bei Flaschenmilch hingegen muß man sich streng an die empfohlenen Dosierungen halten, denn gerade für den extrem schnell wachsenden kleinen Körper ist für alle Lebensprozesse Wasser sehr wichtig. Auch bei Kindern sollte man unbedingt darauf achten, daß sie ausreichend trinken, und sie sollten schon früh dazu erzogen werden, auch Mineralwasser oder nichtgezuckerte Getränke zu trinken. Üben Sie jedoch nicht zuviel Druck auf Ihren Zögling aus, denn schlimmer wäre es, wenn er deshalb auf ausreichendes Trinken generell verzichten würde.

Trotzdem, die Gefahren von zuckersüßen Fruchtsäften und Limonaden können nicht wegdiskutiert werden. Bereits im Kleinkindalter schadet die Kombination von Fruchtsäure und Zucker den Zähnen, selbst wenn es „nur" winzige Milchzähne sind. Schon sie können von Karies befallen werden, und diese Krankheit übertragen sie dann, bevor sie ausfallen, auf die nachwachsenden Zähne. So werden schon im Kleinkindalter die Weichen für spätere Zahnprobleme gelegt. Wir warnen in diesem Zusammenhang auch vor gezuckerten Tees, selbst wenn es sich um Früchte- oder Honigtees handelt. Ganz besonders verhängnisvoll sind die fertigen gezuckerten Instantmischungen.

Süßstoffe – ja oder nein?

Sollte Ihr Kind trotzdem mit allem Nachdruck Süße fordern, dann empfehlen wir Ihnen, den Tee oder auch Fruchtsäfte mit einer speziellen Süßstoffmischung zu süßen. Für diesen Fall haben wir eine eigene Mischung entwickelt. Erst in letzter Zeit scheint auch die Industrie diese Kombination entdeckt zu haben. Wir haben diesen Süßstoff Lightsüß HT genannt, er ist garantiert gesundheitsunschädlich für alle Menschen – mit einer kleinen Ausnahme: Sollte das Kind an einer sehr seltenen Erbkrankheit, der sogenannten Phenylketonurie (PKU) leiden, dann müssen Sie diesen Süßstoff ebenso wie sämtliche aspartamhaltige Produkte meiden. Der Süßstoff enthält nämlich

ganz geringe Mengen der Aminosäure Phenylalanin, die diese Menschen (von 10 000 Geburten leidet maximal ein Kind unter PKU) nicht verdauen können, weil ihnen ein Enzym zur Verdauung der essentiellen Aminosäure Phenylalanin fehlt. Diese Kinder oder auch Erwachsene dürfen dann aber auch keine Kuhmilch und viele andere eiweißhaltige Speisen essen, deswegen wissen die Menschen, die darunter leiden, ganz sicher über ihre Krankheit Bescheid, und weil auf der Lightsüß-Packung dieser Inhaltsstoff vermerkt ist, kann eigentlich nichts passieren.

Für alle anderen Kinder und Erwachsenen ist Lightsüß eine gute Alternative. Es ist im Geschmack kaum vom Zucker zu unterscheiden und wesentlich gesünder als Zucker oder die bei uns übliche Saccharin-Cyclamat-Mischung. Wir haben die Lightsüß-Kombination auch deshalb ausgewählt, weil sie laut der Weltgesundheitsorganisation einen erheblich höheren ADI-Wert (akzeptabler täglicher Aufnahmewert) besitzt als die Saccharin-Cyclamat-Mischung. Dazu ein Beispiel: Ein 20 kg schweres Kind kann von Lightsüß täglich die 175 Gramm Zucker entsprechende Menge aufnehmen. Bei der üblichen Saccharin-Cyclamat-Mischung wäre es nur eine 24 Gramm Zucker entsprechende Menge. Wenn man bedenkt, daß diese Dosis bereits erschöpft ist, wenn das Kind ein Glas oder eine Flasche einer Light-Limonade zu sich nimmt, dann wissen Sie, warum Ärzte den Kindern den Süßstoff zum Teil gänzlich verbieten.

Die Zusammensetzung von Lightsüß besteht aus 70 Prozent Acesulfam und 30 Prozent Aspartam (nur darin ist das Phenylalanin enthalten).

Frusips – die gesunde und umweltfreundliche Alternative

Die Problematik des gesunden Trinkens hat uns auch dazu veranlaßt, ungezuckerte Fruchtsirupkonzentrate unterschiedlicher Geschmacksrichtungen zu entwickeln. Wir haben sie Frusips genannt. Sie können unter mehreren Geschmacksrichtungen wählen, z.B. Apfel, Aprikose, Kirsche, Himbeere, schwarze Johannisbeere, aber auch Zitrone, Limette, Grapefruit, Orange und Mandarine. Wegen ihrer hohen Konzentration reicht ein kleiner Teelöffel, um mit Trink- oder Sprudelwasser ein ganzes Glas (0,2 l) mit köstlichem Fruchtsaft- oder Limonadengetränk in der häuslichen Küche herzustellen (das entspricht einem Mischungsverhältnis von 1:40).

Die tropischen Sorten werden in einem Mischungsverhältnis von 1:20 angerührt. Hier gibt es die Geschmackssorten Ananas, Banane, Guanabana, Guave, Mango und vor allen Dingen Maracuja. Wegen der geringeren Konzentration benötigen Sie hier zwei Teelöffel auf ein Glas.

Die Frusips sind übrigens nicht zu verwechseln mit herkömmlichen Sirupsorten, z.B. dem üblichen Himbeer- oder Kirschsirup, die bis zu 80 Prozent Zucker enthalten und die bestenfalls im Verhältnis 1:3 bis 1:7 verdünnt werden können. Weil den Frusips keine Saccharose zugefügt wurde, sind sie unter Berücksichtigung der Broteinheiten auch für Diabetiker geeignet (vgl. *Tabelle 7*). Dennoch schmecken sie nicht nach einem Gesundheitsgetränk, sondern sehr fruchtig und frisch. Kein Wunder, denn wir haben nichts anderes gemacht als die Limonaden- und Fruchtsaftgetränkeproduzenten. Auch

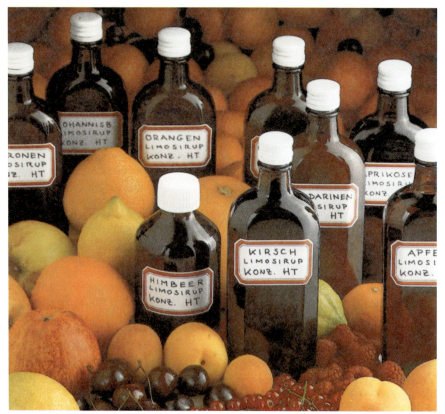

Abb. 10: Aus den Sirupkonzentraten der Hobbythek können Sie durch Zugabe von Wasser schnell und einfach fast alle Fruchtsäfte zubereiten. Bei Zugabe von kohlensäurehaltigem Mineralwasser erhalten Sie köstliche Limonaden.

sie stellen ihre in Flaschen abgefüllten Produkte aus Konzentraten her, allerdings transportieren sie 99 Prozent mehr Gewicht in Form von Wasser und Flaschenleergewicht, was ökologisch eigentlich nicht akzeptabel ist. Deshalb haben wir häufig nachgefragt, warum diese Konzentrate nicht dem Verbraucher direkt zugänglich gemacht werden könnten. Die Industrie hat nicht darauf reagiert. Daraufhin haben wir unsere eigenen Rezepte entwickelt – die Frusips sind das Ergebnis. Gott sei Dank hat danach ein Sirupproduzent die Anregung aufgenommen, so daß Sie jetzt als Verbraucher darüber verfügen können.

Ein großer Vorteil besteht auch darin, daß Sie nicht mehr die schweren Limonadengetränkekästen nach Hause schleppen müssen, denn die Frusips sind in kleine Flaschen mit 250 Milliliter Inhalt abgefüllt und wiegen nur 280 Gramm. Diese Menge reicht aus, um 10 Liter von mindestens ebenso schmackhaften Getränken herzustellen. Dies entspricht etwa 13 Flaschen à 0,7 Liter.

Da die Frusips nicht gesüßt sind, werden süße Schleckermäuler sie pur sicherlich als zu sauer empfinden. Es gibt allerdings auch Menschen, die gerade dies besonders lieben. Womit Sie, wenn gewünscht, die Frusips süßen, das bleibt Ihnen überlassen: Sie können es mit Zucker tun, aber Sie kennen ja unsere Einwände; für diejenigen, die selbst unser Lightsüß, weil es synthetisch hergestellt ist, ablehnen, haben wir noch ein anderes, natürliches Süßungsmittel im Angebot: die Apfelsüße HT.

Apfelsüße HT ist ein Sirup, der fast ausschließlich aus Fructose, d. h. Fruchtzucker, und einigen Mineralstoffen besteht. Sie wird vollkommen aus Äpfeln gewonnen und schmeckt absolut neutral, fast ohne Apfelgeschmack, so daß Sie sie wie Zucker verwenden können. Empfehlenswert ist auch Ahornsirup oder Honig, die allerdings stets einen Beigeschmack haben, der manchmal natürlich auch erwünscht ist.

Wie gesagt, Trinken ist außerordentlich wichtig für die Gesundheit. Selbst wenn man den Flüssigkeitsgehalt in unserer festen Nahrung berücksichtigt, müssen wir immerhin pro Tag über alle Altersstufen hinweg 1,5–2,5 Liter trinken (vgl. *Tabelle 6, Seite 32*). Darin enthalten ist natürlich auch Ihr morgendlicher Tee oder Kaffee, und hier können wir eine Entwarnung geben.

BE-Einheiten in Frusips

Sorte	1 BE ist enthalten in folgender Menge Frusips	1 BE ist enthalten in folgender Menge fertigem Getränk *
		bei Dosierung 1:40
Grapefruit	22,7 g (17,4 ml)	705 ml
Orange	22,1 g (17,4 ml)	695 ml
Zitrone/Limette	24,4 g (18,7 ml)	749 ml
Mandarine	23,3 g (18,0 ml)	719 ml
Apfel	25,6 g (19,7 ml)	789 ml
Kirsche	25,6 g (20,0 ml)	798 ml
Johannisbeere	29,0 g (22,3 ml)	893 ml
Himbeere	29,4 g (22,6 ml)	908 ml
Cola	21,0 g (16,3 ml)	647 ml
Kindercola	21,0 g (16,3 ml)	648 ml
		bei Dosierung 1:20
Mango	22,3 g (17,2 ml)	343 ml
Maracuja	23,7 g (18,4 ml)	369 ml
Ananas	22,0 g (17,1 ml)	341 ml
Banane	25,1 g (19,3 ml)	375 ml
Guave	25,0 g (19,5 ml)	380 ml
Guabano	25,1 g (19,3 ml)	375 ml

Tabelle 7   * mit Lightsüß HT gesüßt

Die neuesten wissenschaftlichen Studien belegen zunehmend die Unbedenklichkeit von Kaffee, insbesondere vom darin enthaltenen Koffein. In einer amerikanisch-niederländischen Untersuchung, die an immerhin 75 000 Testpersonen durchgeführt wurde, konnte man keinen Zusammenhang zwischen Kaffeegenuß und Herzinfarkt oder Herzrhythmusstörungen feststellen. Im Gegenteil, die Gruppe der Kaffeetrinker schien sogar weniger gefährdet zu sein als die der Abstinenzler.
Unsere Anmerkung zu diesem erstaunlichen Phänomen: Dies muß nicht unbedingt an den Inhaltsstoffen des Kaffees liegen, sondern vielleicht einfach an der Tatsache, daß Kaffeetrinker ganz einfach mehr Flüssigkeit zu sich nehmen, was für thrombose- und herzinfarktgefährdete Menschen ganz besonders wichtig ist. Selbst die von Laien häufig vermutete Blutdruckerhöhung nach Kaffeegenuß scheint unerheblich, so daß nur diejenigen vorsichtig mit Kaffee umgehen sollten, die einen weit über der Norm liegenden Bluthochdruck besitzen.
Auch Menschen, die leicht erregbar oder hypernervös sind oder bereits ein bestehendes Herzleiden haben, sollten mit dem Kaffee vorsichtig sein. Dagegen wurde vor kurzem bewiesen, daß 1–2 Tassen starken Kaffees nach dem Essen sogar die Verdauung und den Energieverbrauch des Körpers erheblich anregen können. Sie verscheuchen mit Kaffee also nicht nur die Mittagsmüdigkeit, sondern Kaffee sorgt auch drei Stunden lang für eine Steigerung des Kalorienverbrauchs um 10–20 Prozent, und das, ohne die sprichwörtlichen 1000 Schritte gehen zu müssen. Verantwortlich dafür werden das Koffein und ein weiterer Kaffeeinhaltsstoff, das Vitamin Niacin, gemacht.
Also, die Tasse Kaffee nach dem Essen ist durchaus sinnvoll. Sie hilft, nicht ganz so viel Fett anzusetzen, allerdings sollten Sie nicht zuviel Zucker verwenden, denn sonst wird der Vorteil durch den hohen Kaloriengehalt wieder aufgehoben. Auch in diesem Sinne empfehlen wir unser Lightsüß.
Zu erwähnen wäre noch, daß eine finnische Studie zu dem Ergebnis kam, daß Kaffee den Cholesteringehalt des Blutes erhöhen kann. Das ehemalige Bundesgesundheitsamt hat allerdings festgestellt, daß zumindest die Art, in der wir in der Regel Kaffee trinken, nämlich als Filterkaffee, die Blutfette nur geringfügig erhöhen kann, so daß darin kein Problem für die Volksgesundheit zu sehen sei.
Apropos, wenn Sie Kaffee trinken, dann empfehlen wir fair gehandelten TransFair-Kaffee, insbesondere unseren Kaffee Forestal aus den Kleinbauern-Kooperativen von Costa Rica. Ein Teil des Erlöses wird für die Erhaltung des Urwaldes aufgewendet. Sie können ihn in allen Läden, die die Produkte der Hobbythek führen, kaufen.
Gleiches ist sicherlich auch zum Tee-

genuß zu sagen. Hauptsache, man trinkt genug. An dieser Stelle sollte noch darauf hingewiesen werden, daß Cola-Getränke, aber auch gesüßte Fruchtsäfte und Fruchtsaftgetränke zum Teil ungeheuer viel Zucker enthalten: Ein Liter Cola oder Fruchtsaftgetränk oder auch Fruchtsaft bzw. Limonade kann durchaus 80–100 Gramm Zucker, d.h. 20–25 Stück Zucker, mit einem allein nur vom Zucker herrührenden Kaloriengehalt von 320–400 kcal enthalten. Weil dem so ist, sollten wir unseren Flüssigkeitsbedarf hauptsächlich mit Wasser decken.

Wasser ist zum Trinken da

In Anbetracht der großen Umweltprobleme machen sich viele Menschen Gedanken um das wohl wichtigste Lebenselixier Wasser. Viele Verbraucher sind zunehmend verunsichert, was die angeblich unzureichende Trinkwasserqualität betrifft. Offen mit der Angst vor belastetem Trinkwasser operieren auch selbsternannte Gesundheitsberater und angebliche Fachbuchautoren. Ein extremes Beispiel stellt leider wiederum das Buch dar, das wir bereits zitiert haben: „Fit for life". Harvey und Marilyn Diamond schreiben in ihrem Bestseller allen Ernstes: „Da Ihr Körper reines Wasser braucht, gibt es nur eine geeignete Qualität, destilliertes Wasser."

In einer Hobbythek-Sendung haben wir demonstriert, was dies für unseren Körper bedeuten würde und was jedem Chemiker geläufig ist: Wenn man destilliertes Wasser trinken würde, würden die Zellen in unserem Körper erheblich in Mitleidenschaft gezogen. Sie sind von halbdurchlässigen Wänden,

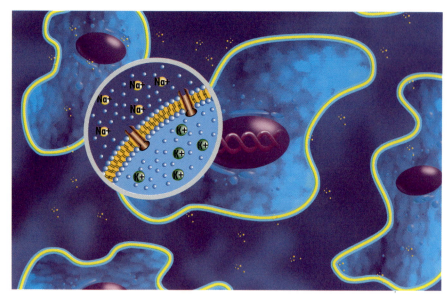

Abb. 11a: Schematische Darstellung einer Zelle mit halbdurchlässiger Membran. Bei Aufnahme von normalem Wasser werden Natriumionen mit aufgenommen, so daß das Verhältnis innerhalb der Zelle ausgeglichen ist.

Membranen, umschlossen. Damit Nährstoffe hinein und Stoffwechselprodukte wieder abtransportiert werden können, besteht zwischen der äußeren Körperflüssigkeit und dem Inneren der Zellen ein bestimmter Druck. Fachleute nennen ihn den osmotischen Druck. Der entsteht vorwiegend durch das Zusammenspiel von Natriumionen außen und Kaliumionen innen. Wenn nun eine mineralstoffarme Flüssigkeit, also destilliertes Wasser, dem Organismus zugeführt wird, dann entwickeln die Mineralstoffionen ein intensives Bestreben sich auszugleichen. So entsteht ein Druckgefälle. Da die im Vergleich zu den winzigen Wassermolekülen relativ großen Kalium- und Natriumteilchen nicht ohne weiteres durch die Zellwand gelangen, diffundieren die Wasserteilchen in das Zellinnere. Die Zelle pumpt sich mit Wasser voll, bläht sich auf und kann sogar platzen.

Im Studio haben wir dies mit Eiern demonstriert, denen wir zuvor die Schale mit Essigsäure entfernt hatten. Eins legten wir in destilliertes Wasser, eins in eine Salzlösung, die in etwa der Salzkonzentration in unseren Körperflüssigkeiten entsprach. Dem Ei in der Salzlösung geschah nichts, das andere platzte. Dieser Versuch zeigte deutlich: Destilliertes Wasser würde viele unserer Körperzellen schädigen.

Wer solche Empfehlungen zum Trinken von destilliertem Wasser ausspricht, handelt also absolut unverantwortlich. Sollten Sie ein teures Destilliergerät be-

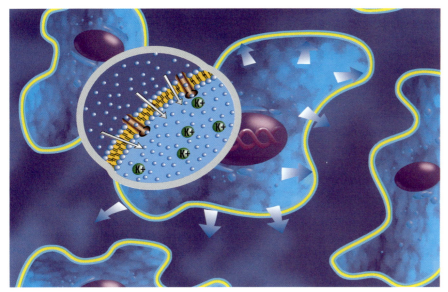

Abb. 11b: Bei mineralstoffarmer Flüssigkeit (destilliertes Wasser) fehlen die positiv geladenen Ionen außerhalb, und es kommt zu einem Druckgefälle. Die Zelle pumpt sich dann mit Wasser voll und kann im schlimmsten Falle platzen.

serstoffionen aus. Damit enthärten sie gleichzeitig das Wasser. Das alles geschieht mit Hilfe kleinster Kunststoffkügelchen, die diese Wasserstoffionen tragen und die im Laufe der Prozedur mit Calcium- und Magnesiumionen beladen werden.

Nun, technisch funktioniert das hervorragend, aber Ionenaustauscher sind nur für eine begrenzte Wassermenge vorgesehen, in der Regel für etwa 40–60 Liter. Dann sind sie unwirksam. Wer aber mißt schon genau und führt Protokoll, wieviel Wasser durchgelaufen ist. Das ist das erste Problem. Gravierender aber ist, daß ein solches Gerät sachgerecht genutzt werden muß. Steht es z. B. auf der Spüle, wo sehr sitzen und nicht darauf verzichten wollen, dann empfehlen wir Ihnen, wenigstens das destillierte Wasser mit unserem Multimineralpulver Super anzureichern – ein guter Teelöffel pro Glas reicht aus, um das Schlimmste zu verhüten. Dieses Pulver ist deshalb geeignet, weil es rein und vor allem geschmacklos ist (es besteht weitgehend aus geschmacklich neutralen Citraten, und zwar aus Calcium-, Kalium- und Magnesiumcitrat).

Haushaltsfilter – überflüssig wie ein Kropf

In vielen Haushalten finden sich Haushaltsfilter zur angeblichen Wasseraufbearbeitung. Da gibt es eine große Menge unterschiedlicher Arten, und dem Verbraucher wird suggeriert, er könne damit auf „Nummer Sicher" gehen. Teilweise wird damit geworben, daß die Geräte dem Wasser Calcium und Magnesium entziehen, als wären diese Mineralien für unseren Körper schädlich. Tatsächlich brauchen wir dringend das Wasser auch als Mineralstoffquelle. Wasserenthärter mögen der Waschmaschine und einem gelegentlichen Teeaufguß gut tun, aber auf keinen Fall unserem Körper.

Diese Geräte funktionieren nach dem Prinzip des sogenannten Ionenaustauschs in Verbindung mit Kohlefilter. Die Ionenaustauschfilter filtern das für den Körper so wichtige Calcium und Magnesium aus dem Wasser heraus und tauschen diese Stoffe gegen Was-

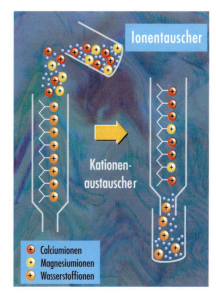

Abb. 12: Haushaltsfilter arbeiten nach dem Prinzip des Ionenaustauschs: Calcium- und Magnesiumionen werden aus dem Trinkwasser herausgefiltert und durch Wasserstoffionen ersetzt.

schnell Bakterien in das Gerät eindringen können, und bleibt es dann noch ein paar Tage, z. B. übers Wochenende, ungenutzt, dann besteht die Gefahr der Verkeimung und Verpilzung. Für die vage Hoffnung, die Wasserqualität mit solchen Filtern zu verbessern, holt man sich ein viel schlimmeres Problem ins Haus. Würden die Wasserwerke ein solch verkeimtes Wasser liefern, wäre das ein Skandal. Diese Gefahr besteht zwar nicht bei der Kombination von Ionenaustauscher und Aktivkohle mit Silbereinlagen, aber wie wir gleich sehen werden, kann dies ebenfalls negative Einwirkungen auf die Gesundheit haben.

Aktivkohlepartikel funktionieren folgendermaßen: An der großen Oberfläche der Aktivkohle werden organische Teilchen abgefangen und angelagert. Das liegt daran, daß die Aktivkohle sehr porös ist. Schon 10 Gramm Aktivkohle hat die Oberfläche eines ganzen Fußballfeldes. Aktivkohlefilter sind in Wasserwerken unter Betreuung von Fachleuten eine große Hilfe, aber im Haushalt sind sie ein Problem, denn es steht fest, daß Schadstoffe, die von der Aktivkohle aufgenommen werden, bei nicht fachgerechter Behandlung wieder ins Wasser abgegeben werden können, selbst dann, wenn der Filter noch nicht gesättigt ist. Es kann sogar vorkommen, daß der Filter die gesammelten Schadstoffe auf einmal und konzentriert wieder abgibt, möglicherweise, weil er voll ist. Der Fachmann spricht vom Durchbrechen des Filters. Sie zu Hause merken nichts davon. Aktivkohle ist aber auch anfällig gegen Verkeimung. Das wissen selbstverständlich auch bestimmte Filterhersteller, wie z. B. Britta. Deshalb bedampfen sie die Aktivkohle mit Silber. Vom Silber weiß man, daß es bakterientötend wirkt, aber auch für so manche anderen Zellen ist es ein Zellgift. In der Wasserverordnung fällt es unter die Schwermetalle. Deshalb bestehen für Silber enge Grenzwerte. Nur in seltenen Fällen sind Ausnahmen gestattet, z. B. für das Wasser, welches in den Wagen der Bundesbahn als Waschwasser vorgesehen ist, dann ist es aber, und es wird meist ausdrücklich darauf hingewiesen, „nicht zum Trinken geeignet".

Der Trick der Filterhersteller besteht nun darin, daß sie behaupten, das gefilterte Wasser sei nicht der Trinkwasserverordnung unterworfen, und es scheint politische Bestrebungen zu geben, sie darin zu unterstützen. Dies halten wir für einen Skandal: Wenn Sie ein Glas Wasser direkt aus dem Wasserhahn zapfen, dann muß es der strengen Wasserverordnung entsprechen, füllt man es aber über den Filter ab, dann soll die Wasserverordnung plötzlich nicht mehr gelten.

Übrigens, der Versuch der Firma Britta, unsere Sendung mit dem gleichnamigen Titel „Wasser ist zum Trinken da" durch eine einstweilige Verfügung zu verhindern, schlug gründlich fehl; worüber wir mehr als glücklich sind, denn obwohl wir den Firmennamen in der Sendung nicht genannt haben, meinte Britta, klagen zu können, weil sie mit 85 Prozent Marktführer ist. Hätte Britta Erfolg gehabt, wäre es uns Journalisten kaum mehr möglich gewesen, die Warengruppe eines solchen Marktführers zu kritisieren.

Quintessenz: Nicht nur wir, sondern auch sehr viele Fachleute inklusive des Amtes für Wasser, Luft und Boden halten diese Filter für überflüssig, sie verbessern auf keinen Fall die Wasserqualität. Kämpfen wir lieber weiterhin für konstant sauberes Wasser. Und hier gibt es wahrlich genug zu tun: Die Administration der EG will nämlich eine ganze Menge von Schädlingsbekämpfungsmitteln wieder zulassen, die erfreulicherweise in Deutschland immer noch verboten sind, z. B. Atrazin und DDT. Wenn wir jedoch nicht aufpassen, dann finden wir später diese Giftsubstanzen in unserer Nahrung, oder noch schlimmer, in unserem Trinkwasser wieder. Zwar hat sich die Bundesregierung intensiv dagegen ausgesprochen, aber sie ist von anderen Ländern überstimmt worden. Ich denke, hier sind wir als Verbraucher gefordert. Wir sollten Waren boykottieren, die auch nur geringste Spuren solcher Substanzen beinhalten. Zum Glück gibt es mittlerweile sehr präzise Analysemethoden, die selbst einen Tropfen dieser Gifte im Bodensee verteilt wieder aufspüren könnten. Es ist natürlich auch eine Frage der Kontrolle. Hier sollte der Staat in Verbindung mit den Verbraucherverbänden Kontrollmechanismen schaffen, um seine Bürger zu informieren.

Zur Zeit jedoch ist das Trinkwasser in Westdeutschland, insbesondere wegen der äußerst strengen Trinkwasserverordnung, viel besser als sein Ruf. Es hat mindestens Tafelwasserqualität. Ich sage bewußt noch „Westdeutschland", weil in den neuen Bundesländern die Trinkwasserqualität noch zu wünschen übrig läßt. Erst 1996 müssen auch die dortigen Wasserwerke die Bestimmungen, die in der alten Bundesrepublik gelten, erfüllen – hoffentlich nicht verwässert durch neue EG-Normen.

Mineralwasser:
Immer eine Alternative?

Für den durch negative Schlagzeilen über die Leitungswasserqualität verunsicherten Verbraucher ist es einfach, auf Mineralwasser auszuweichen. Aber dies ist keine echte Alternative, denn während ein Liter aus dem Wasserhahn zum Teil weniger als ein Zehntel Pfennig kostet, muß für Mineral- oder Tafelwasser aus der Flasche oder Dose nicht selten pro Liter mehr als 1 DM bezahlt werden. Also fast tausendmal mehr. Und daß auch Mineralwasser häufig nicht das hält, was die Produzenten versprechen, möchten wir im folgenden nachweisen.

Die Mineralwasserproduzenten behaupten, ihr Wasser käme stets nur aus den tiefsten Schichten der Erde. Das kann nicht ganz stimmen, denn auch die Mineralwasserproduzenten haben Probleme mit dem Schadstoff Nitrat. Nitrat im Grundwasser ist die Folge übermäßiger Düngung mit Gülle oder Kunstdünger. Die Mineralwasserproduzenten fördern derzeit ungeheure Mengen aus ihren Quellen, weil die Branche boomt, und so kann es durchaus vorkommen, daß Wasser aus oberen Schichten auch in die tiefer liegenden Cavernen gerät. Es gibt daher Mineralwasserhersteller, aber auch Städte, die im weiten Umkreis ihrer Brunnen den Landwirten Geld dafür zahlen, daß sie sich auf eine biologische Wirtschaftsweise umstellen und damit weniger düngen und sogar auf Pestizide verzichten. Das ist natürlich ein Schritt in die richtige Richtung, gleichzeitig aber auch ein Beweis dafür, daß die Brunnen nicht völlig isoliert sind.

Wir haben darüber hinaus Beweise vorliegen, die belegen, daß von 22 un-

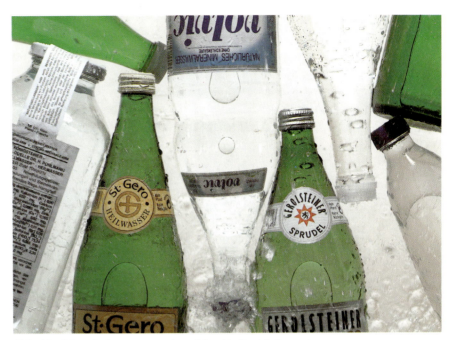

Abb. 13: Mineralwässer versprechen viel und halten häufig wenig.

tersuchten Mineralwässern zwei eine Substanz enthalten, die auch den Wasserwerken bekannt ist, die Wasser aus dem Uferfiltrat des Rheins gewinnen. Es handelt sich um eine organische Verbindung mit Namen „Dikegulak". Dies ist ein Abfallprodukt aus der chemischen Industrie und entsteht bei der Produktion von Vitamin C. Auch im Mineralwasser aus rheinnahen Quellen ist diese Substanz tatsächlich gefunden worden. Dies ist weder dramatisch noch gefährlich, aber es ist ein weiterer Beweis dafür, daß vom Menschen hergestellte chemische Verbindungen durchaus auch ins Mineralwasser gelangen können. Dieses sollte den Gesetzgeber alarmieren, denn bisher ist

er davon ausgegangen, daß so etwas nicht vorkommen kann. Deshalb gibt es auch für Nitrat im Mineralwasser keinen Grenzwert.

Wir möchten die Mineralwässer nicht verteufeln, aber sie sind kein Allheilmittel. Die Wasserwerke sind bei der Aufbereitung von Trinkwasser genötigt, täglich mehrere Stichproben vorzunehmen, so zum Beispiel auch die Kölner Stadtwerke, die pro Tag über 150 Analysen durchführen. Beim Mineralwasser hingegen sind die gesetzlichen Auflagen wesentlich niedriger. Das gilt auch für Grenzwerte.

In *Abbildung 14* können Sie die Grenzwerte ablesen, die für Trinkwasser gelten, daneben die für Mineral- und auch

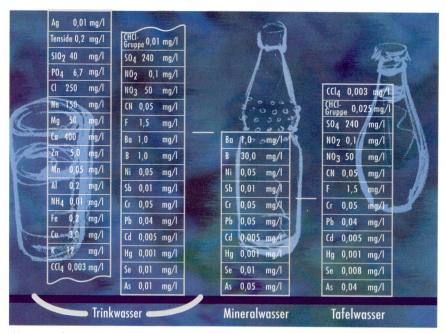

Abb. 14: Gesetzlich bestimmte Grenzwerte für Inhaltsstoffe in Trinkwasser, Mineralwasser und Tafelwasser.

für Tafelwasser. Schon auf den ersten Blick sehen Sie, daß es für Wasser aus der Flasche oder Dose viel geringere Auflagen gibt. Es fehlen z. B. völlig die sicherlich nicht ungiftigen Kohlenwasserstoffe und das Nitrat. Wenn Grenzwerte vorliegen, dann entsprechen sie denen des Leitungswassers, oder sie liegen sogar höher wie bei Arsen oder Blei. Immerhin darf etwa fünfmal mehr Arsen im Mineralwasser sein als im Trinkwasser, beim Blei sind es immerhin nur 25 Prozent mehr. Das liegt daran, daß der Gesetzgeber davon ausgeht, daß der Mensch seinen Wasserbedarf niemals allein durch Mineralwasser deckt. Er geht beim Mineralwasser von maximal einem Liter Tageskonsum aus, beim Trinkwasser jedoch von 2–4 Litern.

An die vom Gesetzgeber verordnete Sorgfalt für unser Leitungswasser sind die Wasserwerke juristisch gebunden, d.h. die verantwortlichen Mitarbeiter können strafrechtlich haftbar gemacht werden. Deshalb können wir bis auf wenige Ausnahmen davon ausgehen, daß unser deutsches Trinkwasser noch trinkbar ist, zumindest das, was an der Hausübergabestelle, also im Keller an der Wasseruhr angeliefert wird. Sollten, durch höhere Gewalt oder menschliches Versagen, Gifte oder Krankheitskeime ins Trinkwasser geraten – so etwas läßt sich nie völlig ausschließen –, sind die Wasserwerke umgehend verpflichtet, dies zu veröffentlichen, und zwar über Zeitungen, Rundfunk und Fernsehen, damit Sie als Verbraucher gewarnt sind.

Nitrat – ein unerwünschter Nahrungsmittelbegleitstoff

Die zulässigen Nitratwerte im Wasser sind extrem niedrig. Gesundheitliche Gefährdungen können auch dann nicht auftreten, wenn die Werte etwas höher als die zugelassenen 50 Milligramm Nitrat pro Liter Wasser liegen. Eine Ausnahme müssen wir jedoch bei Säuglingen machen, die den Schutzmechanismus gegen das Nitrat, den die Erwachsenen aufgebaut haben, noch nicht besitzen. Wird der Grenzwert von 50 Milligramm allerdings eingehalten, dann besteht in der Regel keine Gefahr.

Da geben die Nitratwerte im Gemüse mehr Anlaß zur Besorgnis. In einer Portion von nur 50 Gramm Kohlrabi oder Spinat können bis zu 200 Milligramm Nitrat enthalten sein. In einem größeren Salatteller aus Kopfsalat, Kresse, Feldsalat und Radieschen können 500 Milligramm zusammenkommen.

Nitrat ist ein Indikator für Umweltverschmutzung durch übermäßige Düngung, die dazu führt, daß es auf dem Land große Schwierigkeiten mit Privatbrunnen gibt, die die Bauern oder Siedlungsgemeinschaften selbst errichtet haben. Einige Gemeinden haben extreme Probleme, die niedrigen Grenzwerte einzuhalten, und sie müssen ihre Bauern anhalten, weniger zu düngen. Es gibt sogar Gemeinden, die Familien mit Kleinkindern pro Woche Gutscheine für nitratarmes Mineralwas-

Gemüse mit hohem Nitratgehalt (mg/kg)

Gemüse	MW	TW	HW
Mangold	4870	3520	7040
Kopfsalat	2620	230	6610
Rettich	2590	300	4960
Gartenkresse	2450	630	4630
Radieschen	2200	80	4530
Feldsalat	2190	180	4330
Rhabarber	2150	710	5450
Rote Bete	1950	180	5360
Kohlrabi	1920	360	4380
Spinat	1660	20	6700
Fenchel	1270	300	4200
Petersilie	1120	10	4600
Chinakohl	1120	200	2610
Eissalat	1100	150	2900

Tabelle 8: MW = mittlerer, TW = Tiefst-, HW = Höchstwert

ser zur Verfügung stellen, wie z.B. in Aschaffenburg und im Siebengebirge bei Bonn. Entscheidend ist, daß diese Gemeinden eine Informationspflicht haben. Wenn Sie den offiziellen Stellen jedoch nicht glauben, können Sie auch selbst die Probe aufs Exempel machen. In den Läden, die die in unseren Büchern und Sendungen empfohlenen Produkte verkaufen, bekommen Sie Teststäbchen, mit denen Sie auf einfache Weise den Nitratgehalt in Ihrem Leitungswasser feststellen können.

Leider gibt es die Qualität des Leitungswassers betreffend noch viele hausinterne, durch veraltete Leitungen verursachte Probleme. Wenn das Wasser einmal etwas rostig aussieht, ist dies keineswegs gesundheitsschädlich: Die Farbe weist lediglich auf das ungiftige Eisenoxyd hin, d.h. auf Rost. Schlimmer

sind die Gefahren, die man nicht sieht. In älteren Häusern gibt es zum Beispiel vereinzelt noch Bleileitungen. Die sollten sofort ausgetauscht werden. Wenn Sie als Mieter den Verdacht haben, daß in Ihrem Haus Bleileitungen verlegt sind, machen Sie Ihren Vermieter darauf aufmerksam, daß er diese schleunigst auswechseln muß. Bleirohre erkennen Sie daran, daß Sie sehr weich sind, d.h. leicht mit einem Messer abgeschabt werden können, und dumpf klingen, wenn Sie draufklopfen. Für den Fall, daß Ihr Vermieter sich uneinsichtig zeigt, können Sie nach neuestem Urteil des Amtsgerichts Hamburg eine erhebliche Mietminderung geltend machen (AZ 38C 2104/91). Sollten Sie unsicher sein, ob in den Mauern vielleicht unsichtbare Bleirohre stecken, was sehr selten ist, dann wenden Sie sich an Ihr Wasserwerk oder ans Gesundheitsamt. Unter Umständen führen die Fachleute unentgeltlich für Sie einen Test auf den Bleigehalt Ihres Hauswassers durch.

Eine weitere Gefahr stellen Kupferrohre dar, aber nur, wenn das vom Wasserwerk gelieferte Wasser zu sauer ist. Mit dem vom Gesetzgeber geforderten pH-Wert von 6,5 gibt es keine Probleme. Leider gelten diese Bestimmungen noch nicht in den neuen Bundesländern, weshalb bei betroffenen Bewohnern, wie kürzlich geschehen, Kupfervergiftungen auftreten können. Der ph-Wert des Leitungswassers läßt sich mit Teststäbchen feststellen. Diese weisen einen Meßbereich von pH 5,1 bis pH 7,2 auf und sind daher sehr gut geeignet. Zeigen sie Werte von 6,5 aufwärts an, dann brauchen Sie keine Angst zu haben, denn in diesem Fall können schädliche Kupferionen nicht aus den Rohren gelöst werden.

Einen weitverbreiteten Irrtum möchten wir noch ausräumen: Gesundheitlich völlig unbedenklich sind verkalkte Leitungen. Sie stellen nur dann ein Problem dar, wenn die Rohre verstopfen. Leider weisen einige Scharlatane immer noch auf eine Beziehung zwischen der Verkalkung von Wasserleitungen und der sogenannten Verkalkung in unseren Adern hin. In unseren Adern setzt sich aber kein Kalk ab, sondern Cholesterin, das nichts mit Kalk gemein hat. Lassen Sie sich in Zukunft auf keinen Fall mehr ins Bockshorn jagen, im Gegenteil, hartes Wasser ist erheblich gesünder als weiches, trotz aller gegenteiliger Propaganda von Filterherstellern. Sonst dürften wir ja auch kein Mineralwasser trinken, das sich durch einen hohen Mineralstoffgehalt auszeichnet, d.h. durch eine hohe Härte. Kurzum, wir empfehlen das Wasser aus unserem Wasserhahn, das übrigens in den seltensten Fällen Chlor enthält: Viele Wasserwerke verzichten völlig auf Chlor.

Der Trinkmeister

Seit einem Jahr steht deshalb in meiner Küche ein spezielles Gerät, mit dem ich, Jean Pütz, aus einfachem Trinkwasser Sprudelwasser machen kann. Zuvor mußte ich pro Woche mindestens zwei Kästen Sprudel vier Stockwerke hoch in meine Wohnung schleppen, und natürlich das Leergut wieder zurück, alles ohne Aufzug.

Da wir in Köln erfreulicherweise hartes Leitungswasser haben, ist der Mineralstoffgehalt auch so hoch, daß ich mit dem Gerät ein Tafelwasser herstellen kann, das qualitativ fast an Mineralwasser heranreicht. Viele Besucher und Freunde haben mittlerweile meinen Sprudel bzw. mein Tafelwasser pro-

41

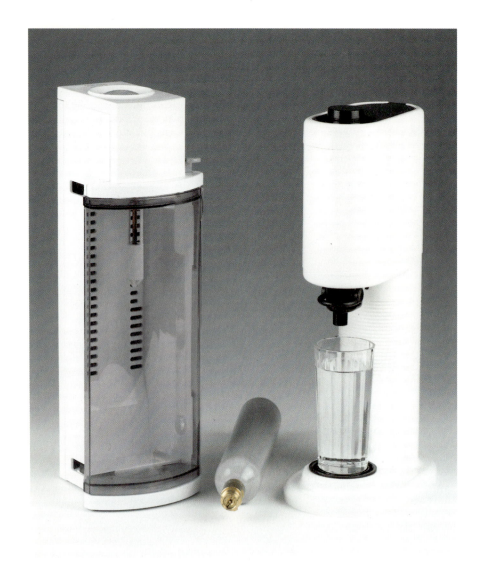

Abb. 15: Sowohl mit dem Sodastream-Gerät *(links)* als auch mit dem Drinkmaster *(rechts)* können Sie jederzeit frisches Sprudelwasser aus einfachem Trinkwasser herstellen. Die Kohlensäure-Druckflaschen lassen sich, wenn sie leer sind, neu füllen.

biert. Alle waren ebenso begeistert wie ich. Es ist unglaublich, aber es unterscheidet sich geschmacklich nicht von teurem Mineralwasser.

Das sogenannte „Sodastream-Gerät" hat nur einen Nachteil. Es ist in Deutschland mit DM 160,– gegenüber England, wo es hergestellt wird, zu teuer; dort kostet es nur DM 100,– bis 110,–. Die ursprünglich vom Hersteller verbindlich zugesagte Preiskonzession wurde leider nicht eingehalten. Deshalb sind wir froh, ein vergleichbares Konkurrenzprodukt ausfindig gemacht zu haben. Der „Drinkmaster" besitzt zumindest die gleichen Vorzüge.

Das Gerät ist einfach zu bedienen, es stehen drei Flaschen von ¼, ½ und einem Liter zur Verfügung. Je nachdem, wieviel Sprudelwasser man benötigt, wählt man eine der Flaschen aus, und füllt anschließend möglichst kaltes Leitungswasser hinein. Dann braucht man es nur in das Gerät einzuspannen und oben auf einen Knopf zu drücken. Die Kohlensäure strömt in das Wasser und vermischt sich mit ihm unter Druck.

Vielleicht empfinden es manche Verbraucher als Vorteil, daß sie jeweils nur ein Glas besprudeln können, so ist das prickelnde Tafelwasser stets frisch. Der Füllvorgang ist bei diesem Gerät sogar etwas einfacher, vor allem aber ist der Preis mit DM 130,– bis 140,– erheblich niedriger. Die Kohlensäurepatrone ist bei beiden Geräten die gleiche, eine längliche Stahlflasche, etwa 40 cm hoch, die jeweils unsichtbar im Apparat steckt. Sie kann leicht ausgewechselt werden. Der Inhalt an Kohlensäure reicht beim Sodastream-Gerät aus, um ca. 40 Liter, beim Drinkmaster um ca.

60 Liter erstklassiges Tafelwasser zu gewinnen, so jedenfalls die Angaben der Hersteller. Die Druckflaschen lassen sich nach Gebrauch wieder füllen, was zwischen 7,– und 8,– DM kostet. Die Geräte sind derzeit noch nicht in allen Haushaltswarengeschäften erhältlich, aber viele Geschäfte, die die in der Hobbythek vorgestellten Produkte führen, haben sich bereit erklärt, sie in ihr Angebot aufzunehmen.

Der Vollständigkeit halber muß darauf hingewiesen werden, daß es auch noch andere Geräte dieser Art gibt. Aber entweder liegt der Preis viel zu hoch – z.B. kostet das NSA-Gerät ca. DM 580,– – oder man kann nur mit einer kleinen Einweg-Kartusche, so wie sie in den Syphongeräten enthalten ist, jeweils 1 Liter relativ schwach carbonisiertes Wasser herstellen. Zu erwähnen sind auch noch die klassischen Syphons. Früher standen sie in jeder Bar, die etwas auf sich hielt. Allerdings eignen sie sich nicht für echtes Sprudelwasser, denn die Kohlensäure wird aus den schon erwähnten Einweg-Kartuschen geliefert, und beim Einfüllen scheint sehr viel Kohlensäure verlorenzugehen. Wir empfehlen diese Syphons nur für Barkeeper oder solche, die es werden wollen.

Die neuen Gesundheitsrenner: Ballaststoffe!

Schon in unserem „Hobbythek-Diätbuch" haben wir den Ballaststoffen ein ganzes Kapitel gewidmet. Bei den Recherchen für dieses Buch haben wir einmal mehr erkannt, welche herausragende Bedeutung diesen Inhaltsstoffen unserer Nahrung zukommt. Deshalb möchten wir Ihnen hier weitere Informationen zu diesem Thema vermitteln. Ballaststoffe haben wahrhaftig vielseitige Eigenschaften. Sie machen uns satt, sie verhindern schnell aufkommenden Hunger, aber sie belästigen uns nicht mit zusätzlichen Kalorien. Es sind also ideale Stoffe, die das Abnehmen und Entschlacken auf natürliche Weise erleichtern. Darüber hinaus tragen Ballaststoffe in nahezu einzigartiger Weise zur Gesunderhaltung unseres Körpers bei. Um in den Genuß des natürlichen Schutzes von Ballaststoffen zu gelangen, sollten täglich mindestens 30 bis 40 Gramm aufgenommen werden. Das ist eine ganze Menge angesichts der Tatsache, daß wir es mit unseren normalen Ernährungsgewohnheiten bestenfalls auf 20 Gramm bringen. Bei den Rezepten, die wir im praktischen Teil dieses Buches vorstellen, haben wir diese Empfehlung selbstverständlich berücksichtigt. Der Ernährungswissenschaftler unterscheidet zunächst zwischen löslichen und unlöslichen Ballaststoffen.

Lösliche Ballaststoffe und ihre Wirkung im Körper

Die löslichen Ballaststoffe greifen im Körper vor allem in den Stoffwechsel ein. Ihre positiven Auswirkungen auf unsere Gesundheit sind dabei nahezu phänomenal. Es ist wirklich erstaunlich, aber mittlerweile gilt als bewiesen: Eine ausreichende Zufuhr von löslichen Ballaststoffen hilft, der Entstehung von Arteriosklerose und sogar einem Herzinfarkt vorzubeugen.

Vorbeugen ist besser als Heilen!

Arteriosklerose und Herzinfarkt

Gehen wir zunächst einmal davon aus, daß Sie zuwenig Ballaststoffe zu sich nehmen. Dann können Cholesterin und Gallensäure, die sich im Darm ansammeln, kaum gebunden werden. Deshalb werden sie auch nicht mit dem Stuhl ausgeschieden. Statt dessen gelangen sie zurück ins Blut und sorgen so für eine Erhöhung der Blutfette, vor allem der Cholesterinwerte. Auf Dauer lagern sich diese Fette in den Blutgefäßen ab und können zur Arteriosklerose führen, also zur Verkalkung der Blutgefäße, wie man im Volksmund sagt. Der Herzinfarkt wiederum kann eine unmittelbare Folge dieses Geschehens sein. Denn die zunehmende Verkalkung hat eine Verengung der Gefäße zur Folge. Betrifft die Verkalkung auch eine der Arterien, die für die Versorgung des Herzens notwendig sind, kann unser Lebensmuskel urplötzlich von der Blutzufuhr abgeschnitten werden. In solchen Fällen kommt es zu heftigen Herzschmerzen. Teile des Herzens oder gar das ganze Herz können die Tätigkeit einstellen. Im schlimmsten Fall führt der Herzinfarkt zum Tode.

Mit der ausreichenden Aufnahme von löslichen Ballaststoffen wird erreicht, daß Gallensäuren und Cholesterin im Darm gebunden und dann mit dem Stuhl ausgeschieden werden. Dadurch kann der Fettgehalt im Blut gesenkt, der Entstehung der Arteriosklerose und damit einem Herzinfarkt vorgebeugt werden.

Gallensteine

Auch Gallensteine, die häufig aus Cholesterin bestehen, bilden sich bei einer ausreichenden Ballaststoffzufuhr selte-

44

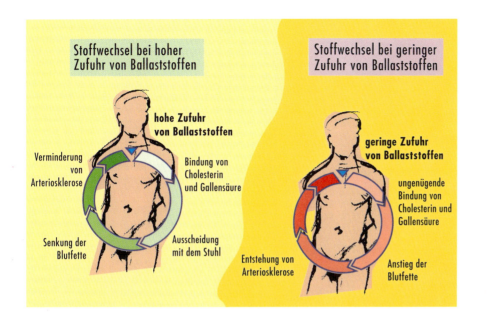

Abb. 1: Nur wenn Sie genug Ballaststoffe zu sich nehmen, können Cholesterin und Gallensäure mit dem Stuhl ausgeschieden werden, wodurch sich die Gefahr der Entstehung einer Arteriosklerose vermindert.

ner, denn Cholesterin-Gallensteine entstehen, wenn die Gallenflüssigkeit mit Cholesterin übersättigt ist. Werden die Cholesterine wie oben beschrieben abgeführt, sinkt die Gefahr der Steinbildung.

Darmbeschwerden
Lösliche Ballaststoffe vermögen darüber hinaus auch andere Giftstoffe im Darm zu binden: Giftstoffe, die wir entweder direkt mit der Nahrung aufnehmen oder die bei der Verdauung, z. B. nach dem Verzehr von Fleisch und Fett, entstehen. Diese Zusammenhänge sind viel zuwenig bekannt. Wenn wir zuviel Fleisch und Fett und zuwenig Ballaststoffe zu uns nehmen, kann der Darm ganz erheblich darunter leiden. Also, wenn Fleisch, dann möglichst mit ballaststoffreichen Zutaten.

Die Blutzuckerkurve
Ballaststoffe verzögern die Aufnahme von Kohlenhydraten, also Zucker und Stärke, und verhindern dadurch einen zu schnellen Anstieg der Blutzuckerwerte. Um diesen Effekt zu erzielen, sollten Sie besonders viel Obst, Gemüse und Vollkornprodukte zu sich nehmen.

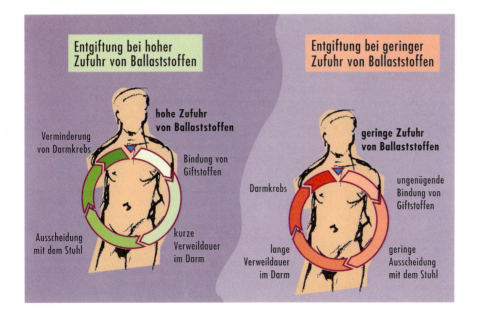

Abb. 2: Ballaststoffe können Giftstoffe im Körper binden und für eine schnelle Ausscheidung mit dem Stuhl sorgen. Dadurch verringert sich die Darmkrebsgefahr.

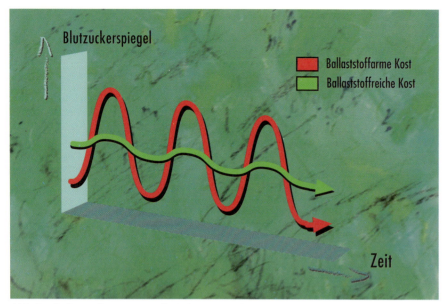

Abb. 3: Ballaststoffe verzögern die Aufnahme von Kohlenhydraten (Zucker und Stärke) ins Blut und verhindern damit ein schnelles Ansteigen und Abfallen des Blutzuckerspiegels. So verhindern sie ein zu schnell auftretendes erneutes Hungergefühl.

Steigt der Zuckerwert im Blut rasch an, so schnellt in der Folge auch die Insulinkonzentration im Blut in die Höhe, da das Insulin für eine ordnungsgemäße Verteilung des Zuckers sorgt. Ein hoher Insulinspiegel ist jedoch ebensowenig erwünscht, da dieser wiederum zu einem extremen Absinken des Blutzuckers führt.

Diese Berg-und-Tal-Fahrten führen zu Leistungseinbrüchen und zu erneutem Hungergefühl. Deshalb sollte man darauf achten, daß der Blutzuckerspiegel möglichst gleichmäßig bleibt. Dies gilt vor allem für Diabetiker.

Nach ballaststoffreichen Mahlzeiten steigt der Blutzuckerspiegel nur langsam an und damit kann auch der Insulinspiegel auf einem verträglichen Niveau gehalten werden. Diese Wirkung läßt sich mit verschiedenen Ballaststoffen erzielen, z. B. mit Pektin, aber auch mit anderen Schleimstoffen und Gelbildnern wie Guarmehl, Johannisbrotkernmehl oder Xanthan.

Entschlackung durch Ballaststoffe

Ballaststoffreiche Nahrung hat eine geringere Kaloriendichte, d. h. bezogen auf das gleiche Gewicht hat die ballaststoffreichere Variante weniger Kalorien (vgl. *Tabelle 1, Seite 48*). Außerdem macht eine ballaststoffreiche Kost schneller satt. Da die Magenentleerung langsamer verläuft, hält dieses Sättigungsgefühl darüber hinaus länger an als nach einer ballaststoffarmen Mahlzeit. Ballaststoffe sind deshalb ideale Hilfsmittel, um eine Diät zu erleichtern oder um ohne großen Verzicht beim Essen schlank zu bleiben.

Wir von der Hobbythek beschäftigen uns bereits seit längerer Zeit damit, die Herstellung und den Vertrieb verschiedener pektinhaltiger Apfelextrakte anzuregen. Die folgenden Produkte sind das Ergebnis:

Apfelpekt Plus: Ein Pektin-Ballaststoffkonzentrat der Hobbythek

Bei diesem Ballaststoffprodukt handelt es sich um eine Kombination aus reinem Apfelpektin und Faserballaststoffen aus dem Apfel, was diesem Produkt einen charakteristischen Apfelgeschmack beschert. Da Äpfel aber auch Zucker enthalten, ist das Pulver nicht völlig kalorienfrei.

Der Gesamtballaststoffgehalt des Apfelpekt Plus beträgt 34 Gewichtsprozente.

Apfelpekt Plus ist wegen der verdaulichen Bestandteile – zum Beispiel von Zucker, Stärke usw. – mit 227 kcal pro 100 g (100 g Pulver entsprechen 4 Broteinheiten) befrachtet.

Apfelpekt Plus können Sie überall dort einrühren oder einbacken, wo Sie den Ballaststoffgehalt – vor allem der löslichen Ballaststoffe – etwas erhöhen möchten und wo der Apfelgeschmack sich positiv auswirkt. Deshalb eignet sich Apfelpekt Plus besonders gut zur Zubereitung von Joghurtspeisen, Fruchtzubereitungen oder fruchtigen Getränken.

Multipekt Plus

Multipekt Plus unterscheidet sich von Apfelpekt Plus durch seine Zusätze an Vitaminen und Mineralstoffen. In 100 g sind enthalten:
170 mg Vitamin C, 40 mg Vitamin E, 13 mg Beta-Carotin sowie Calciumcarbonat und Magnesiumcarbonat.
Mit 45 g Multipekt Plus decken Sie 100% der empfohlenen Tagesdosis an Vitamin C, E und Beta-Carotin und 25% des Tagesbedarfs an Magnesium und Calcium. Multipekt Plus ist mit 208 kcal pro 100 g (100 g Pulver entsprechen 4 Broteinheiten) befrachtet.

Multipekt Plus Lecithin

Multipekt Plus Lecithin besitzt pro 100 g 253 kcal sowie 4 BE und ist praktisch eine Weiterentwicklung von Multipekt Plus, denn es enthält zusätzlich Lecithin, genauer gesagt Phospholipide.
Lecithin ist eigentlich eine Sammelbezeichnung für eine Gruppe von ganz besonderen Fetten, die fachmännisch als Phospholipide bezeichnet werden. Diese Phospholipide haben Eigenschaften, die sie zu unentbehrlichen Bausteinen für alle Zellen machen: Sie bilden das Grundgerüst der Zellmembranen, die Schicht, die die Zellen nach außen abschirmt. Sie können Störungen des Fettstoffwechsels beseitigen helfen und wirken gegen überhöhte Anhäufung von Fetten in der Leber oder im Blut, und sie können den Cholesterinwert günstig beeinflussen.

Die praktische Anwendung unserer drei Apfelpektin-Varianten ist denkbar einfach. Wichtig ist, daß das Pektin mit einer ausreichenden Flüssigkeitsmenge eingenommen wird. Rühren Sie es in möglichst ungesüßte Fruchtsäfte ein. Eine andere noch kalorienärmere Alternative stellen unsere Frusips dar. Am besten geeignet sind folgende Geschmacksrichtungen: Aprikose, Himbeere und Schwarze Johannisbeere.

Dazu ein Rezept:

20 ml	Sirupkonzentrat
220–250 ml	Wasser
20 g	Apfelpekt Plus
2–3 Tabl.	Lightsüß HT

Wenn Sie ein Milchfan sind, können Sie die Apfelpektine auch in Milch, Joghurt oder Molke einrühren.
Neben den löslichen sind aber auch die unlöslichen Ballaststoffe äußerst wichtig für unsere Gesundheit.

Unlösliche Ballaststoffe

Weil Ballaststoffe von unserem Körper nicht abgebaut werden können und sich außerdem noch mit Wasser vollsaugen, sorgen sie für eine zügige, regelmäßige und reichliche Entleerung des Körpers.

Gesundheitliche Auswirkungen

Ballaststoffe und Darmkrebs

Eine solche schnelle Entleerung ist sehr wichtig für die Entgiftung unseres Körpers. Nehmen wir nur wenig lösliche Ballaststoffe zu uns, dann können, wie oben beschrieben, Giftstoffe, die sich in unserem Darm befinden, nur ungenügend gebunden werden. Fehlen auch die unlöslichen Ballaststoffe, verzögert sich der Abtransport und die Giftstoffe wirken relativ lange auf die Darmwand ein. Die langfristige Folge kann möglicherweise Darmkrebs sein. Nehmen wir hingegen genügend Ballaststoffe auf, werden die Giftstoffe gebunden und dank der zügigen Darmentleerung schnell abtransportiert. Lösliche und unlösliche Ballaststoffe können so gemeinsam dazu beitragen, Darmkrebs vorzubeugen.

Blinddarmentzündung, Hämorrhoiden und Divertikelkrankheit

Durch die zügige Entleerung des Körpers schützen vor allem die unlöslichen Ballaststoffe zusätzlich vor Blinddarmentzündungen, Hämorrhoiden und vor der sogenannten Divertikelkrankheit, eine Erkrankung, bei der sich infolge hohen Drucks im Darm säckchenförmige Ausstülpungen der Darmschleimhaut bilden. Diese Ausstülpungen können sich entzünden. Nimmt man ausreichend Ballaststoffe zu sich, so ist der Stuhl wesentlich weicher, der Druck im Darm läßt entsprechend nach, und die Gefahr, an einer Divertikulose zu erkranken, ist deutlich geringer.

Das ewige Leid: Verstopfung

Der wichtigste Vorteil einer ausreichenden Ballaststoff-Aufnahme besteht jedoch im Schutz vor Verstopfung, einer Beschwerde, unter der in Deutschland mittlerweile rund 30 Prozent der erwachsenen Bevölkerung leidet. Allein in den alten Bundesländern werden jähr-

Energie-, Ballaststoffgehalt und Ballaststoffdichte verschiedener Lebensmittel

LEBENSMITTEL	ENERGIE (kcal pro 100 g Lebensmittel)	BALLASTSTOFFE (g pro 100 g Lebensmittel)	BALLASTSTOFF-DICHTE (g Ballaststoff pro 100 kcal)	LEBENSMITTEL	ENERGIE (kcal pro 100 g Lebensmittel)	BALLASTSTOFFE (g pro 100 g Lebensmittel)	BALLASTSTOFF-DICHTE (g Ballaststoff pro 100 kcal)
GETREIDEPRODUKTE				**GEMÜSE**			
Cornflakes	350	4,00	1,10	Aubergine	20	1,40	7,00
Gerste, ganzes Korn	300	9,80	3,30	Bleichsellerie	10	1,80	18,00
Hafer, ganzes Korn	365	5,60	1,50	Blumenkohl	25	2,90	11,60
Haferflocken, Vollkorn	370	6,70	1,80	Bohnen, grüne	40	2,90	7,30
Haferkleie mit Spelz	348	15,50	4,50	Brokkoli	20	3,00	15,00
Hirse	325	3,80	1,20	Chicoree	10	1,30	13,00
Mais, ganzes Korn	340	9,20	2,70	Chinakohl	10	1,70	17,00
Maismehl	370	1,50	0,40	Endivien	10	1,50	15,00
Reis, poliert	350	1,40	0,40	Feldsalat	15	1,50	10,00
Reis, unpoliert (Naturreis)	355	4,00	1,10	Fenchelknolle	45	0,00	0,00
Roggen, ganzes Korn	270	13,10	4,90	Grünkohl	30	4,20	14,00
Roggenmehl Type 815	305	6,50	2,10	Gurke	15	0,90	6,00
Roggenmehl Type 1150	300	7,70	2,60	Kartoffel	70	2,50	3,50
Roggenmehl Type 1800	280	12,00	4,20	Knollensellerie	20	4,20	21,00
Sojabohnen	355	4,30	1,20	Kohlrabi	25	1,40	5,60
Weizen, ganzes Korn	303	10,40	3,40	Mangold	25	0,80	3,20
Weizenmehl Type 405	350	4,00	1,10	Möhren	25	3,40	13,60
Weizenmehl Type 1050	330	4,20	1,30	Paprikaschoten	20	2,00	10,00
Weizenmehl Type 1700	315	9,50	3,00	Porree (Lauch)	25	2,30	9,20
Maisstärke	345	0,00	0,00	Radieschen	15	1,50	10,00
Reisstärke	345	0,00	0,00	Rettich	10	1,20	12,00
Tapiokastärke (Sago)	345	0,00	0,00	Rhabarber	10	3,20	32,00
Weizenstärke	335	0,10	0,00	Rosenkohl	35	4,40	12,60
Eierteigwaren	355	3,40	1,00	Rotkohl	20	2,50	12,60
Vollkornteigwaren	345	9,00	2,60	Schwarzwurzel	15	2,30	15,30
				Spargel	15	1,50	10,00
				Spinat	15	1,80	12,00
BROT- UND BACKWAREN				Tomaten	15	1,80	12,00
Brötchen	265	3,10	1,20	Weißkohl	20	2,50	12,50
Grahambrot	195	6,40	3,30	Wirsingkohl	30	1,50	5,00
Knäckebrot	310	14,60	4,40	Zuckermais	95	3,70	3,90
Pumpernickel	245	13,50	5,50	Zucchini	20	1,10	5,50
Roggenvollkornbrot	190	7,20	3,80	Zwiebel	30	3,10	10,30
Vollkornkekse	460	17,00	3,70				
Weißbrot	245	2,90	1,20	**GEMÜSE IN DOSEN**			
Weizenmischbrot	205	4,10	2,00	Erbsen, grün	65	6,30	9,70
Weizentoastbrot	265	3,10	1,20	Sauerkraut	15	2,20	14,70

Tabelle 1

LEBENSMITTEL	ENERGIE (kcal pro 100 g Lebensmittel)	BALLASTSTOFFE (g pro 100 g Lebensmittel)	BALLASTSTOFF-DICHTE (g Ballaststoff pro 100 kcal)
HÜLSENFRÜCHTE			
Bohnen, weiß, trocken	300	18,40	6,10
Erbsen, trocken	340	16,60	4,90
Linsen, trocken	320	10,60	3,30
Kichererbsen, trocken	315	9,50	3,00
OBST, frisch			
Ananas	55	1,80	3,30
Apfel	55	2,50	4,50
Apfelsine	45	2,20	4,90
Aprikose	45	2,10	4,70
Banane	80	2,00	2,50
Birne	45	2,80	6,20
Erdbeeren	30	2,00	6,70
Grapefruit (Pampelmuse)	40	0,60	1,50
Johannisbeeren, rot	40	8,20	20,30
Johannisbeeren, schwarz	50	6,80	13,60
Kirsche, sauer	50	1,00	2,00
Kirsche, süß	60	1,90	3,20
Mandarine	45	1,90	4,20
Mango	55	1,70	3,10
Pfirsich	40	1,20	3,00
Pflaume	50	1,70	3,40
Preiselbeeren	30	4,20	14,00
Stachelbeeren	45	3,00	6,70
OBST, getrocknet			
Apfel	265	11,40	4,30
Aprikose	255	8,00	3,10
Feige	240	9,60	4,00
Pfirsich	275	4,70	1,70
Pflaume	235	9,00	3,80
Rosinen	280	5,40	1,90

LEBENSMITTEL	ENERGIE (kcal pro 100 g Lebensmittel)	BALLASTSTOFFE (g pro 100 g Lebensmittel)	BALLASTSTOFF-DICHTE (g Ballaststoff pro 100 kcal)
PILZE			
Champignons	15	1,90	12,70
Pfifferlinge	25	0,00	0,00
Pfifferlinge, getrocknet	260	10,10	3,90
Pfifferlinge in Dosen	35	1,00	2,90
Steinpilze	35	1,10	3,10
Steinpilze, getrocknet	285	8,10	2,80
NÜSSE UND SAMEN			
Cashew-Nuß	569	2,90	0,50
Erdnuß	595	7,20	1,20
Haselnuß	680	7,40	1,20
Kokosnuß	357	9,00	2,50
Macadamia-Nuß	691	2,50	0,40
Mandeln, süß	620	9,80	1,60
Paranuß	695	6,70	0,90
Walnuß	695	4,60	0,70
Pistazien	625	6,50	1,00
Sonnenblumenkerne	610	6,30	1,00
Leinsamen, geschrotet	430	20,00	4,70
PRODUKTE DER HOBBYTHEK			
Apfelpekt Plus	227	37,00	16,30
Apfelfaser	165	56,00	34,00
Apfel-Weizen-Ballast HT	156	79,00	50,60
Hafer-Crispy HT-Super	282	30,00	10,60
Selenweizen	303	10,40	3,40

(verändert nach: Ballaststoffreiche Kost, DGE 1987)

Tabelle 1   Fortsetzung

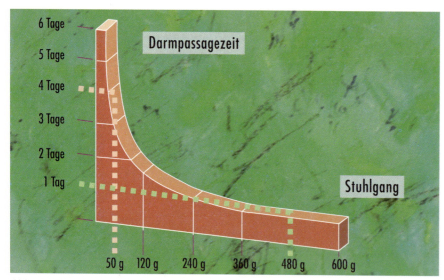

Abb. 4: Eine ballaststoffreiche Ernährung führt in der Regel zu einem täglichen ausreichenden Stuhlgang, während die Aufnahme von viel Zucker, Fett oder Fleisch eine verzögerte und nicht ausreichende Verdauung zur Folge hat.

lich 39 Millionen Packungen Abführmittel im Werte von 240 Millionen DM verkauft. Erschreckende Zahlen, vor allem, wenn man weiß, daß die meisten Menschen mit einer ballaststoffreicheren Ernährung ganz auf solche Mittel verzichten könnten. Die näheren Zusammenhänge gehen aus der *Abbildung 4* hervor: An der senkrechten Achse ist die Zeit abzulesen, die vergeht, bis Nahrungsmittel durch den menschlichen Darm geschleust sind. An der unteren Achse können Sie das Stuhlgewicht ablesen. Die Ergebnisse zahlreicher Studien sind eindeutig: Menschen, die sich vor allem von konzentrierter Nahrung, also Zucker, Fett, Fleisch usw., ernähren, müssen viel seltener zur Toilette – zum Teil nur alle vier Tage – und das mit nur mickrigen Ergebnissen. Weil der Stuhl zudem meist sehr hart ist, leiden sie teilweise unter heftigen Schmerzen. Menschen, die sich sehr ballaststoffreich ernähren, kennen diese Probleme in der Regel nicht.

Wo stecken die Ballaststoffe?

Ballaststoff-Lieferanten sind – wie gesagt – pflanzliche Nahrungsmittel wie Getreide, Obst und Gemüse. Den größten Teil der Ballaststoffe nehmen wir über Brot- und Backwaren auf. An zweiter Stelle folgen Nährmittel. Dazu zählen die Fachleute vor allem Getreidemahlerzeugnisse, Reis und Teigwaren. Aber auch Hülsenfrüchte und Kartoffeltrockenerzeugnisse zählen dazu. *Tabelle 1* auf *Seite 48f.* können Sie den Ballaststoffgehalt der einzelnen Lebensmittel entnehmen. Die Ballaststoffmenge bezieht sich jeweils auf 100 kcal. In der Tabelle haben wir diesen Wert als Ballaststoffdichte bezeichnet. Diese physikalische Größe mag dem Laien sehr kompliziert erscheinen, deshalb zunächst ein Beispiel zum besseren Verständnis: Laut Tabelle haben Cornflakes eine Ballaststoffdichte von 1,1, Gerste hingegen eine Ballaststoffdichte von 3,3. Ißt man nun von jedem Lebensmittel so viel, daß diese Menge genau 100 kcal entspricht, dann nimmt man mit Cornflakes nur 1,1 g Ballaststoffe zu sich, mit Gerste jedoch 3,3 g. Diese vielleicht etwas umständlich anmutende Berechnung ist deshalb sehr sinnvoll, da sie anzeigt, welche Lebensmittel ernährungsphysiologisch besonders wertvoll sind. Denn nicht das Erreichen einer bestimmten Kalorienmenge pro Tag, sondern die genügende Aufnahme wichtiger Inhaltsstoffe, wie Vitamine, Mineralsstoffe oder Ballaststoffe, ist das Ziel einer vernünftigen Ernährung.

Die Kehrseite der Medaille: Blähungen

Hülsenfrüchte haben den Ruf, gewisse Folgen zu zeigen, das heißt, sie erzeugen Blähungen. In Hülsenfrüchten befinden sich Stoffe, die – wie die Ballaststoffe – von unserem Körper praktisch nicht abgebaut werden können. Es handelt sich dabei um sogenannte Oligosaccharide. Erst im Dickdarm begin-

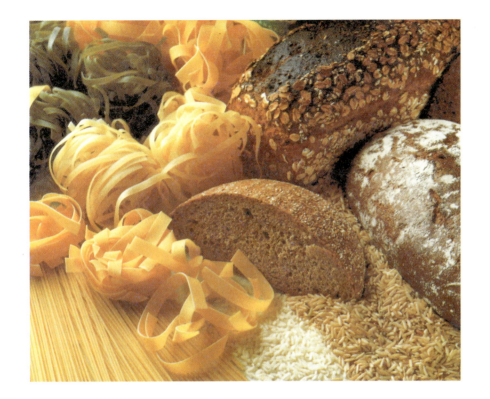

Abb. 5: Getreide und Getreideerzeugnisse zählen zu den ballaststoffreichsten Nahrungsmitteln.

nen sie nachzugären, was sich bei dem einen mehr, bei dem anderen weniger bemerkbar macht. Etwas zügeln lassen sich diese Auswirkungen, wenn gleichzeitig oder direkt nach der Mahlzeit Obst und Gemüse, vor allem Äpfel und Birnen, gegessen werden, denn sie enthalten phenolische Säuren, die Blähungen entgegenwirken, wenngleich sie deren Entstehung nicht gänzlich verhindern können, da auch die Ballaststoffe zur Gasbildung im Darm mit beitragen. Häufig liegt es daran, daß unsere Darmflora auf eine Ernährung mit ausreichenden Ballaststoffen nicht mehr eingestellt ist. Wenn wir dann einmal im Monat mit Heißhunger ein ballaststoffreiches Erbsengemüse oder eine Bohnensuppe verspeisen, ist es kein Wunder, daß sich das in so starker Weise bemerkbar macht. Denn auch Ballaststoffe können im Dickdarm nachgären, was nicht nur für jene aus Hülsenfrüchten, sondern ganz generell für alle Ballaststoffe gilt. Verantwortlich für das Entstehen von Blähungen sind übrigens unsere Mitbewohner im Dickdarm, denn der Dickdarm ist im Gegensatz zum übrigen Magen-Darm-Trakt reich mit Bakterien besiedelt. Diese Bakterien sind nicht schädlich, sondern ein wichtiger Teil unseres Verdauungssystems. Sie sorgen dafür, daß unverdaut gebliebene Speisereste abgebaut werden. Man spricht dabei vom „Vergären" der Nahrungsbestandteile. Diese zersetzten Stoffe, z. B. in Form kurzkettiger Fettsäuren, können nun zum Teil von der Darmwand aufgenommen werden und haben damit auch einen kalorischen Wert. Doch Nahrung mit einem hohen Ballaststoffgehalt wird in der Regel vom Körper sehr viel schneller aufgenommen als solche mit wenigen Ballaststoffen. In der Summe liefern ballaststoffreiche Lebensmittel deshalb nicht mehr, sondern eher weniger Kalorien als ballaststoffarme. Der Ernährungswissenschaftler umschreibt diese Zusammenhänge wie folgt: Er sagt nicht – da es falsch wäre – *Ballaststoffe sind kalorienfrei.* Statt dessen formuliert er: *Ballaststoffe liefern keine zusätzlichen Kalorien.*

Außer den erwähnten Fettsäuren erzeugen die Bakterien im Darm auch die besagten Gase. Das sind vor allem Ammoniak, Wasserstoff, Schwefelwasserstoff, Kohlendioxid und Methan. Kein Wunder also, daß die sogenannten freien Winde häufig als üble Geruchsbelästigung empfunden werden. Doch diese Gase sind nicht nur eine Last. Im Gegenteil, sie sorgen mit dafür, daß der Stuhl weicher wird und somit leichter abgeführt werden kann. Sofern Sie Abführmittel nehmen, setzen Sie diese nicht von heute auf morgen ab, sondern nach und nach bei gleichzeitiger langsamer Steigerung der Ballaststoffgehalte in der Nahrung. Sie müssen mit Umgewöhnungszeiten von bis zu einigen Wochen rechnen. Werfen Sie also auf keinen Fall die Flinte zu früh ins Korn. Am sinnvollsten ist es natürlich, wenn Sie zusätzlich noch Ihren Arzt um Rat befragen.

Hilfreich sind zudem begleitende Behandlungen mit Kräutertees aus Fenchel oder Pfefferminze oder ein besonders angenehm schmeckender afrikanischer Tee namens Rooibos (Rotbuschtee). Diesem Tee haben wir deshalb in unserem „Hobbythek-Diätbuch" ein ganzes Kapitel gewidmet.

Ein übles Gerücht: Ballaststoffe als Nährstoffblocker

Über Ballaststoffe kann man immer wieder lesen und hören, daß sie Mineralstoffe und Spurenelemente binden und so für eine Unterversorgung mit diesen Stoffen verantwortlich sind. Tatsächlich läßt sich diese Reaktion mit isolierten Ballaststoffen im Reagenzglas nachweisen. Solche Beobachtungen haben Wissenschaftler schnell auf die Bedingungen unseres Verdauungssystems übertragen und zu bedenken gegeben, daß vor allem bei so wichtigen Mineralstoffen wie Calcium, Eisen und Zink die Gefahr einer Unterversorgung bestehe. Zudem, auch das dürfen wir nicht verschweigen, enthalten ballaststoffhaltige Getreideprodukte den Stoff „Phytat". Von dieser Substanz wissen wir, daß sie unlösliche Komplexe mit Mineralstoffen bildet. Die Folge ist, daß die von dem Phytat gebundenen Mineralstoffe nicht mehr von unserem Körper aufgenommen werden können, sie werden ganz einfach ausgeschieden.

Dennoch weisen alle bisher durchgeführten Studien darauf hin, daß eine Erhöhung der Aufnahme von Getreideballaststoffen, z.B. in Form von Brot, nicht zu einer negativen Mineralstoffbilanz führt. Wissenschaftler begründen dies mit der gleichzeitigen Erhöhung des Mineralstoffangebots, denn in der Regel sind ballaststoffreiche Lebensmittel auch mineralstoffreicher.

In einer weiteren Studie zu diesem Thema wurde der Einfluß unterschiedlicher Ballaststoffträger, also unterschiedlicher ballaststoffhaltiger Lebensmittel, auf die Bilanzen von Eisen, Zink, Calcium und Magnesium bei jungen Frauen untersucht. Auch hier kommen die Wissenschaftler zu dem Schluß, daß – unter der Voraussetzung einer gemischten Kost – ein „direkter negativer Einfluß der erhöhten Ballaststoffaufnahme auf die Mineralstoffversorgung ... sich nicht nachweisen" läßt. Sie geben jedoch den Rat, die ballaststoffreichen Mahlzeiten mit Bestandteilen zu kombinieren, die die Mineralstoffaufnahme fördern, z.B. Fleisch und Ascorbinsäure, also Vitamin C.

Wir hoffen, daß hiermit alle Bedenken ausgeräumt sind. Nach heutigem Wissensstand überragen die positiven Eigenschaften der Ballaststoffe die negativen ganz entschieden. Soweit zur Basisinformation, jetzt wollen wir Ihnen noch ein paar Tips geben, wie Sie einen ausreichenden Anteil von Ballaststoffen in Ihren täglichen Speiseplan ohne große Umstellung und Mühe einbringen können.

Fit für den Tag: Das Ballaststoff-Frühstück

Beginnen wir mit dem Frühstück. Nehmen Sie anstelle von Weißbrot oder weißem Toast bzw. Brötchen lieber Vollkornprodukte zu sich. Als Brotbelag empfehlen wir Ihnen zur Abwechslung – oder auch zusätzlich – Tomaten, Gurken, Radieschen, Zwiebeln, Paprika oder Möhren, relativ kalorienarme Gemüsesorten, die auch roh gut schmecken.

Wer es mag, kann auch mit einem Müsli das Ballaststoff-Defizit angehen. Besonders ballaststoffreich sind Rog-

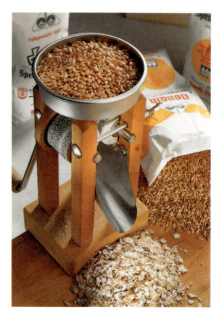

Abb. 6: Mit einer solchen handgetriebenen Flocken-Quetsche erhalten Sie im Handumdrehen ganz frische Vollkornflocken Ihrer Wahl, z.B. für Ihr Frühstücksmüsli.

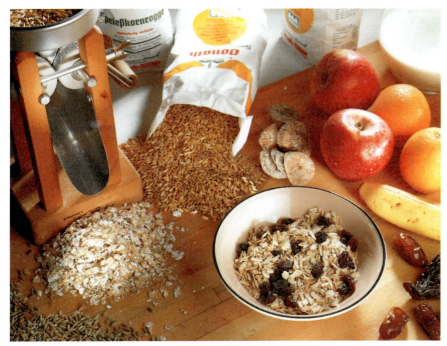

Abb. 7: Beginnen Sie den Tag mit einem ballaststoffreichen Frühstück.

gen- und Weizenflocken, doch auch Haferflocken sind empfehlenswert, allerdings etwas kalorienhaltiger. Besonders schmackhaft sind jeweils frisch hergestellte und zubereitete Flocken. Dazu gibt es die unterschiedlichsten Flocken-Quetschen auf dem Markt. Unseren Erfahrungen nach stehen dabei die handbetriebenen Geräte den elektrischen in nichts nach. Das Prinzip dieser Geräte ist recht einfach. Die ganzen Getreidekörner werden, je nach Gerät, von einer oder zwei Walzen erfaßt und einfach plattgequetscht. Heraus kommen dann flache, flockenähnliche Getreidekörner.

Die Körner sollten zunächst im Sieb kurz abgespült werden. Das Quetschgut muß im Gegensatz zu den Körnern, die gemahlen und geschrotet werden, nicht völlig trocken sein. Es ist sogar sinnvoll, das gewaschene Getreide noch einige Minuten liegen zu lassen, damit das Wasser in die äußere Schale einziehen kann. Die feuchten Getreidehüllen sind elastischer, und die Flocken werden dadurch besonders großflächig. Diese Behandlung ist vor allem für die harten Getreidearten wie Weizen und Roggen zu empfehlen. Hafer hingegen ist von Natur aus wesentlich weicher, deshalb werden die aus ihm gewonnenen Flocken auch stets am formschönsten.

In das Müsli können Sie außerdem noch Trockenfrüchte und – wenn Sie mögen – Nüsse hinzufügen, doch denken Sie daran, daß diese bei geringem Ballaststoffgehalt sehr kalorienhaltig sind.

Mit einem normalen Müsli können Sie jedoch selten mehr als 5 bis 7 Gramm Ballaststoffe zu sich nehmen. Deshalb haben wir nach Ergänzungen bzw. Alternativen gesucht. Eine interessante Möglichkeit bieten die neuen, geschmacklich erheblich verbesserten **Hafer-Crispies HT Super.** Sie bestehen aus Haferspeisekleie, Weizenfaser, Maisgrieß, Apfelsüße HT, Apfelfruchtpulver, Magermilchpulver, Salz, Lecithin und natürlichen Aromastoffen. Ihr Ballaststoffanteil liegt bei etwa 30%. Sie sind besonders geeignet zum Einrühren in Müsli, Quark und Joghurt, Sie können sie aber auch ganz nach Ihrem Geschmack jedem Teig für Brot, Kuchen oder Gebäck beimischen. Durch das Hinzufügen von 20 g Hafer-Crispies reichern Sie Ihr Müsli um 6 g Ballaststoffe zusätzlich an. So können Sie mit Ihrem Müsli ohne Schwierigkeiten ein Drittel bis zur Hälfte der täglich benötigten Ballaststoffmenge zu sich nehmen. Denken Sie aber immer daran, viel zu trinken, wenn der Ballaststoffgehalt der Nahrung hoch ist.

Eine andere Möglichkeit, den Ballaststoffgehalt in der täglichen Nahrung zu erhöhen, bieten unsere Ballaststoffkonzentrate Apfelfaser HT und vor allem Apfel-Weizen-Ballast HT (vgl. *Seite 56*). Mit diesen Ballaststoffkonzentraten können Sie den Ballaststoffanteil aller Backwaren im Nu erhöhen, in dem Sie sie unter Ihr normales Mehl mischen. So können Sie Ballaststoffwerte erzielen, die höher liegen als bei reinen Vollkornbackwaren. Sie kommen locker auf

7–8 Prozent. Selbstverständlich können Sie diese Ballaststoffe auch dem Vollkornmehl zumischen, dann erreichen Sie Ballaststoffwerte von etwa 8–10 Prozent. Diese Variante ist die günstigste, denn so erzielen Sie nicht nur hohe Ballaststoffwerte, sondern kommen außerdem noch in den Genuß der wertvollen Mineralstoffe und Vitamine, die sich im Vollkornmehl in weitaus höherem Maße befinden.

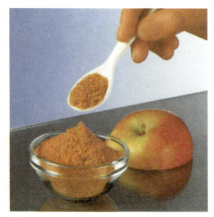

Abb. 8: Bei Backwaren können Sie den Ballaststoffgehalt leicht erhöhen, indem Sie z.B. Apfelfaser HT zugeben.

Im folgenden möchten wir Ihnen einige besonders ballaststoffreiche Rezepte vorstellen. Wir haben uns dabei eng an die Rezepte gehalten, die wir bereits für das Hobbythekbuch „Allerlei Getreide" entwickelt haben, nur daß wir hier einen 5–20prozentigen Zusatz von Apfelfaser HT oder Hafer-Crispies zugeben.

In einem Rezept für Weißbrot waren ursprünglich 500 g Weizenmehl empfohlen. Nun wird ein Mischungsverhältnis von 450 g Mehl der Type 405 und 50 g Apfelfaser angegeben, wodurch sich der Ballaststoffgehalt von 2,5 Prozent auf 6 Prozent erhöht. Alle anderen Rezepturbestandteile bleiben gleich. Das hat den großen Vorteil, daß Sie problemlos all Ihre Lieblingsrezepte für eine Anreicherung mit Ballaststoffen verändern können:

Ersetzen Sie zunächst nur einen geringen Teil des Mehles durch eines der angegebenen Ballaststoffkonzentrate. Nach einem Geschmackstest können Sie dann selbst beurteilen, ob Sie beim nächsten Mal noch etwas mehr Ballaststoffe hinzufügen wollen.

Zu Ihrer Erleichterung geben wir Ihnen hier ein paar Richtwerte:

Ausgehend von 500 g Mehl ergibt sich aus einer Zumischung
– von 5 Prozent Ballaststoffkonzentrat: 475 g Mehl und 25 g Ballaststoffkonzentrat;
– von 10 Prozent Ballaststoffkonzentrat: 450 g Mehl und 50 g Ballaststoffkonzentrat;
– von 15 Prozent Ballaststoffkonzentrat: 425 g Mehl und 75 g Ballaststoffkonzentrat;
– von 20 Prozent Ballaststoffkonzentrat: 400 g Mehl und 100 g Ballaststoffkonzentrat.

Nach all der Theorie möchten wir Ihnen jetzt aber endlich einige Rezepte präsentieren, mit deren Hilfe Sie in Zukunft problemlos den täglichen Ballaststoffgehalt decken können.

Weißbrot mit Apfelfaser

450 g	Weizenmehl Type 405
50 g	Apfelfaser
2,5 g	Reinlecithin
5 g	Zucker
5 g	Margarine
10 g	Salz
15 g	Hefe (5 g Trockenhefe = ½ Päckchen)
290–320 ml	Wasser

Alle Zutaten trocken vermischen und mit dem Wasser zu einem glatten Teig verkneten. Bei 20–25 Grad den Teig 30–40 Minuten in einer abgedeckten Schüssel ruhen lassen. Dann den Teig nochmals mit den Händen durchkneten, zu einer Kugel formen und diese in eine gefettete Kastenform geben. Die Oberfläche mit Wasser einstreichen und abgedeckt weitere 50 Minuten gehen lassen. Danach im vorgeheizten Backofen bei 240–250 Grad backen. Um eine braune Kruste zu erhalten, kann man eine Bratfolie verwenden oder den Brotlaib mit Eigelb einstreichen, bevor er in den Backofen kommt.

Weißbrot mit Hafer-Crispies

470 g	Weizenmehl Type 405
30 g	Hafer-Crispies
2,5 g	Reinlecithin
5 g	Zucker
5 g	Margarine
10 g	Salz
15 g	Hefe (5 g Trockenhefe = ½ Päckchen)
300–330 ml	Wasser

Das Brot wird wie oben beschrieben hergestellt.

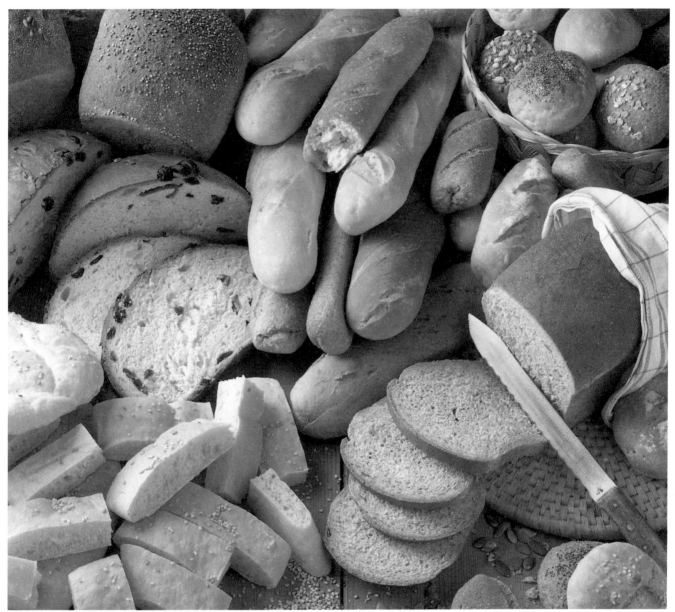
Abb. 9: Erfreuen Sie sich und Ihre Familie doch einmal mit dem ein oder anderen selbstgebackenen ballaststoffreichen Brot.

Ballaststoff-Stuten à la Hobbythek

350 g	Weizenmehl Type 405
50 g	Vollkornfrüchtemüsli
10 g	Reinlecithin P
10 g	Weizenkleber
50 g	Hafer-Crispies
25 g	Hefe (10 g Trockenhefe = 1 Päckchen)
1	Ei
450 ml	Milch (1,5 Prozent Fettgehalt)
10 g	Salz

Alle Zutaten miteinander mischen und mit der Milch zu einem glatten Teig verkneten. Danach in eine Kastenform geben und abgedeckt bei 20–25 Grad eine halbe Stunde gehen lassen. Im vorgeheizten Backofen 60 Minuten bei 175–210 Grad (Stufe 4) ausbacken. Um eine braune Kruste zu erhalten, kann man eine Bratfolie verwenden oder das Brot vor dem Backen mit etwas Eigelb einstreichen.

Grahambrot

300 g	Weizenmehl Type 405
75 g	Apfelfaser
40 g	Weizenkleber
200 g	Haferkleie
375 g	Weizenschrot
514 g	Milch (3,5 Prozent Fettgehalt)
12,5 g	Sonnenblumenöl
40 g	Hefe (15 g Trockenhefe = ½ Päckchen)
1 TL	Salz

Die Hälfte des Mehles mit dem Schrot, der Haferkleie, dem Weizenkleber und der Apfelfaser mischen. Dann die Trockenhefe und die Hälfte der Milch hinzugeben und zu einem Vorteig verrühren.

Den Vorteig 15 Minuten stehen lassen, anschließend die restliche Milch, Salz und Öl zum Vorteig geben und mit dem restlichen Mehl zu einem glatten Teig verarbeiten. Den Teig nochmals 15 Minuten stehen lassen, einen Laib formen, 20 Minuten garen lassen und anschließend ca. 45 Minuten im vorgeheizten Backofen bei 200 Grad backen. Um eine braune Kruste zu erhalten, kann man eine Bratfolie verwenden oder den Brotlaib mit Eigelb einstreichen, bevor er in den Backofen kommt.

Apfel-Weizen-Ballast HT

Jahrelang waren wir auf der Suche nach einem Ballaststoff, der neutral schmeckt und sich gleichzeitig problemlos in die verschiedensten Gerichte und Getränke einarbeiten läßt. Wir meinen, daß Apfel-Weizen-Ballast HT eine gute Alternative ist für alle Menschen, die sich nicht durchringen können, auf natürliche Ballaststoffträger wie große Gemüseportionen, Vollkornreis oder Vollkornbrot umzusteigen.
Apfel-Weizen-Ballast HT besteht aus einer Mischung von Apfelfasern und Weizenpflanzenfasern. Der Ballaststoffgehalt des gemischten Produktes liegt damit bei 79 Prozent, wobei 71 Prozent unlöslich und 8 Prozent löslich sind.
Wenn Sie ein von Ihnen bevorzugtes Rezept haben, egal ob es z.B. für eine Fruchtsaftschorle oder für einen Stuten gedacht ist, so können Sie es getrost mit diesem Ballaststoff anreichern. Als Maßstab gilt:

Getränke:

100 ml	Getränk
3 g	Apfel-Weizen-Ballast HT

Zunächst den Ballaststoff ins Glas geben, dann das Getränk hinzugeben, gut umrühren und sofort trinken.

Backwaren, Nudeln oder ähnliches:
3–6% des Mehles können durch Apfel-Weizen-Ballast HT ersetzt werden. Enthält das Originalrezept etwa 250 g Mehl, dann nehmen Sie statt dessen:
(bei ca. 3% Ersatz)

240 g	Mehl
10 g	Apfel-Weizen-Ballast HT

(bei 6% Ersatz)

235 g	Mehl
15 g	Apfel-Weizen-Ballast HT

Enthält das Rezept etwa 1000 g Mehl, dann nehmen Sie statt dessen:
(bei 3% Ersatz)

970 g	Mehl
30 g	Apfel-Weizen-Ballast HT

(bei 6% Ersatz)

940 g	Mehl
60 g	Apfel-Weizen-Ballast HT

Versuchen Sie es am besten zunächst mit 3% Apfel-Weizen-Ballast HT. Sollte Ihnen Ihr Gericht damit gut gelingen, so können Sie das nächste Mal ganz nach Geschmack den Ballaststoffanteil noch etwas weiter erhöhen. Falls der Teig nicht mehr genügend klebt – im Apfel-Weizen-Ballast HT ist im Gegensatz zum Weizenmehl kein natürlicher Kleber enthalten – können Sie ohne weiteres zusätzlich noch etwa 5 g Weizenkleber HT pro 100 g Mehl hinzufügen.

Die Gesundheit erhalten mit Vitaminen

Vitamine sind lebenswichtig. Nehmen wir zu wenig zu uns, so werden wir krank. Rachitis, Skorbut und Anämie können die Folgen sein. Doch diese dramatischen Auswirkungen sind bei uns selten geworden, leichte Unterversorgungen hingegen kommen häufiger vor. Die Ursachen sind zumeist auf eine falsche Ernährung zurückzuführen, aber auch falsche Lagerung und Zubereitung von Lebensmitteln haben hohe Vitaminverluste zur Folge.

Aber wieviel Vitamine braucht der Mensch eigentlich? Die Deutsche Gesellschaft für Ernährung gibt für einen vier Monate alten Säugling folgende Richtwerte vor: 0,5 mg Vitamin A, 3 mg Vitamin E und 40 mg Vitamin C pro Tag. Diese Zahlen täuschen dem Laien eine Verbindlichkeit vor, die nicht existiert. Denn niemand vermag genau zu sagen, wieviel Vitamine ein Baby wirklich benötigt. Die Zahlen ergeben sich im wesentlichen aus Beobachtungen und theoretischen Berechnungen.

Auf jeden Fall bemüht man sich, mit den Empfehlungen 95 Prozent der Bevölkerung zu schützen. So empfiehlt man in Deutschland, 75 mg Vitamin C pro Tag aufzunehmen. Prof. Georg Brubacher aus Basel hat dazu eine interessante These aufgestellt: In Großbritannien, wo die Ernährung wesentlich weniger Vitamin-C-reiches Obst und Gemüse enthält, empfehlen die Fachleute nur 30 mg pro Tag. Dies zeigt, wie verbindlich solche Richtwerte sind. In Großbritannien stünden Regierung und Gesundheitsbehörden unter einem ungeheuren Druck, gäbe es auch dort die 75-mg-Empfehlung. Denn rein rechnerisch wäre dann vermutlich ein Großteil der Bevölkerung unterversorgt. In Deutschland ist die Versorgung mit Vit-

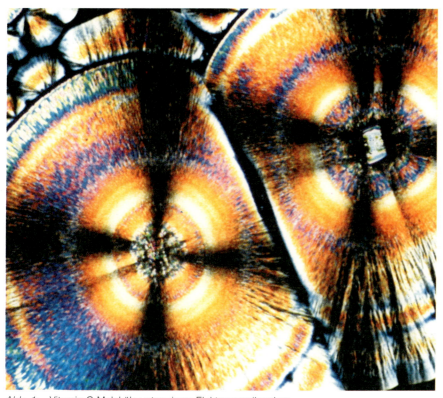

Abb. 1: Vitamin-C-Moleküle unter einem Elektronenmikroskop.

amin C durch den reichlichen Verzehr von Zitrusfrüchten und Fruchtsäften gesichert, so daß sich hier die höheren Empfehlungen spielend einhalten lassen. Ähnliches haben wir unlängst auch in Deutschland erlebt. Vor wenigen Jahren lagen die Empfehlungen für das Spurenelement Eisen noch erheblich höher. Bezogen auf den alten Wert kam die Nationale Verzehrstudie 1991 noch zu dem Schluß, daß 50 bis 60 Prozent der jungen Mädchen und Frauen mit Eisen unzureichend versorgt seien. Nach neuesten Erkenntnissen geht man davon aus, daß es nur sechs Prozent der Frauen und drei Prozent der Männer sind.

Zurück zu den Vitaminen: Zumindest wissen wir heute, wieviel Vitamine wir aufnehmen müssen, damit wir keine schweren Mangelsymptome entwickeln. Aber es geht eben nicht nur um schwere Symptome. Dazu ein Beispiel Brubachers: 10 mg Vitamin C pro Tag können schwere Vitamin-C-Mangelerkrankungen, also z.B. Skorbut, verhindern. 30 mg Vitamin C gewährleisten eine optimale Ausschöpfung unserer mentalen Fähigkeiten. 70–80 mg halten uns fit und ermöglichen unseren optimalen Arbeitseinsatz. Und schließlich bräuchten wir schätzungsweise 150–170 mg Vitamin C pro Tag, um das Risiko, an Krebs zu erkranken, zu vermindern.

Natürlich sind dies Schätzungen. Bedauerlich ist, daß bis heute die offiziellen Empfehlungen keinesfalls den möglichen Nutzen der Vitamine als Waffe gegen Krebserkrankungen, gegen Arteriosklerose oder Grauen Star berücksichtigen.

Unberücksichtigt bleibt auch der erhöhte Vitamin-C-Bedarf von Kranken, Menschen, die unter Verdauungs- und Stoffwechselstörungen leiden, Menschen, die viel Alkohol trinken, die häufig Arzneimittel schlucken, Frauen, die die Pille einnehmen, oder der Senioren. Rund 80 Prozent der alten Menschen leiden an mindestens einer chronischen Erkrankung und nehmen deshalb Arzneimittel ein. Aber auch Vegetarier, Magersüchtige, Bulimie-Patienten, Zuckerkranke und natürlich die ewig mit einer Diät lebenden Menschen unter uns sind oftmals nicht ausreichend mit Vitaminen versorgt. Generell ist bei uns zum Beispiel die Versorgung mit den Vitaminen B_1 und B_2 häufig unzureichend.

Deshalb sollte man jedoch nicht zu Pillen und Pülverchen greifen, denn in der Regel ist in solchen Fällen nicht nur die Versorgung mit Vitaminen, sondern auch die Versorgung mit Mineralstoffen, mit essentiellen, das heißt lebenswichtigen, Fettsäuren, mit anderen Nährstoffen und Ballaststoffen nicht mehr ausreichend gewährleistet. Deshalb lautet unsere Empfehlung: Achten Sie auf eine gute Ernährung. Essen Sie ausgewogen und abwechslungsreich. Eine ausreichende Versorgung mit Vitaminen erreichen Sie, wenn Sie möglichst oft frisches Obst und Gemüse essen. Ernährungsexperten empfehlen drei bis fünf Obst- und Gemüsemahlzeiten pro Tag.

Eine Vitaminunterversorgung ergibt sich auch sehr häufig bei einer Reduktionsdiät, da der Vitaminbedarf des Körpers auch bei einer reduzierten Kalorienaufnahme nahezu gleich bleibt, in der geringeren Nahrungsmenge aber weniger Vitamine enthalten sind. Deshalb ist gerade bei einer Diät auf eine optimale Zusammenstellung der Ernährung zu achten. In diesem Fall können wir zur kurzfristigen Unterstützung unser Multivitaminpulver HT empfehlen, das wir in unserem „Hobbythek-Diätbuch" ausführlich beschrieben haben.

Mit Vitaminen gegen Krebsgefahr

Sauerstoff ist unser Lebenselexier. Doch aus Sauerstoff können sich auch Sauerstoffradikale entwickeln, die unsere Zellen angreifen und beschädigen. Diese Schädigung nennt man auch Oxidation. Im schlimmsten Fall können solche Oxidationen zu Krebs führen.

Diese Reaktionen sind vergleichbar mit dem Rosten von Eisen, denn auch hier wirkt der Sauerstoff zerstörerisch. Glücklicherweise läßt uns die Natur aber mit dem „Rost" in unserem Körper nicht ganz im Stich. Natürliche „Antirostmittel" verbergen sich in Orangen und Äpfeln, in Mais und Brokkoli, aber auch in Tomaten und Paprika. Zu den wichtigsten Radikalfängern zählen Vitamin E, Vitamin C und das Beta-Carotin, das eine Vorstufe, ein Provitamin, von Vitamin A darstellt. Auch das Spurenelement Selen soll Radikale bekämpfen.

1993 wurde in der Fachzeitschrift „Nutrition and Cancer" (Ernährung und Krebs) ein Artikel veröffentlicht, in dem über 200 weltweit veröffentlichte Studien ausgewertet wurden. Demnach tragen Personen, die sehr wenig Obst und Gemüse verzehren, ein deutlich höheres Risiko, an Krebs zu erkranken, als Menschen, die viel Vitamine zu sich nehmen. Dies gilt besonders bei Lungenkrebs, Speiseröhrenkrebs, Mundhöhlenkrebs und Kehlkopfkrebs. Weitere Hinweise für einen Schutzeffekt ergeben sich auch für Bauchspeicheldrüsenkrebs, Magenkrebs, Dickdarmkrebs, Blasenkrebs, Gebärmutterhalskrebs, Eierstockkrebs, Gebärmutterkrebs und Brustkrebs.

Doch nach diesen ermutigenden Auswertungen kam im Jahr 1994 ein kleiner „Vitamindämpfer". Sechs Jahre lang hatten Wissenschaftler in Finnland 30 000 männliche Raucher begleitet. Einige hatten regelmäßig Vitamin E geschluckt, andere Beta-Carotin, andere gar keine zusätzlichen Vitamine. Das Ergebnis war ernüchternd: Die Anzahl der Lungenkrebsfälle war in allen Gruppen gleich hoch. Es spielte also offensichtlich keine Rolle, ob der einzelne Raucher Vitamine zu sich genommen hatte oder nicht. Diese Studie stößt natürlich nicht Ergebnisse der vielen anderen Studien um, die zu positiven Ergebnissen kamen. Aber die finnische Studie zeigt uns, daß Vitamine nicht wie Sahnebonbons nach Gutdünken und Appetit genommen werden können. Denn es ist sicherlich zu vermuten, daß der Lungenkrebs bei den finnischen Rauchern schon lange vor Beginn der Studie und damit lange vor Beginn der Vitaminpillen seinen Anfang genommen hatte. Zum Schutz vor Krebs muß man ein Leben lang vorbeugen. Und dies erreicht man am besten, wenn von klein auf Vitamine mit dem Essen aufgenommen werden.

Zudem gibt es immer mehr Hinweise darauf, daß eben nicht nur die Vitamine, sondern auch viele andere Stoffe, die sich in Aprikosen und Zitronen, in

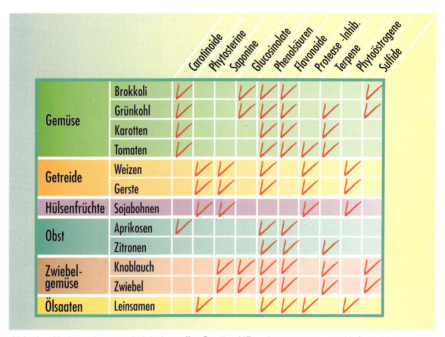

Abb. 2: Krebsvorbeugende Inhaltsstoffe. Quelle: AID = Auswertungs- und Informationsdienst, Bonn.

Grünkohl und Karotten, aber auch in Weizen, Sojabohnen und Zwiebeln verbergen, vor Krebs schützen können (vgl. *Abbildung 2*). Deshalb möchten wir Ihnen hier die wichtigsten Ernährungsempfehlungen geben, die helfen können, Krebs vorzubeugen:

– Essen Sie drei- bis fünfmal täglich Obst und Gemüse.
– Verzehren Sie viel Vollkornerzeugnisse und Milchprodukte, denn diese enthalten neben Vitaminen auch die Mineralstoffe Selen und Calcium. Beide sollen ebenfalls das Krebsrisiko senken helfen.
– Lagern Sie Obst und Gemüse möglichst kühl, dunkel und nur kurze Zeit.
– Verkochen Sie Speisen nicht, sondern garen Sie schonend.
– Essen Sie ballaststoffreich, denn Ballaststoffe wirken der Enstehung von Dickdarmkrebs entgegen.
– Essen Sie stets möglichst salzarm. Die Deutsche Gesellschaft für Ernährung vermutet, daß dadurch das Magenkrebsrisiko gesenkt werden kann. Sie rät: Verzehren Sie mehr kochsalzarme Lebensmittel wie Kartoffeln, Obst, Reis, Gemüse und Quark und weniger gepökelte und salzreiche Fleisch- und Wurstwaren, Salzgebäck oder gesalzene Nüsse.
– Ernähren Sie sich fettärmer, denn

Fett begünstigt die Entstehung von Dickdarmkrebs, aber auch von Brust- und Prostatakrebs.
– Seien Sie vorsichtig im Umgang mit Alkohol. Alkohol begünstigt die Krebsentstehung in der Mundhöhle, im Rachen, in der Speiseröhre und in der Brust.

Wenn es um den vorbeugenden Schutz gegen Krebs geht, weichen die Vitaminempfehlungen der „Vitaminexperten" und der DGE stark voneinander ab. Während Vitaminexperten etwa empfehlen, 15 bis 25 mg Beta-Carotin täglich aufzunehmen, schätzt die Deutsche Gesellschaft für Ernährung den Bedarf immer noch auf nur 2 mg.

Wer ohne Tabletten oder Pülverchen auskommen will, muß, wie gesagt, seine Ernährungsgewohnheiten schon radikal ändern. So manches Steak oder Eisbein müßte gegen einen sauren Apfel eingetauscht werden.

Apotheken haben den Trend der Zeit erkannt. Vitamine helfen mittlerweile, das Scheitern der Gesundheitsreform zu verhindern. Aber auch in Drogerien, Reformhäusern, ja Supermärkten gibt's ebenso wirksame Vitaminpräparate. Preisbewußte Verbraucher wissen dies längst. Wir haben in den letzten Jahren mit vielen Wissenschaftlern gesprochen, die zu diesen Themen intensiv forschen. Die meisten von ihnen nehmen sicherheitshalber Tabletten ein. Allerdings gehören diese Wissenschaftler sicherlich auch zu den Menschen unter uns, die sich aus Zeitgründen, wider besseren Wissens, schlecht ernähren.

Auch hier müssen Sie sich also entscheiden. Das beste, was Sie für Ihre Gesundheit tun können, ist, sich vernünftig zu ernähren. Wenn Sie dies, aus welchem Grunde auch immer, nicht gewährleisten können, empfehlen wir durchaus den Griff zu Präparaten. Wir haben für Sie unter anderem unser Antiradix HT entwickelt, das – wie viele andere Präparate – die wichtigsten Antioxidantien enthält.

Mit Beta-Carotin dem Sonnenbrand vorbeugen

Der Körper kann aus Beta-Carotin nicht nur bei Bedarf Vitamin A erzeugen, sondern Beta-Carotin wird auch als Radikalfänger aktiv, insbesondere gegen die Radikale, die unter Sonneneinwirkung in der Haut entstehen, z.B. bei Sonnenbrand.

Zwanzig Studentinnen stellten sich für eine Studie zur Verfügung. Unter der Einwirkung der prallen Sonne des Roten Meeres prüften Wissenschaftler um den Berliner Professor Gollnick, ob Beta-Carotin z.B. einen Sonnenbrand verhindern kann. Die geringste Hautrötung zeigten diejenigen Frauen, die auch schon vor dem Urlaub Beta-Carotin-Tabletten eingenommen hatten.

Wenn Sie sich in Zukunft vorsorglich schützen möchten, dann sollten Sie etwa 15 mg Beta-Carotin pro Tag aufnehmen, und zwar etwa ein bis zwei Wochen vor und während der gesamten Urlaubszeit. Aber bitte mißverste-

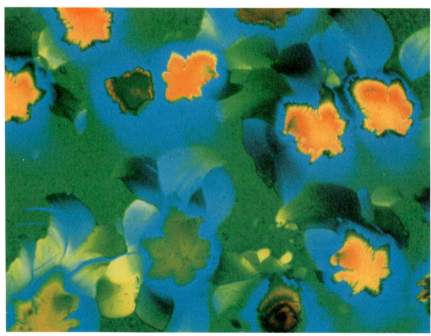

Abb. 3: Beta-Carotin-Moleküle unter einem Elektronenmikroskop.

hen Sie diese Ratschläge nicht: Beta-Carotin ist kein Freischein für unbeschränktes Sonnenbaden, was nach heutigen Erkenntnissen dem Hautkrebs quasi Tür und Tor öffnet, es hilft nur, die Gefahren intensiver Sonnenbestrahlung zu mildern.

Mit Vitaminen gegen Arteriosklerosegefahr!

Frauen und Männer, die regelmäßig über einen längeren Zeitraum höhere Dosen Vitamin E zu sich nahmen, verringerten, statistisch gesehen, ihr Risiko, koronare Herzerkrankungen zu entwickeln sowie einen Herzinfarkt zu erleiden, um jeweils 37 bis 40 Prozent. Zu diesem Ergebnis kamen zwei Studien der Wissenschaftler um Meir J. Stampfer und Eric Rimm, die beide sowohl an der Harvard School of Public Health als auch am Brigham and Woman's Hospital in Boston gearbeitet haben.

Acht Jahre lang wurden über 87 000 Frauen, die bis dahin an keiner Herzerkrankung zu leiden hatten, beobachtet. In einer weiteren Studie wurde die Gesundheit von 40 000 Männern regelmäßig untersucht. Die Resultate beider Untersuchungen waren deutlich: Vitamin E schützte am wirkungsvollsten vor koronaren Herzerkrankungen, wenn über zwei Jahre hinweg täglich 100 mg aufgenommen wurden.

Die Erklärung für die Wirksamkeit von Vitamin E liegt zum Teil noch im Bereich der Spekulation. Vermutet wird, daß Vitamin E die Oxidation der LDLs, der „bösen" Cholesterine, verhindert.

Denn erst nach der Oxidation sollen sie die Entstehung von Ablagerungen an den Arterienwänden und in den Herzkranzgefäßen fördern und damit auch verantwortlich für Arteriosklerose und Herzerkrankungen wie etwa dem Herzinfarkt sein (vgl. *Abbildung 4*).

Auch das Vitamin Folsäure soll nach neuesten Erkenntnissen Herz- und Kreislauf schützen. Wissenschaftler haben herausgefunden, daß das Cholesterin nicht nur durch Radikale, sondern auch durch einen Stoff mit Namen „Homocystein" geschädigt werden kann. Folsäure wiederum soll Homocystein abfangen und unschädlich machen. Bei Untersuchungen wurde festgestellt, daß Patienten, die stark infarktgefährdet sind, einen hohen Homocystein-Spiegel im Blut aufweisen, gleichzeitig aber sehr wenig Folsäure. Die Forschung steht bei der Untersuchung der Wirkungsweise von Folsäure jedoch noch am Anfang. Der Bonner Ernährungswissenschaftler und Folsäurespezialist Professor Klaus Pietrzik kann deshalb auch keine Empfehlungen für eine wünschenswerte Aufnahme dieses Vitamins aussprechen, die wirksam einer Arteriosklerose vorbeugen könnte. Da Folsäure jedoch in vielfältiger Weise unserem Körper hilft, sollte in jedem Fall auf eine ausreichende Versorgung über eine ausgewogene Ernährung geachtet werden (vgl. *Seite 71f*).

Die oben beschriebenen Untersuchungen wie auch viele andere Studien belegen, daß eine vitaminreiche Ernährung für die Erhaltung unserer Gesundheit sehr wichtig ist. Wem für eine gute und ausgewogene Ernährung die Zeit fehlt, dem empfehlen wir zumindest die Einnahme von Vitamin-

pillen. Den übrigen möchten wir mit den folgenden Rezepten helfen, ihren „Vitamin-Speiseplan" etwas interessanter zu gestalten.

Vitamin-Bömbchen
(für 2 Personen)

1	kleine Zwiebel
2	Chicorée
100 g	Champignons
2	Tomaten
2 EL	Distelöl
1 Schuß	Essig
	Salz
	Pfeffer aus der Mühle

Öl, Essig, Salz und Pfeffer in einer Salatschüssel miteinander verrühren. Zwiebel schälen, in kleinste Würfel schneiden und unter die Salatsauce mengen. Chicorée putzen und kleinschneiden, Tomaten waschen und würfeln. Alles zusammen in die Schüssel geben und gut miteinander vermischen.

Vitamine pur
(für 2 Personen)

½	Gurke
½	Avocado
1	gelbe und 1 rote Paprika
100 g	Champignons
100 g	Schafskäse
2 EL	Sonnenblumenöl
1 Schuß	Essig
1	kleine Zwiebel
	Salz
	Pfeffer aus der Mühle

Öl, Essig, Salz und Pfeffer in eine Salatschüssel geben und miteinander verrühren. Zwiebel schälen, in kleinste

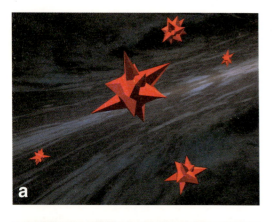
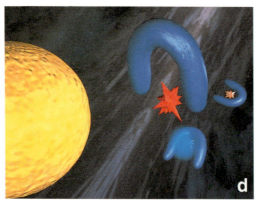
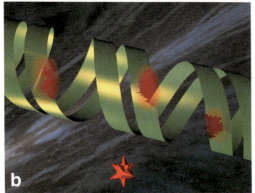
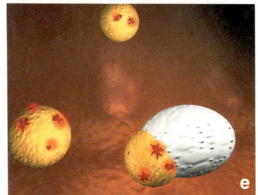
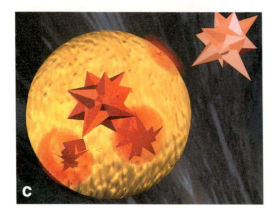
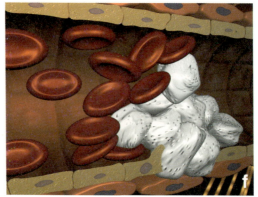

Abb. 4: Vitamine als Radikalfänger. *a)* Aggressive Sauerstoffradikale, hier als spitze rote Sterne dargestellt, durchkreuzen den menschlichen Körper und reagieren mit fast allem, was ihnen in die Quere kommt. *b)* Gefährlich wird es, wenn die Erbsubstanz, die DNA (grüne Doppelspirale), geschädigt wird. Veränderungen am Erbgut können zu Krebs führen. *c)* Wegbereiter für Gefäßschädigungen, Arteriosklerose, Herz-Kreislauf-Erkrankungen und Herzinfarkt scheinen die *Low-Density-Lipoproteins* (LDLs) zu sein. Diese fettigen „Bällchen" werden auch als „schlechte" oder „böse" Cholesterine bezeichnet. Gefährlich sind sie jedoch offenbar nur in geschädigtem Zustand (z. B. durch Angriff von Sauerstoffradikalen). *d)* Ein blau dargestelltes Vitamin fängt gerade ein Radikal ein, ein anderes Vitamin hat bereits ein Radikal unschädlich gemacht. *e)* Große weiße Blutkörperchen (Freßzellen) verschlingen ein Cholesterinmolekül und machen es damit unschädlich. *f)* Nimmt die Gefahr überhand, so werden die Helfer selber krank. Sie verwandeln sich in Schaumzellen, sinken nieder und verstopfen so zunehmend das Blutgefäß. Das Blut kann nicht mehr fließen und die roten Blutkörperchen lagern sich vor der Barriere ab. Liegt das Blutgefäß nahe am Herzen, droht ein Herzinfarkt.

Würfel schneiden und unter die Salatsauce mengen. Avocado halbieren, eine Hälfte mit einem Teelöffel ausheben und in die Schüssel geben. Gurke schälen und hobeln. Paprika waschen und in kleine Stücke schneiden. Champignons putzen und in dünne Scheiben schneiden. Nun alle vorbereiteten Zutaten in die Salatschüssel geben und vorsichtig miteinander vermengen. Schafskäse über dem Salat zerbröseln.

Caprese – Mozzarella mit Tomaten
(für 2 Personen)

```
    4      mittelgroße Tomaten
125 g      Mozzarella
  2 EL     Olivenöl
  1 Schuß  Essig
           einige Blättchen frisches
           Basilikum
           Salz
           Pfeffer aus der Mühle
```

Tomaten waschen und in Scheiben schneiden. Mozzarella ebenfalls in Scheiben schneiden und auf zwei großen Tellern, immer abwechselnd, zwei Tomatenscheiben und eine Mozzarellascheibe anrichten. Zunächst Olivenöl über den Salat gießen und dann Essig darüber träufeln. Vorsichtig salzen, pfeffern und mit Basilikum garnieren.

Auberginenmus
(für 4 Personen)

```
  2      Auberginen (ca. 700 g)
  1 EL   Zitronensaft
         jodiertes Speisesalz
1–2      Zwiebeln
  2      Knoblauchzehen
```

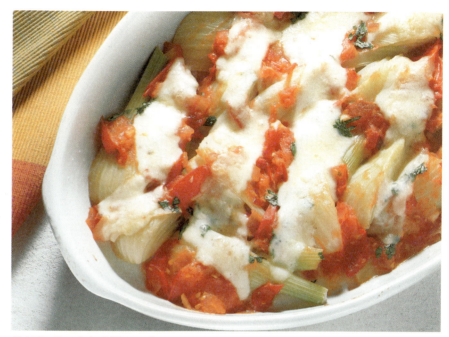

Abb. 5:   Fenchel mit Mozzarella.

```
  2 EL   Olivenöl
         Salz, Pfeffer, Majoran
 75 g    Saure Sahne
```

Auberginen waschen, schälen, in Scheiben schneiden, mit Salz bestreuen und mit Zitronensaft beträufeln. Die Auberginenscheiben ca. 30 Minuten ziehen lassen. Zwiebeln und Knoblauch pellen, feinhacken, mit Öl in einem Topf andünsten. Auberginenscheiben hinzufügen und geschlossen ca. 15 Minuten garen. Anschließend das Gemüse pürieren und mit den Gewürzen und der sauren Sahne abschmecken.
Tip: Das Gericht kann als Gemüsebeilage oder Brotaufstrich serviert werden.

Fenchel mit Mozzarella
(Vorspeise oder Beilage für 4 Personen)

```
  2      Fenchelknollen (ca. 700 g)
  4 EL   Wasser
  1      Zwiebel
  1      Knoblauchzehe
  1 EL   Öl
500 g    Tomaten
         frische gemischte Kräuter
125 g    Mozzarella
```

Den Fenchel putzen, halbieren und in ½ cm dicke Scheiben schneiden. Mit dem Wasser ca. 15 Minuten garen. Mit dem Schaumlöffel aus dem Sud nehmen und in eine Auflaufform geben.

63

Zwiebeln und Knoblauch fein hacken, Tomaten zerkleinern, mit den gehackten Kräutern zum Zwiebelgemisch geben und zusammen in Öl andünsten. Tomatensauce über den Fenchel geben, Mozzarella in Scheiben schneiden und obenauf legen. Im Ofen ca. 10–20 Minuten überbacken.

Kürbisgratin
(für 4 Personen)

1 kg	Kürbis
½ TL	Salz
	Saft von ½ Zitrone
150 g	Putenbrust
100 g	Emmentaler
50 g	Kürbiskerne
3 EL	Maisgrieß
2 EL	Petersilie
100 ml	Milch
50 ml	Sahne
200 g	Kräuterfrischkäse
2	Eier
	Pfeffer

Kürbis schälen und entkernen, erst in größere Hälften, dann in dünne Scheiben schneiden. Mit Salz und Zitrone vermischen und mindestens 1 Stunde ziehen lassen. Anschließend auf ein Sieb zum Abtropfen geben und dann kurz vordünsten.
Maisgrieß in der Milch gar kochen. Die Putenbrust in Streifen schneiden. Mit Kürbisscheiben, Käse, Kürbiskernen und Petersilie vermischen und zusammen mit dem Maisgrieß in eine Auflaufform schichten.
Kräuterfrischkäse, Sahne und Eier verquirlen, mit Pfeffer abschmecken und über den Auflauf geben. Im vorgeheizten Ofen bei 180 °C ca. 45 Minuten backen.

Wirsingröllchen mit russischem Borschtsch
(für ca. 5 Personen)

1 kg	Rote Bete
2 l	Wasser
400 g	Rindfleisch
200 g	Knochen
300 g	Gemüsereste
150 g	durchwachsener Speck
8	Wirsingblätter
200 g	Hackfleisch
4	Zwiebeln
50 g	Paniermehl
1	Ei
5	Kartoffeln
1	kleine Sellerieknolle
½	kleiner Wirsing
150 g	Saure Sahne
	jodiertes Speisesalz
	Pfeffer
	milder Paprika
	Essig
	Worcestersauce
	gehackte Petersilie

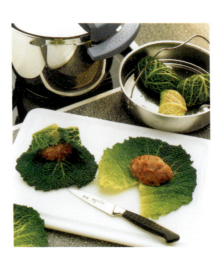

Rote Bete waschen, schälen und in Würfel schneiden. Mit Salz bestreuen und kurze Zeit durchziehen lassen. Wasser zum Kochen bringen, Gemüsereste und Speck in das kochende Wasser geben, das Rindfleisch dazugeben und alles 50 Minuten im geschlossenen Topf garen.
In der Zwischenzeit die Wirsingblätter in einem hohen Kochtopf blanchieren. Für die Füllung Hackfleisch mit einer gewürfelten Zwiebel, Paniermehl und Ei vermengen und mit Salz, Pfeffer und Paprika abschmecken. Die blanchierten Wirsingblätter damit füllen und zu acht kleinen Röllchen formen.
Die restlichen Zwiebeln abziehen, Kartoffeln und Sellerie schälen, waschen und alle drei Zutaten in Würfel schneiden. Fleisch, Knochen und Speck aus der Brühe nehmen. Brühe durchsieben. Fleisch und Speck in kleine Würfel schneiden und mit dem übrigen Gemüse wieder in die Brühe geben.
Die Röllchen in einen Dämpfeinsatz legen, auf das Gemüse setzen und alles im geschlossenen Topf ca. 30 Minuten fertiggaren. Mit Essig, Worcestersauce und den übrigen Gewürzen abschmecken. Saure Sahne unterrühren oder separat zum Borschtsch servieren.
Das fertige Gericht mit Petersilie bestreuen und servieren.

Abb. 6a: Die blanchierten Wirsingblätter werden mit dem gewürzten Hackfleisch gefüllt und zusammengerollt.

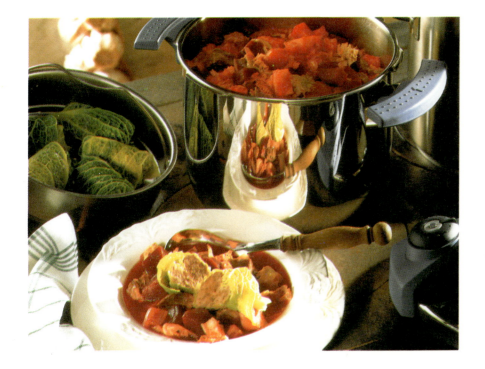

Abb. 6b: Wirsingröllchen mit russischem Borschtsch.

Gemüsegratin: Kartoffeln als Pellkartoffeln garen, schälen und in Scheiben schneiden. Auberginen waschen, in Scheiben schneiden, gesalzen ca. 15 Minuten ziehen lassen und mit Küchenkrepp leicht ausdrücken, um die Bitterstoffe zu entziehen. Tomaten und Zucchini ebenfalls in gleichmäßige Scheiben schneiden.

Eine flache, backofenfeste Form fetten und mit Knoblauch ausreiben. Die Gemüsescheiben reihenweise abwechselnd hineingeben. Milch mit Eiern und Käse verrühren, mit Salz und Pfeffer abschmecken, über den Auflauf gießen und mit Oreganoblättchen bestreuen. Käse darüber verteilen und im vorgeheizten Backofen bei 200 °C ca. 30 Minuten backen.

Gemüsegratin „Provence" mit einer Roulade „Jäger-Art"
(für 4 Personen)

Gemüsegratin:
- 500 g Kartoffeln
- 3 Fleischtomaten
- 2 kleine Zucchini
- 1 kleine Aubergine
- 1 Knoblauchzehe
- ¼ l Milch
- 5 Eier
- 2 EL geriebener Käse
- 100 g geriebener Käse zum Bestreuen
- jodiertes Speisesalz
- Pfeffer
- Oreganoblättchen

Roulade:
- 4 Rinderrouladen
- 200 g gemischte Pilze
- 1 Zwiebel
- 1 Knoblauchzehe
- 2 EL gehackte Petersilie
- 200 g Mett
- 50 g Fett oder Öl zum Braten
- 1 Möhre
- 1 kleines Stück Sellerie
- 1 Stange Lauch
- 100 ml Rotwein
- 400 ml Wasser
- jodiertes Speisesalz
- Pfeffer, Senf, Paprika
- Bindix HT
- Sahne oder Crème fraîche

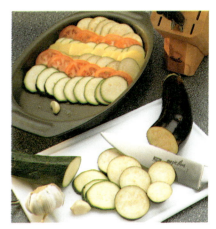

Abb. 7a: Für den Gemüsegratin wird das Gemüse in Scheiben geschnitten und abwechselnd in die Auflaufform geschichtet.

65

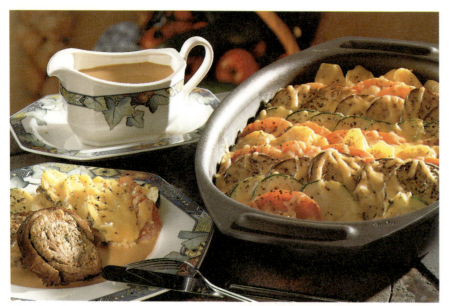

Abb. 7b: Gemüsegratin „Provence" mit einer Roulade „Jäger-Art".

mit einem Pürierstab pürieren. Je nach Geschmack mit Bindix HT binden und mit den Gewürzen abschmecken. Wer es gerne sämiger mag, verfeinert die Sauce mit Sahne oder Crème fraîche.

Erfrischender Früchtequark
(für 1 Person)

150 g	Magerquark
50 ml	Vollmilch
1	Banane
1	Kiwi
½	Apfel

Apfel schälen, in mundgerechte Stücke schneiden und zusammen mit der ausgelöffelten Kiwi in ein Schälchen geben. Milch mit Quark verrühren, auf die Früchte geben. Zum Schluß die Banane schälen, in Scheiben schneiden und vorsichtig unterheben – fertig.

Roulade: Für die Roulade Rinderrouladen etwas überlappend aufeinanderlegen, so daß eine große Fleischscheibe entsteht. Mit Senf bestreichen. Pilze, Zwiebel und Knoblauch vorbereiten und mit einem Messer auf einem Schneidbrett fein würfeln. Petersilie und Mett untermischen. Mit Salz, Pfeffer und Paprika abschmecken. Das Fleisch damit bestreichen, aufrollen, feststecken oder mit Küchengarn zusammenbinden. Roulade von allen Seiten gut anbraten. Möhre, Sellerie und Lauch vorbereiten, kleinschneiden und mit anbraten. Rotwein und Wasser angießen und abgedeckt ca. 70–80 Minuten schmoren. Sauce durch ein Sieb streichen oder im Bräter

Abb. 8: Früchtequark, garniert mit Hafercrispies.

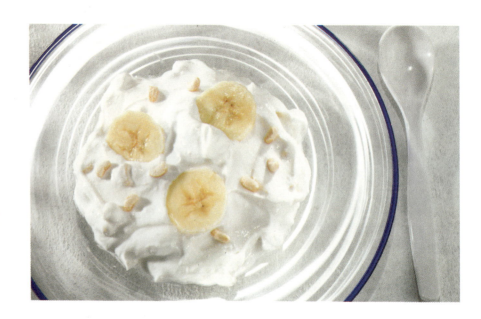

Fit und gesund durch die Schwangerschaft

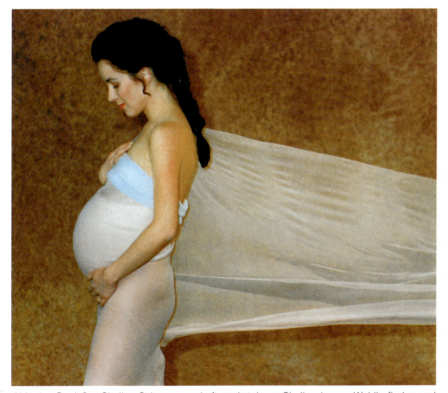

Abb. 1: Genießen Sie Ihre Schwangerschaft, und steigern Sie Ihr eigenes Wohlbefinden und das des sich entwickelnden Kindes durch eine geeignete Ernährung.

Zunächst einmal möchten wir Ihnen zu Ihrer Schwangerschaft gratulieren und Ihnen alles Gute wünschen. Mit dieser Situation beginnt für Sie ein neuer Lebensabschnitt, der eine Menge Veränderungen mit sich bringen wird. Die tägliche Organisation des Alltags wird komplizierter und aufwendiger, und auch von der liebgewonnenen Freizeit und Freiheit geht mit dem neugeborenen Erdenbürger ein gehöriges Stück verloren. Aber dennoch meine ich, Jean Pütz, unterm Strich gibt es keine Diskussion: Meinen kleinen Sproß mochte ich damals vor gut dreißig Jahren genausowenig wie heute missen. Meine Mitautorin und junge Mutter Sabine Fricke pflichtet mir da voll und ganz bei. Aus Erfahrung wissen wir aber auch beide, wie wichtig eine möglichst gesunde und glückliche Schwangerschaft ist. Denn das ist die erste Voraussetzung für einen positiven und kraftvollen Start in die neue Lebenssituation zusammen mit dem kleinen neuen Erdenbürger. Die Basis für eine gesunde Schwangerschaft stellt zweifelsohne eine richtige Ernährung dar.

Für zwei denken – aber nicht für zwei essen!

Diese Kurzformel sagt vielleicht mehr über eine sinnvolle Ernährung innerhalb dieser Zeit aus, als tausend Worte es vermögen. *Für zwei denken* deutet an, daß Sie Ihre Ernährungsgewohnheiten eventuell ändern müssen. *Für zwei essen* wäre allerdings fatal. Appetit auf Schokoriegel, Lust auf Sahne-

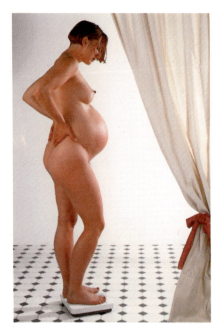

Abb. 2: Seien Sie bei dem Blick auf die Waage nicht zu kritisch!

Aussage von Ärzten und Wissenschaftlern gilt in Deutschland eine Gewichtszunahme während der Schwangerschaft zwischen 10 und 12 Kilogramm als optimal. Die amerikanischen Ernährungsfachleute hingegen empfehlen den werdenden Müttern, bis zu 14 Kilogramm zuzunehmen, und die Skandinavierinnen haben beste Erfahrungen mit einer Gewichtszunahme zwischen 13 und 16 Kilogramm gemacht.

Doch ob 9 oder 16 Kilogramm empfohlen werden, in der alltäglichen Praxis gibt es immer wieder extreme Ausrutscher; da nimmt die eine 30 Kilo zu, die nächste nimmt gar ab, und beides muß nicht unbedingt schädlich sein. Vor einiger Zeit stieß ich, Sabine Fricke, auf eine Frau, die im neunten Monat schwanger war. Diese hatte bis zu dem Zeitpunkt noch so gut wie nichts zugenommen, die vorhandenen Pfunde hatten sich bei ihr offensichtlich lediglich „umgeschichtet". Diese Frau hatte keinerlei Komplikationen, und ihrem kleinen Sproß ging es ebenfalls sehr gut. Mit anderen Worten, die Statistiken bieten sicherlich eine gute Orientierungshilfe, denn immerhin zeigen sie an, wie die durchschnittliche Schwangerschaft verläuft, aber sie sollten nicht zu ernst genommen werden. Wichtig ist, daß Sie sich insgesamt wohl fühlen und auch der Arzt mit ihrem Zustand zufrieden ist.

Ein Blick auf *Abbildung 3* zeigt darüber hinaus Erstaunliches zu diesem Thema, denn die Pfunde, die sich im Laufe der Schwangerschaft bei der wer-

torte und Verlangen nach fettiger Schweinshaxe sind durchaus erlaubt, aber in Maßen. Denn wenn das Gewicht in der Schwangerschaft zu sehr ansteigt, so belastet das ja zunächst den Körper, die Knochen und das Gefäßsystem der werdenden Mutter. Krampfadern zum Beispiel werden dann häufig zu einem großen und vor allem schmerzhaften Problem. Außerdem verläuft die Geburt bei normalgewichtigen Schwangeren in der Regel problemloser.

Auf der anderen Seite messen Frauen, die den Zeiger auf der Waage stets akribisch im Auge behalten, dem zunehmenden Körpergewicht oftmals eine viel zu hohe Bedeutung zu. Nach

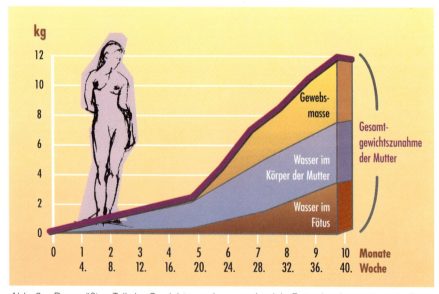

Abb. 3: Den größten Teil der Gewichtszunahme macht nicht Fett oder der wachsende Fötus aus, sondern das Wasser im Fötus und im Körper der Mutter.

denden Mutter ansammeln, bestehen nicht, wie viele vielleicht glauben, vor allem aus Fett, sondern aus Flüssigkeit. Das ist eigentlich ganz logisch, denn allein das Blut muß mit der Nährstoffversorgung des jungen Lebens eine ganze Menge leisten und nimmt deshalb gewaltig an Masse zu. Bis zum Ende der Schwangerschaft macht das allein über ein Kilogramm aus (ca. 1200 g). Dann braucht der kleine Fötus einen immer größer werdenden „Swimmingpool". Bis zur 40. Schwangerschaftswoche sammelt sich so nahezu ein weiteres Kilo in Form von Fruchtwasser an (ca. 800 g). Und schließlich sorgt die Hormonumstellung für eine Zunahme des Gewebswassers, das zum leidigen „Aufquellen" des Körpers führt. Allein dieses läßt die Nadel an der Waage um volle 2 Kilogramm nach rechts rutschen.

Sollten sich bei Ihnen regelrechte Wasseransammlungen, sogenannte Ödeme bilden, so können Sie versuchen, diesen mit einem gelegentlichen Apfel-Reis-Tag zu begegnen. Auf keinen Fall sollten Sie in einem solchen Fall die Flüssigkeitszufuhr einschränken. Allerdings, wenn Sie unter dem Gewebswasser nicht direkt zu leiden haben, dann hat es auch seine Vorzüge, denn es trägt maßgeblich zu dem bekannten „strahlenden" Aussehen einer werdenden Mutter bei. Die Erklärung hierfür ist recht simpel: Das Wasser lagert sich auch in der Gesichtshaut ab, diese wird dadurch gestrafft und Fältchen verschwinden.

Aber, um auf Ihr Körpergewicht zurückzukommen: Sehen Sie zu, daß Sie sich mit Ihrer Gewichtszunahme im Mittelfeld halten. Das erreichen Sie am besten durch das von uns empfohlene

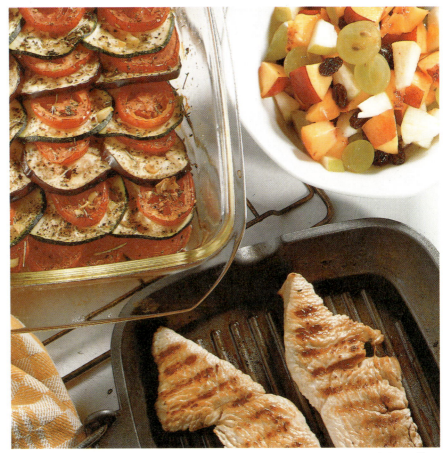

Abb. 4: Ein optimales Menü für Schwangere: Gemüsegratin mit Putenbrust und einem Obstsalat.

für zwei denken, denn logischerweise können Sie Ihr Gewicht mit Sahnetörtchen und Schweinshaxen schnell mal um einige Kilos nach oben treiben. Verzehren Sie statt dessen lieber einen Fruchtsalat oder einen Gemüsegratin mit Putenbrustbeilage, so können Sie Ihren Hunger auch ohne den erbarmungslosen Ausschlag der Waage bequem stillen. Dies hat außerdem noch den Vorteil, daß Sie mit dem Verzehr von Fruchtsalat, Gemüsegratin und Putenbrust viele wertvolle Nahrungsbestandteile aufnehmen. Dazu gehören vor allem Vitamine, Mineralstoffe, Spurenelemente, aber auch Ballaststoffe und Proteine, also Eiweiß. All diese Stoffe sind in der Schwangerschaft besonders wichtig, und im Vergleich zum reinen Kalorienbedarf erhöht sich der Bedarf an diesen Stoffen wesentlich stärker. Anhand einiger Zahlen möchten wir Ihnen im folgenden den unterschiedlichen Anstieg des Nährstoffbedarfs etwas anschaulicher darstellen:

Die durchschnittliche Frau zwischen 25 und 51 Jahren verbraucht etwa 2000 kcal pro Tag. Ist diese Frau schwanger, verbraucht sie durchschnittlich gerade einmal 15 Prozent mehr. Das sind dann 2300 kcal. Allerdings benötigt eine Schwangere 35 Prozent mehr Calcium, Vitamin C und Vitamin B_1, 60 Prozent mehr Vitamin B_6 sowie 100 Prozent mehr Eisen, Folsäure und Vitamin D. Wenn man dann noch bedenkt, daß unsere Mineralstoff- und Vitaminversorgung hier und da ohnedies zu wünschen übrig läßt, so ist verständlich, daß uns das Sahnetörtchen in der Schwangerschaft nicht gerade sehr viel weiterbringt.

Man sollte sich einmal deutlich vor Augen führen, daß der Fötus alle für seine Entwicklung notwendigen Stoffe aus dem Mutterleib bezieht. Ist die Mutter schlecht versorgt, werden sich bei ihr spätestens nach der Geburt des Kindes die ersten Mangelerscheinungen bemerkbar machen.

Die wesentlichen Aspekte für eine richtige Ernährung während der Schwangerschaft haben wir im folgenden einmal zusammengefaßt:

Achten Sie auf vitaminreiche Ernährung!
Der Bedarf an Vitaminen steigt während der Schwangerschaft an. Essen Sie viel Obst, Gemüse und Vollkornprodukte und bereiten Sie Ihre Mahlzeiten stets frisch und schonend zu, um unnötige Vitaminverluste zu vermeiden. Da nach neuen Forschungen insbesondere das Vitamin Folsäure eine bedeutende Rolle bei der schwangeren Frau spielt, werden wir weiter unten noch ausführlich darauf eingehen.

Nehmen Sie viele Mineralstoffe zu sich!
Der Bedarf an Mineralstoffen, vor allem an Calcium, Eisen und Jod, ist in der Schwangerschaft erhöht. Calcium benötigt das werdende Baby für den Aufbau seiner Knochen. Deshalb sollten Sie auf eine ausreichende Aufnahme von Milch und Milchprodukten achten. Auf die Themen Eisen und Jod während der Schwangerschaft gehen wir weiter unten noch genauer ein.

Denken Sie an Ballaststoffe!
Ballaststoffreich essen ist wichtig, denn in der Schwangerschaft kommt es hormonbedingt immer wieder zu Verstopfung. Deshalb sollten Sie viel Vollkornprodukte, Hülsenfrüchte, Gemüse, Salate, Obst und Trockenfrüchte essen. Außerdem sollten Sie immer ausreichend trinken.

Das richtige Eiweiß ist wichtig!
Der Bedarf an hochwertigem Eiweiß ist in der Schwangerschaft erhöht. Deshalb sollte etwa die Hälfte des aufgenommenen Eiweißes tierischer Herkunft sein. Trinken Sie daher mehr Milch und essen Sie Quark, Dickmilch und Käse sowie mageres Fleisch, Fisch und Eier.

Vorsicht bei rohem Fleisch!
Essen Sie Fleisch und Hackfleisch niemals roh. Auch das beliebte „Medium-Steak" sollten Sie meiden. Sie könnten

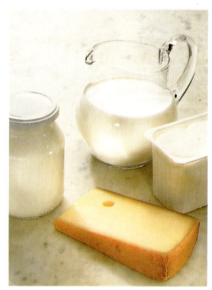

Abb. 5: Milch und Milchprodukte sind gute Mineralstofflieferanten.

sich sonst mit einer an sich harmlosen Toxoplasmose infizieren. Vor allem in den ersten drei Schwangerschaftsmonaten könnte dadurch das Kind geschädigt werden.

Vorsicht bei roher Milch!
Rohmilch, aber auch aus Rohmilch hergestellte Milchprodukte wie Frisch- und Weichkäse sollten Sie meiden. In diesen Produkten können Bakterien mit Namen Listerien enthalten sein. Diese Bakterien können eine Fehlgeburt auslösen.

Ein Gläschen in Ehren kann niemand verwehren!
Natürlich sollte in der Schwangerschaft Alkohol nur in Maßen getrunken werden. Kinder von Frauen, die viel Alko-

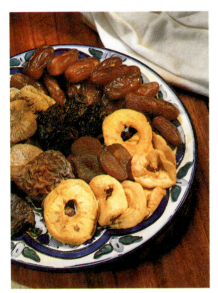

Abb. 6: Knabbern Sie zwischendurch mal ein paar ballaststoffreiche Trockenfrüchte.

hol trinken, können mit schweren Mißbildungen zur Welt kommen. Aber wir möchten keine übertriebenen Ängste wecken. Nach heutigem Wissensstand schadet der gelegentliche Genuß eines Gläschens Wein oder Bier Ihrem Kind wohl kaum. Hochprozentigen Alkohol sollten Sie aber absolut meiden.

Soweit zur gesunden Ernährung. Darüber hinaus haben wir noch ein paar Tips für Sie, wie Sie gegen typische Schwangerschaftsbeschwerden angehen können:

Was mache ich bei Übelkeit und Erbrechen?

In der Frühphase der Schwangerschaft haben viele Frauen unter diesem Problem zu leiden. Meistens hilft es, wenn Sie bereits vor dem Aufstehen eine Kleinigkeit zu sich nehmen und anschließend noch ein Viertelstündchen im Bett verweilen. Tagsüber sollten Sie häufiger kleine „trockene" Snacks verzehren, damit Ihr Magen immer ein wenig zu tun hat. Ihren Durst stillen Sie besser zwischen den Mahlzeiten.

Was mache ich bei Sodbrennen?

Auch hier gilt: Nehmen Sie häufiger kleine Mahlzeiten zu sich, denn vor allem während der Spätschwangerschaft, wenn die Gebärmutter auf den Magen drückt, kann es zum Überlaufen der Magensäure kommen. Deshalb sollte der Magen nicht überfüllt werden.
Viele Frauen schwören bei Sodbrennen während der Schwangerschaft auf fein zerkaute Haselnüsse oder Mandeln oder einen Teelöffel mittelscharfen Senf. Vorbeugend lindernd soll sich der regelmäßige Genuß von Milch und Milchprodukten auswirken.

Durch mehr Vitamine weniger Fehlgeburten?

Das glückliche Erlebnis einer Schwangerschaft endet noch heute bei knapp dreißig Prozent der Frauen mit einer Fehlgeburt. Die Ursache dafür ist häufig nicht zu ermitteln. Doch einige Studien legen den Schluß nahe, daß es vielen schwangeren Frauen ganz einfach an lebenswichtigen Vitaminen fehlt.
Professor Klaus Pietrzik, Ernährungswissenschaftler an der Universität Bonn, hat sich zum Ziel gesetzt, den Zusammenhang zwischen der Ernährung und Fehlgeburten aufzuklären. Seine Theorie lautet: Über 90 Prozent aller Frauen zwischen 19 und 35 Jahren nehmen weniger als die offiziell empfohlenen Mengen an Folsäure auf. Gleichzeitig erhöht sich der Bedarf in der Schwangerschaft um 100 Prozent. Da schwangere Frauen aber nur geringfügig mehr essen, können sie den Mehrbedarf an Folsäure über die Ernährung nicht decken. Doch wird gerade dieses Vitamin für die Zellteilung und für die Zellneubildung und damit für das Wachstum eines neuen Lebens gebraucht. Ein Mangel an Folsäure könnte deshalb zu einer Fehlgeburt führen.

442 Frauen wurden nun für dieses Forschungsprojekt während ihrer Schwangerschaft von Wissenschaftlern beobachtet. Besonderes Augenmerk wurde dabei auf die ersten drei Monate gelegt, denn 25 bis 30 Prozent aller Schwangerschaften enden innerhalb dieses Zeitraums. Die Frauen wurden für die Auswertung im wesentlichen in zwei Gruppen eingeteilt: Bei der einen Gruppe verlief die Schwangerschaft ohne Komplikationen, das Baby wurde zeitgerecht und gesund entbunden. Zu der anderen Gruppe, der sogenannten Risikogruppe, zählten die Frauen mit Fehlgeburten und Frühgeburten. Untersuchungen des Blutes ergaben, daß Frauen der ersten Gruppe im Mittel einen höheren Folsäurespiegel aufwiesen als Frauen mit Komplikationsschwangerschaften.

Noch deutlicher sind die Ergebnisse, betrachtet man nur die Frauen, deren Fehlgeburt nicht zu erklären war. Bei ihnen lag der Folsäurespiegel hochsignifikant niedriger. Am schlechtesten mit Folsäure versorgt waren diejenigen Frauen, die schon mindestens drei Fehlgeburten erlitten hatten.

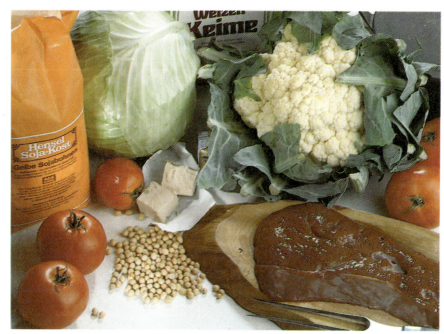

Abb. 7: Diese Lebensmittel enthalten besonders viel Folsäure. Bei dem Genuß von Leber sollten Sie allerdings während der Schwangerschaft zurückhaltend sein.

Heute empfehlen Ernährungswissenschaftler, täglich 300 µg (Mikrogramm) Folsäure aufzunehmen. In der Schwangerschaft erhöht sich der Bedarf auf 600 µg. Tatsächlich nehmen wir rund 200 bis 250 µg pro Tag auf, Schwangere auch bei ausgewogener Ernährung nur unwesentlich mehr. Das Vitamin verbirgt sich in vielen Lebensmitteln. Besonders reich an Folsäure sind z.B. Vollkornbrot, grünes Blattgemüse, Sojabohnen und Weizenkeime.

Einstweilen empfehlen die Mediziner jeder Frau, die schwanger ist oder schwanger werden will, auf eine ausreichende Versorgung mit Folsäure zu achten. Frauen, die schon mehrmals aus unbekannten Gründen eine Frühgeburt erlitten haben – auf sie fallen immerhin ein Sechstel aller Frühgeburten –, sollten unbedingt mit ihrem Arzt darüber sprechen. In Praxen und Kliniken, die sich auf die Behandlung von Frauen mit mehrfachen Fehlgeburten spezialisiert haben, hat man aufgrund dieser Ergebnisse bereits begonnen, vorsorglich Folsäure zu verordnen.

Eisen – häufig ein Mangel

In Deutschland sind Frauen während der Schwangerschaft glücklicherweise medizinisch sehr gut versorgt. Wenn Sie die ersten Kontrolluntersuchungen hinter sich haben, dann wird man Ihnen auch schon Blut abgenommen haben, denn der Arzt oder die Ärztin möchten natürlich zu Beginn genau wissen, wo eventuell Probleme vorprogrammiert sind. Deshalb wird auch regelmäßig der Eisenwert ermittelt. Schauen Sie einmal in Ihren Mutterpaß. Dort gibt es eine Spalte, in der die Werte für den Hämoglobingehalt im Blut, kurz Hb (Ery), vermerkt sind. Das Hämoglobin ist der rote Blutfarbstoff, der eine wichtige Rolle beim Sauerstofftransport spielt. Der Arzt kann an diesem Wert Ihre Versorgung mit Eisen ablesen. Während der Schwangerschaft wird er wegen des hohen Bedarfes unweigerlich absinken. Erreicht der Hb-Gehalt einen Wert unter 11 g/dl, dann wird Ihr Arzt Ihnen die zusätzliche Aufnahme von Eisenpräparaten empfehlen. Dem können Sie aber vorbeugen, indem Sie sich entsprechend ernähren. Aber glauben Sie nicht, daß deshalb der Genuß von riesigen Portionen Spinat notwendig sei.

Popeyes fataler Irrtum

Zunächst einmal möchten wir hier ein Mißverständnis ausräumen. Es wird immer behauptet, daß Spinat besonders viel Eisen enthält. Das ist darauf zurückzuführen, daß sich Anfang des Jahrhunderts der Schweizer Wissenschaftler Gustav von Bunge um eine Stelle verrechnete. Die Zahl nahm dann Eingang in die Lehrbücher, und dort war fortan zu lesen, daß Spinat 41 Milligramm Eisen pro 100 Gramm enthalte, was sehr viel ist. Heute wissen wir es besser: Es sind weniger als ein Zehntel, nämlich nur ca. vier Milligramm pro 100 Gramm.

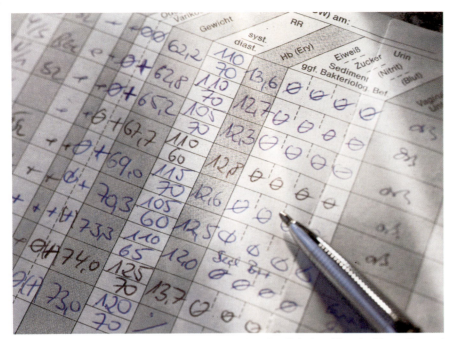

Abb. 8: Bei jeder Vorsorgeuntersuchung wird Ihr Arzt den Gehalt an Eisen im Blut prüfen und in Ihren Mutterpaß eintragen.

Dieser wissenschaftliche Irrtum hatte zur Folge, daß der arme Popeye, eine auch heute noch außerordentlich populäre Comicfigur, Unmengen von Spinat essen mußte, weil das angeblich den Muskeln Stärke verlieh. Was liegt näher, denn Eisen ist hart, fest und ein Symbol für Stärke.

Dennoch: Eisen ist ein wichtiger Stoff, der in unseren roten Blutkörperchen für den Sauerstoff-Transport zu den einzelnen Körperzellen sorgt. Deshalb kommt das meiste Eisen, das wir im Körper tragen, im Blut vor. Und so ist es kein Wunder, daß Eisenmangel vor allem Frauen im gebärfähigen Alter trifft, denn durch die Menstruation geht regelmäßig Blut und damit auch Eisen verloren. Vor allem Frauen mit starker Menstruation sollten deshalb auf eine ausreichende Eisenversorgung achten. Der erhöhte Eisenbedarf bei Frauen liegt nach neuesten Erkenntnissen bei durchschnittlich 15 Milligramm pro Tag. Während der Schwangerschaft erhöht er sich um fast 100 Prozent auf 30 Milligramm. Eine logische Folge, denn das heranwachsende Kind entzieht der Mutter für seine eigene Blutbildung große Mengen an Eisen.

Mangelerscheinungen:
Kopfschmerzen, häufige Müdigkeit, Muskelkrämpfe oder Abnahme der Widerstandskraft gegen Krankheiten: Eigentlich keine besonders spezifischen Symptome. Wesentlich aufschlußreicher ist das Symptom der Blässe, weshalb früher Eisenmangel auch als Bleichsucht bezeichnet wurde, medizinisch würde man heute sagen, daß es sich dabei um eine Form der Anämie handelt, d.h. um eine Form der Blutarmut.

Nahrungsquellen:
Den halben Tagesbedarf an Eisen decken:
130 g Niere, 220 g Linsen, 170 g Hirse, 170 g Sojabohnen, 290 g Haferflocken, 550 g Fenchel, 500 g Roggenvollkornbrot, etwa 560 g Fleisch oder Wurst; mehr als 150 g sollten Sie hiervon am Tag allerdings nicht essen. Auch Weizenvollkornbrot, Mischbrot, Grünkohl, grüne Erbsen, Lauch und viele andere Gemüsesorten enthalten Eisen.

Generell gilt, daß Eisen aus Fleisch und Wurst besser aufgenommen wird, was daran liegt, daß das Eisen in diesen Nahrungsmitteln in einer besser verfügbaren Form vorliegt. Fachleute bezeichnen dieses als „Häm-Eisen".

Eisen und Vitamin C

Die Erkenntnisse über die Zusammenhänge zwischen der Aufnahme von Eisen und Vitamin C sind noch wenig bekannt, obwohl sie ausgesprochen interessant sind.

In *Abbildung 9* können Sie das Meßergebnis aus einer wissenschaftlichen Expertise ablesen. Eine Mahlzeit mit Lebensmitteln, die eine bestimmte Menge Eisen beinhalten, hat man mit der Aufnahme von Vitamin-C-haltigen Speisen kombiniert. Die senkrechte Achse zeigt, wieviel Eisen aus der Testmahlzeit aufgenommen wurde. Auf der waagerechten Achse können Sie

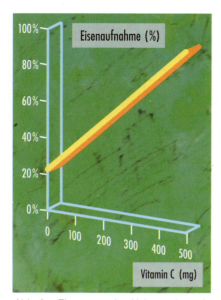

Abb. 9: Eisen aus der Nahrung kann in Verbindung mit Vitamin C wesentlich besser vom Körper aufgenommen werden.

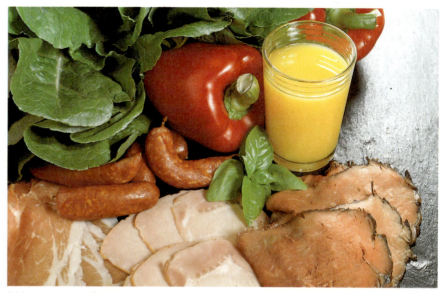

Abb. 10: Achten Sie darauf, Fleisch, das relativ viel Eisen enthält, immer mit Vitamin-C-haltigen Beilagen zu kombinieren.

ablesen, wieviel Vitamin C hinzugegeben wurde, entweder verpackt in ascorbinhaltigen Speisen, z.B. als grüner Salat, Blumenkohl oder Orangensaft, oder ganz einfach als lose Ascorbinsäure in Form von Tabletten oder als Pulver.

An der schräg aufsteigenden Geraden erkennt man, daß ein deutlicher Zusammenhang zwischen der Höhe der Vitamin-C-Aufnahme einerseits und der Eisenaufnahme andererseits besteht. 50 Milligramm Vitamin C erhöhte die Eisenaufnahme in diesem Fall um rund 30 Prozent. Bei 500 Milligramm konnte die Aufnahme sogar um 100 Prozent erhöht werden.

Natürlich ist es kaum praktikabel, vor jeder Mahlzeit den Vitamin-C-Gehalt des geplanten Gerichtes zu bestimmen. Darum geht es in diesem Fall auch gar nicht. Es reicht, diese Erkenntnis im Hinterkopf zu haben. Achten Sie einfach darauf, daß Sie zu jeder Mahlzeit Vitamin-C-haltige Beilagen vorsehen. Das kann Salat mit roter Paprika sein, der als Rohkostzubereitung bekanntlich ein reichhaltiger Vitamin-C-Lieferant ist. Sie können aber auch etwas Vitamin-C-Pulver in Ihre Salatsauce einrühren oder auch ein Glas frisch gepreßten Orangensaft während oder nach der Mahlzeit trinken.

Mit Vitamin C verbessern Sie aber nicht nur die Eisenaufnahme, Sie vermindern auch die negativen gesundheitlichen Auswirkungen eines Stoffes mit Namen Nitrat (vgl. *Seite 40f.*).

Jod während der Schwangerschaft

Während der Schwangerschaft sollten Sie außerdem auf Ihre Jodversorgung achten: Die drastischste Form von Jodmangel kann eine Fehlgeburt zur Folge haben. Die Fehlgeburtenrate bei Jodmangel liegt dreimal höher als bei einer ausreichenden Versorgung mit diesem Mineralstoff. Wegen Jodmangels der Mutter kommen hin und wieder Babys mit einem Kropf zur Welt; in einigen Regionen Deutschlands sind dies bis zu sechs Prozent und mehr.

Eine ausreichende Jodversorgung ist jedoch auch für die Schwangere wichtig, weil sich der Bedarf an Jod als

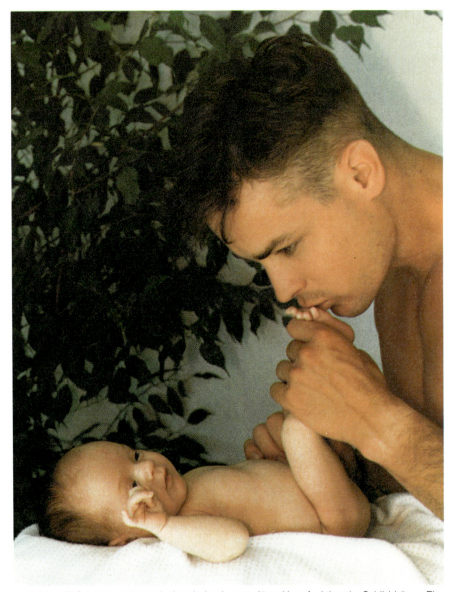

Abb. 11: Daß Jodmangel – und eine dadurch ausgelöste Unterfunktion der Schilddrüse – Einfluß auf die Fruchtbarkeit von Mann und Frau haben kann, wird bei einem unerfüllten Kinderwunsch nur selten bedacht.

Baustein für die Schilddrüsenhormone während der Schwangerschaft von 200 µg auf 230 µg pro Tag erhöht und zugleich vermehrt Jodid über die Nieren ausgeschieden wird. Fehlt dieses Spurenelement oder steht es nicht in genügender Menge zur Verfügung, kann dies die Ursache dafür sein, daß der Hals in der Schwangerschaft dicker wird. Sollten Sie bereits eine vergrößerte Schilddrüse haben oder unter einer Schilddrüsenerkrankung leiden, teilen Sie dies unbedingt Ihrem Gynäkologen mit. Das gleiche gilt natürlich auch für den Fall, daß Sie erst im Laufe der Schwangerschaft eine Vergrößerung Ihres Halsumfanges feststellen sollten.

Jodmangel und eine dadurch ausgelöste Unterfunktion der Schilddrüse können auch die Ursachen dafür sein, daß eine Frau gar nicht erst schwanger wird. Dies ergab eine Langzeitstudie an über 500 vermeintlich unfruchtbaren Frauen.

Fehlgeburt und scheinbare Unfruchtbarkeit sind besonders extreme Auswirkungen einer Jodunterversorgung. Dramatisch ist auch die Erkenntnis, daß Jodmangel zu Fehlsteuerungen des Gehirnwachstums des Kindes, bei schwerem Jodmangel sogar zu Schwachsinn, dem sogenannten Kretinismus, führen kann. Diese Erkrankung ist in unseren Breitengraden heute jedoch praktisch ausgerottet. Aber bei geringer, für die Mutter kaum merklicher Unterversorgung können leichtere Störungen des Gehirnwachstums zur Verringerung der Basisintelligenz führen, verbunden mit späteren Lernschwierigkeiten für das Kind. Selbst Hörprobleme und Störungen der Bewegungsmotorik, z.B. beim Laufenlernen, sind ursächlich auf eine ungenügende Zufuhr von jodhaltigen Speisen in der Schwangerschaft und während der Stillperiode zurückzuführen.

Jod während der Stillzeit
Die Milchnahrung für Säuglinge, die nicht gestillt werden, ist in Deutschland mittlerweile ausreichend mit Jod angereichert. Das Bundesgesundheitsamt beklagte aber, daß dies in Beikostprodukten auf Getreidebasis leider noch nicht immer der Fall ist. Achten Sie beim Einkauf von Babynahrung also möglichst darauf, daß dem Produkt Jod zugefügt wurde. Wenn dies nicht auf der Verpackung vermerkt ist, dann fragen Sie zur Sicherheit nach.

Während der Schwangerschaft und während der Stillzeit sollten Sie, falls Ihre Nahrung zuwenig Jod enthält, 200 µg Jod pro Tag zusätzlich zu sich nehmen. Ausreichend versorgt sind Sie in der Regel nur dann, wenn Sie ausschließlich mit Jodsalz kochen, mindestens dreimal pro Woche Fisch essen und darüber hinaus alle weiteren Jodquellen nutzen, z. B. jodiertes Brot.
Wenn Sie über Ihre tägliche Ernährung nicht genügend Jod aufnehmen können, dann empfiehlt sich die Einnahme eines Präparates. Sprechen Sie hierüber mit Ihrem Arzt. Die angebotene Produktpalette ist mittlerweile sehr groß. Tabletten, die nicht in Apotheken vertrieben werden, sind in der Regel aus Algenpulver hergestellt. Wir empfehlen, nur solche Tabletten zu kaufen, auf denen der Jodgehalt pro Tablette genau ausgewiesen ist.
Wen der etwas fischige Geschmack stört, der kann auch auf frei verkäufliche synthetische Pillen aus der Apotheke zurückgreifen. Auch hier gibt es eine große Auswahl unterschiedlicher Produkte. Bedenken Sie aber bitte auch hier: Zuviel des Guten kann schaden. Auf keinen Fall sollten Sie zusätzlich zu Ihrer Nahrung mehr als 200 µg Jod am Tag über Tabletten einnehmen.
Wir von der Hobbythek möchten uns natürlich aktiv an der Lösung des Problems beteiligen. In Absprache mit dem Bundesgesundheitsamt haben wir deshalb ein jodhaltiges Multimineralpulver entwickelt. Es handelt sich um eine Abwandlung des Multimineralpulvers HT Super.

Multimineralpulver Super HT Plus
Dieses Mineralpulver schmeckt absolut neutral. Sie können es zur Zubereitung fast aller Speisen und Getränke verwenden, d. h. in Suppen, Saucen, Gemüsen oder auch Puddings. Sie können es vorher, nachher oder auch während des Kochens hinzugeben, denn Hitze mindert seine Wirkung nicht. Die Dosierung ist die gleiche wie beim Ausgangsprodukt, dem Multimineralpulver HT Super. 4 g dieses Pulvers, das sind 2 schwach gefüllte HT-Meßlöffel oder ein schwach gehäufter Teelöffel, decken ca. je 25 Prozent des Tagesbedarfs an Jod, Calcium und Magnesium und 35 Prozent des Tagesbedarfs an Kalium eines Erwachsenen. Das Jod ist, wie bei den meisten jodierten Kochsalz-Produkten, in Form von Kaliumjodat hinzugefügt.

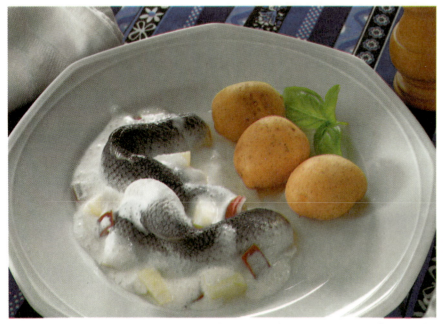

Abb. 12: Eingelegte Heringe – ein schnelles Mittag- oder Abendessen, mit dem Sie etwas für Ihre Jodversorgung tun können.

Sie werden bemerkt haben, daß unsere Ernährungsempfehlungen für Schwangere gar nicht so außergewöhnlich sind. Was Sie beachten sollten, ist eben, daß eine unzureichende Ernährung während der Schwangerschaft bei Mutter und Kind Schaden anrichten kann. Ansonsten würde es so manch einem von uns sicher guttun, wenn er sich mal so richtig „schwanger ernähren" würde. Andererseits bedeutet dies aber auch, daß eine normale ausgewogene Ernährung für Schwangere gerade richtig ist, und deshalb sollten Sie dieses Buch einmal gemütlich nach leckeren Rezepten durchstöbern – bei einer Tasse Tee vielleicht oder einer Tasse Kaffee. Auch das ist in der Schwangerschaft, soweit es bei Ihnen keine Beschwerden verursacht, erlaubt. Die folgenden Frühstücksideen sollen Ihnen den Einstieg in den Tag erleichtern. Wenn Sie erst so richtig „in Fahrt gekommen sind", gönnen Sie sich ruhig noch ein zweites Frühstück.

Guten-Morgen-Frühstück

- 1 Scheibe Vollkornbrot
- 1 Scheibe Käse
- etwas Butter
- 1 Kiwi
- 1 kleines Glas Orangensaft

Brot mit Butter bestreichen und mit Käse belegen. Dazu Kiwi löffeln und Orangensaft trinken.

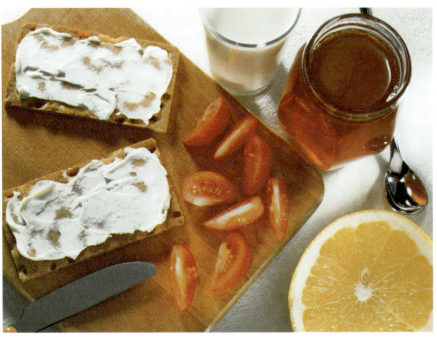

Abb. 13: Beginnen Sie den Tag mit einem guten, gesunden Frühstück.

Grapefruit-Frühstück mit Frischkäseknäcke

- ½ Grapefruit
- 1 TL Honig
- 2 Scheiben Vollkorn-Knäckebrot oder
- 1 Scheibe Vollkornbrot
- 2 EL Frischkäse „leicht" (z.B. Exquisa, Philadelphia)
- 1 große Tomate
- 1 Glas Milch

Die Grapefruit aufschneiden und zusammen mit dem Honig löffeln. Das Vollkorn-Knäckebrot bzw. das Vollkornbrot mit dem Leichtkäse bestreichen. Tomate waschen, vom Stielansatz befreien und in Achtel schneiden. Zusammen mit dem Brot genießen. Dazu die Milch trinken.

Apfel-Müsli-Frühstück

- 125 ml Joghurt
- 3 EL Vollkornhaferflocken
- 1 Apfel
- 1 EL Sonnenblumenkerne

Den Apfel reiben, die Haferflocken mit dem Apfel und dem Joghurt verrühren. Die Sonnenblumenkerne darüber streuen.

Früchte-Frühstück mit Weizenkeimen

- 1 Joghurt
- 3 El Vollkornhaferflocken
- ½ Banane
- 1 Orange
- 2 TL Weizenkeime
- 1 Glas Vollmilch

Banane und Orange in Stücke schneiden, mit Haferflocken und Joghurt vermischen und mit Weizenkeimen bestreuen.

Bunter Salat Italiana
(für 1–2 Personen)

```
      3    kleine Tomaten
      ½    mittelgroßer Eisbergsalat
      1    rote Paprika
      1    gelbe Paprika
      ½    Salatgurke
      1    kleine Zwiebel
  100 g    Naturjoghurt
    1 TL   Essig
    5 EL   Orangensaft
           Salz
           Pfeffer
    2 EL   frische Kräuter
   50 g    Gouda
```

Joghurt mit Essig, Orangensaft und den Kräutern in eine große Schüssel geben. Salzen und pfeffern und anschließend gut umrühren. Eisbergsalat waschen und trocknen. Blätter in passende Stücke reißen und in die Schüssel geben. Tomaten und Paprika putzen und in kleine Stücke schneiden. Die Gurke waschen, in Scheiben hobeln und zusammen mit den Tomaten- und Paprikastücken auf den Salat geben. Die Zwiebel schälen, in kleinste Würfelchen schneiden und obenauf legen. Gouda nach Geschmack raspeln oder in kleinen Stücken über den Salat streuen. Nochmals mit Salz und Pfeffer würzen.

Abb. 14: Bunter Salat Italiana

Gemüsegratin mit Putenbrustbeilage
(für 1 Person)

Gemüsegratin:
```
      3    mittelgroße Kartoffeln
  150 g    (ca. 1 Strunk) Brokkoli
      2    kleine Möhren
     1½    Tassen Milch
    1 EL   Sahne
      1    Ei
           Salz
           Pfeffer aus der Mühle
           frisches Basilikum
   50 g    Mozzarella
```

Putenbrust:
```
      1    kleine Putenbrust
           etwas Öl
           Thymian
```

Kartoffeln schälen und sehr dünn hobeln. Brokkoli gut putzen und in kleine, mundgerechte Stücke schneiden. Möhren schälen und ebenfalls sehr dünn hobeln. Gemüse in einer Auflaufform schichten.

Milch, Sahne und Ei mit einem Rührgerät kurz aufschlagen, vorsichtig salzen und pfeffern, anschließend über das Gemüse gießen.

Basilikum in feine Streifen schneiden, Mozzarella würfeln, damit den Auflauf bedecken. Bei 200 °C auf mittlerer Schiene ca. 60–90 Minuten gratinieren. Gegen Ende der Garzeit des Gratins die Putenbrust von beiden Seiten in einer Pfanne mit etwas Öl anbraten und mit Thymian würzen. Putenbrust auf einen Teller mit dem Gratin anrichten, mit einigen Blättchen Basilikum dekorieren.

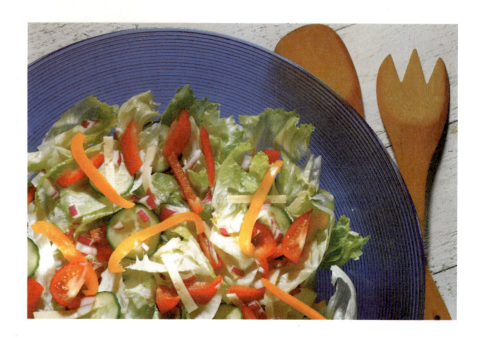

Putenpfanne Fernost
(für 1 Person)

100 g	Putenbrust
1 Scheibe	Ananas
200 g	Mungbohnensprossen
2	Frühlingszwiebeln
1	Knoblauchzehe
1 g	Bindix HT
1 Tasse	Gemüsebrühe
1 EL	Öl
2–3 EL	Sojasauce
1 EL	Sherry
	Currypulver
	Chili- oder Paprikapulver
	Pfeffer
	Ingwerpulver
1 Prise	Zucker

Putenbrust waschen, in feine Streifen schneiden. Gemüse kurz waschen. Mungbohnensprossen kurz waschen, Frühlingszwiebeln und Knoblauchzehe schälen und feinhacken. Öl in Pfanne erhitzen. Fleisch kräftig anbraten, salzen und pfeffern, anschließend herausnehmen. Gemüse hineingeben, eine Tasse Gemüsebrühe angießen, alles bißfest garen. Ananas in kleine Stücke schneiden, zusammen mit dem Fleisch hinzugeben. Mit 2 bis 3 EL Sojasauce, 1 EL Sherry, Currypulver, Chili- oder Paprikapulver, Pfeffer, Ingwerpulver und einer Prise Zucker pikant abschmekken. Sauce mit Bindix HT binden.

Fischfilet
(für 1 Person)

150 g	Seelachsfilet
150 g	Champignons
2	Paprika (200 g)
1	kleine Zucchini (100 g)
3	kleine Kartoffeln (120 g)
1 EL	Öl (10 g)
	Jodsalz
	Pfeffer
	Kräuter der Provence

Gemüse waschen, putzen und kleinschneiden. Kartoffeln gut unter Wasser bürsten und in kleine Würfel schneiden. Öl in einem Topf erhitzen, Kartoffeln unter Rühren 15 Minuten braten, restliches Gemüse hinzugeben, mit Pfeffer, Salz und Provencekräutern bestreuen. Anschließend das gewaschene Fischfilet mit Zitronensaft beträufeln und auf das Gemüse in den Topf legen. Deckel schließen und ca. 10 Minuten garen.

Fisch im Tomatenbett
(für 1 Person)

150 g	Rotbarschfilet
50 g	Vollkornreis
100 ml	Brühe
	Paprika
3	Tomaten (ca. 200 g)
	Emmentaler, gerieben
1	Zwiebel
3 EL	Kräuter, gehackt (Petersilie, Dill, Schnittlauch, Basilikum, Thymian, Majoran)
1 EL	Öl
1 EL	Zitronensaft
	jodiertes Speisesalz, Pfeffer

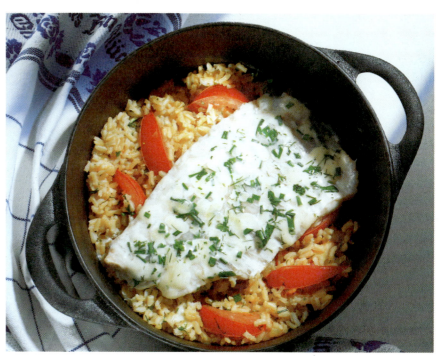

Abb. 15: Fisch im Tomatenbett

Zwiebelwürfel und Öl in eine Glasform geben und vordünsten. Reis und Brühe dazugeben und ca. 45 Minuten garen. Das Fischfilet säubern, mit Zitronensaft säuern und salzen. Tomaten achteln, mit dem vorgegarten Reis, einem Teil der Kräuter und den Gewürzen vermengen. Den Tomatenreis in einen Topf geben und das Fischfilet in die Mitte legen. Die restlichen Kräuter mit dem Käse vermengen und über das Fischfilet streuen. 3–5 Minuten garen, den Fisch wenden und weitere 3–5 Minuten schmoren lassen.

Lotte an Senfsauce
(für 2–3 Personen)

Fischsud:
½ große Zwiebel
½ große Karotte
½ große Lauchstange
1 Lorbeerblatt
500 g Lotte

Linsen:
125 g rosa Linsen
2 EL Zwiebel, klein gewürfelt
2 EL Sellerie, klein gewürfelt
2 EL Möhren, klein gewürfelt
25 g Butter
20 cl Geflügel- oder Gemüsebrühe
1 TL Weinessig
jodiertes Speisesalz
Pfeffer

Sauce:
⅛ l Geflügelfond
1 TL Mehl und Butter, miteinander verknetet
⅛ l Crème double
50 g kalte Butter
1 TL grüner Mailo-Senf
½ TL Kanadische kleine Senfkörner
Estragonessig
jodiertes Speisesalz
Dill

Fisch: Für den Sud das geputzte Gemüse fein würfeln, mit ca. ¾ l Wasser, etwas Essig und Salz kochen. Den Fisch hineingeben und einen Deckel auflegen. Auf kleiner Flamme 10–15 Minuten garziehen lassen.

Linsen: Gemüsewürfelchen mit Butter im Topf hellbraun anrösten, Linsen dazugeben, Brühe und Essig hinzugießen, Deckel schließen und auf kleiner Stufe ca. 20 Minuten garen. Mit Salz und Pfeffer abschmecken.
Sauce: Brühe und Mehlbutter verquirlen und im offenen Topf auf die Hälfte reduzieren. Crème double dazugeben und sämig einköcheln lassen. Vor dem Servieren mit kalter Butter, Senf und etwas Estragonessig mixen, mit Senfkörnern und Dill abschmecken.
Lotte aus dem Sud nehmen und auf vorgewärmten Tellern anrichten. Die heiße Sauce angießen, das warme Linsengemüse dazugeben und servieren.
Tip: Fisch verträgt keine hohen Temperaturen, wenn er saftig bleiben soll. Deshalb nur in der Restwärme garziehen lassen.
Im Schnellkochtopf verkürzt sich die Garzeit der Linsen um etwa die Hälfte.
Variationen: Anstelle von Lotte kann jeder andere Seefisch wie Kabeljau, Schellfisch oder auch Languste verwendet werden.

Muttermilch und Bio-Brei – Gesunde Kost fürs Baby

Milbenkiller im Reisbrei, Lindan in der Gemüsepampe – Babykost-Skandal weitet sich aus – Deutsche Kleinkinder schluckten mehr Schadstoffe als erlaubt – Zahnschäden nach Kindertee! Meldungen wie diese machen Müttern Angst, steigern heiß umkämpfte Einschaltquoten von Funk und Fernsehen und treiben Verkaufszahlen von Zeitungen, Zeitschriften und Magazinen in die Höhe. Das Geschäft mit der Panikmache blüht, häufig zu Unrecht, noch häufiger zu Recht:

In den 70er Jahren standen Mütter in Krankenhäusern Schlange, um ihren Sprößlingen den Magen auspumpen zu lassen. Der Grund: Ein Wahnsinniger hatte mit der Vergiftung von 100 Dosen Milchnahrung aus dem Sortiment der Milupa AG gedroht. Eine halbe Million Dosen wurden ausgetauscht.

In den 80er Jahren hielten regelrechte Prozeßwellen deutsche Mütter in Atem. Der Anlaß: Schätzungsweise 100 000 Kinder litten unter dem „Baby-Bottle-Syndrom", einer schweren und schmerzhaften Gebißzerstörung, ausgelöst durch Dauernuckeln an Trinkfla-

schen mit gezuckerten Getränken. Statt der erwarteten weißen Blitzezähnchen zeigten sich bei den betroffenen Kindern nur kleine schwarze Stumpen. Die Milupa AG stand erneut in den Schlagzeilen.

Die 90er Jahre brachten den „Baby-Brei-Skandal" mit sich. 78 000 Gläschen, angefüllt mit Leckereien wie Vollkorn-Obst-Brei, Gemüse-Allerlei und Frühkarotten, mußten von Helfern der Drogeriekette Schlecker aus den Regalen geräumt werden und wanderten vermutlich löffelweise in die Bäuche ahnungsloser Babys fernab von deutschen Landen. Der Anlaß: Lebensmittelkontrolleure fanden in diesen und später auch in anderen Gläschen wenig schmackhaftes: Brompropylat und DDT, Carbendazim und Dithiocarbamate.

Wissenschaftler, die Ordnung in das Tohuwabohu der Informationen bringen wollten, gingen lautlos unter. Wir von der Hobbythek hielten und halten ihre Botschaften für ausschlaggebend:

– In Deutschland gelten extrem strenge Vorschriften für Babynahrung. Danach dürfen Schadstoffe, wie z.B.

die gefundenen Pflanzenschutzmittel, in der Babynahrung gar nicht vorhanden sein.

– Falls doch, wie in diesem Fall, Spuren gefunden werden, dann muß prinzipiell dagegen vorgegangen werden.

– Eine akute Gefährdung für Babys, die mit den „belasteten" Breien gefüttert worden sind, bestand mit größter Sicherheit nicht.

Wir meinen zudem, daß Panikmache gerade hier eher schadet als nützt, denn die Mütter übertragen ihre Angst auf ihre Sprößlinge. Sicherheit wächst mit dem Wissen um die Dinge. Deshalb haben wir uns bemüht, Ihnen mit diesem Kapitel die wichtigsten Kriterien für eine gesunde Kost für Ihr Baby an die Hand zu geben.

Muttermilch oder Milchpulver?

Unsere erste Empfehlung lautet: Wenn es möglich ist, sollten Sie Ihr Kind unbedingt stillen! Muttermilch ist das Beste für Ihr Baby, denn:

– Muttermilch schützt vor Infektionen;
– Muttermilch schützt vor Allergien;
– Muttermilch deckt den gesamten Ernährungsbedarf des Babys in den ersten vier bis sechs Monaten;
– Muttermilch verhindert Durchfall und Mangelerkrankungen;
– Muttermilch ist stets verfügbar, keimfrei und optimal temperiert.

Muttermilch ist auch das Beste für Sie, denn:

– Stillen bewirkt, daß sich die Gebärmutter schneller zurückbildet;

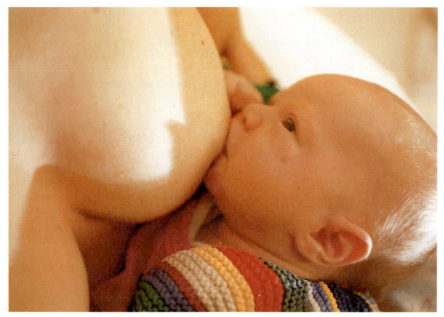

Abb. 1: Muttermilch ist die beste Nahrung, die Sie Ihrem Kind geben können.

– Stillen schützt vor Brustkrebs;
– Stillen schützt vor Eierstockkrebs.

Nach einer Studie des Bundesgesundheitsministeriums aus dem Jahre 1988 wollen 95% aller Mütter in Westdeutschland stillen. 83% aller Mütter beginnen auch tatsächlich mit dem Stillen, ein Drittel jedoch nur teilweise. Von den anfangs stillenden Müttern hören etwa 30% nach einem Monat schon auf, und nach drei Monaten haben bereits 56% der Mütter abgestillt. Ein Armutszeugnis, wenn man bedenkt, daß 98% aller Mütter über die volle Distanz stillen könnten.

Die Weltgesundheitsorganisation (WHO) und UNICEF werben damit, daß Muttermilch keine aufwendige Fertigung, Verpackung, Lagerung und Transport benötigt, darum Rohstoffe und die Umwelt schont und zudem während des ersten Lebenshalbjahrs des Babys ca. DM 1000,– einspart. Diese Vorteile sollten für jedermann einsichtig sein.

Falls Sie nicht stillen können oder wollen, ernähren Sie Ihr Baby in den ersten vier Monaten ausschließlich mit einer Ersatzmilch. Weil sich das Verdauungssystem des Säuglings erst langsam entwickelt, sollte erst ab dem fünften Monat zugefüttert werden.

Wir möchten Ihnen sehr ans Herz legen, gerade in den ersten Monaten nicht zu experimentieren. Geben Sie Ihrem Säugling in dieser Phase ein industriell gefertigtes Produkt. Sie können sicher sein, daß diese Nahrung alles enthält, was Ihr Kind benötigt.

Wenn Sie dennoch Anfangsmilchnahrung selbst herstellen möchten, was natürlich auch möglich ist, so möchten wir Ihnen aber dringend empfehlen, daß Sie sich von Ernährungswissenschaftlern gut beraten lassen. Fragen Sie bei Ihrem Arzt oder bei Ihrer Krankenkasse nach, an wen Sie sich in diesem Fall am besten wenden können.

Die Auswahl an Fertigprodukten scheint auf den ersten Blick riesengroß. Doch bei genauerem Hinsehen sind es nur wenige Produktgruppen, die von verschiedenen Firmen angeboten werden. Sie erkennen den für Ihr Kind richtigen Milchtyp an speziellen Silben im Namen der Produkte. Besprechen Sie unbedingt mit Ihrem Kinderarzt, welchen Pro-

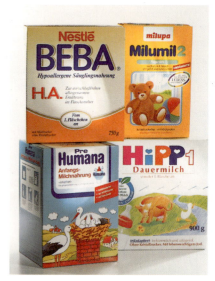

Abb. 2: Wenn Sie nicht stillen können oder möchten, lassen Sie sich von Ihrem Kinderarzt beraten, welche Fertignahrung für Ihr Baby am besten ist.

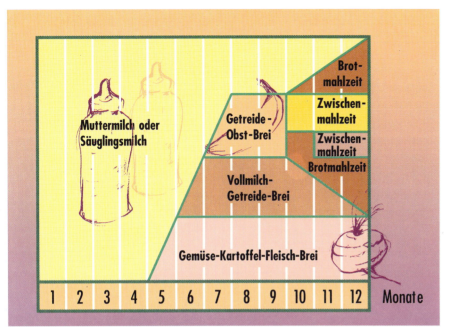

Abb. 3: Ab dem 5. Monat können Sie langsam anfangen, die Milchmahlzeiten durch feste Nahrung zu ersetzen. Denken Sie aber unbedingt an eine ausreichende Flüssigkeitszufuhr durch Getränke. (Quelle: Forschungsinstitut für Kinderernährung Dortmund)

Überlassen Sie Ihrem Baby möglichst nie das Fläschchen zum Dauernuckeln. Schwere Zahn- und Gebißzerstörungen können die Folge sein. Verwenden Sie grundsätzlich Fläschchen aus Glas, denn diese sind zerbrechlich und zudem für das Baby sehr schwer. Damit erziehen Sie sich sozusagen selbst. Versuchen Sie, den Schadstoffgehalt in der Nahrung zu reduzieren. Sie können die Babynahrung ab dem fünften Monat durchaus selbst zubereiten. Sie müssen nicht unbedingt die teuren Fertigprodukte kaufen, wenn diese auch zweifelsohne von sehr guter Qualität sind.

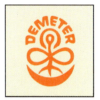
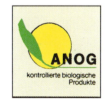 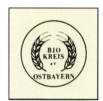

Abb. 4: Wenn Sie Babynahrung selbst zubereiten, empfehlen wir Produkte aus ökologischem Anbau. Nahrungsmittel, die eines dieser Logos tragen, wurden ohne künstliche Dünge- und Pflanzenschutzmittel angebaut.

dukttyp Sie am besten verwenden sollten, und richten Sie sich in jedem Fall genau nach den auf den Packungen angegebenen Zubereitungsanweisungen.

PRE: Diese Milch ist in der Zusammensetzung vergleichbar mit der Muttermilch und deshalb auch sehr dünnflüssig. PRE-Milch kann vom ersten Lebenstag an gefüttert werden.

1: Auch diese Milch kann vom ersten Tag an gefüttert werden. Sie enthält als Energielieferant neben dem in Muttermilch und in PRE-Milch vorhandenen Milchzucker zusätzlich Stärke. Hierdurch wird die Milch sämig und hält auch länger satt. Deshalb sollten Sie auch verstärkt darauf achten, daß das Baby nicht zu stark zunimmt.

2: Die 2-Milch sollte erst ab dem 5. Monat gefüttert werden, da sie in ihrer Zusammensetzung von der Muttermilch relativ stark abweicht. Deshalb wird sie auch als Folgemilch bezeichnet.

HA: Diese Milch eignet sich wie die PRE- und die 1-Milch als Muttermilchersatz vom ersten Lebenstag an. Sie ist aber besonders teuer und nur dann notwendig, wenn Ihr Baby allergiegefährdet ist. Sprechen Sie auch hierüber mit Ihrem Kinderarzt.

Weitere Tips für eine gesunde Ernährung:

Soweit möglich, achten Sie bei der Zubereitung auf beste Rohstoffe, sehr empfehlenswert sind Nahrungsmittel aus ökologischem Anbau. Betriebe, die ökologisch wirtschaften, versuchen den Einsatz von chemischen Mitteln in der Pflanzen- und Tierproduktion weitestgehend zu begrenzen. Sie erkennen die Produkte an folgenden Warenzeichen:
– Demeter
– Biodyn
– Bioland; Organisch-biologischer Anbau
– ANOG
– Bio Kreis Ostbayern
– Naturland.

Eltern, die ihr Baby mit fertigen Breien füttern möchten, können sich an den Ergebnissen der in *Tabelle 2* aufgeführten Testberichte orientieren.

Mineralwässer, die für die Zubereitung von Säuglingsnahrung geeignet sind

Adelholzener Primus-Quelle	Lichtenauer Mineralquelle
Bad Nieratz Quelle, Natürliches Mineralwasser	Lichtenauer Stille Quelle
	Lieler Schloßbrunnen
Bergener P. Pio-Quelle	Ludwig I.-Quelle
Brunnthaler	Magnus Quelle
Diementaler Quelle	Mozart-Quelle
Dietenbronner	Natürliches Mineralwasser Wald-Quelle
Eichenzeller Natur-Brunnen	
Elisabethen Quelle	Randegger Ottilien Quelle
Finkenbach Quelle Medium	Remus Mineralwasser
Fürst Bismarck Quelle	Remus Quelle
Gundelfinger Aloisius Quelle	Rildinger Gräfin Marien-Quelle
Haltern Quelle	Sailaufer Mineralbrunnen
Höllen-Sprudel	Schloss Quelle
Ileburger Schloßbrunnen	Siegsdorfer Petrusquelle
Jakobus natürliches Mineralwasser	Silvana Ursprung
Kirkeler Wald Quelle, Stilles Mineralwasser	Sodenthaler Andreas-Quelle
	Staatl. Bad Brückenauer Mineralwasser
Köllertaler Sprudel	
Köllertaler Still	Stiller Quell Vilsa
Kreuzwald Quelle	Uttinger Keltenbrunnen
Krumbach Quelle	Visa Brunnen
Krumbach Sprudel	Weissenberger Quelle
Labertaler Stephanie Brunnen	Wittenseer Quelle

Tabelle 1   Quelle: F. Manz und J. Hülsemann, Dortmund.

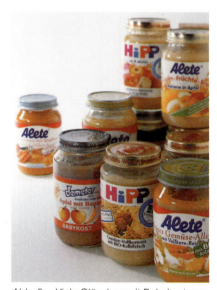

Abb. 5: Viele Gläschen mit Babykost wurden von der Zeitschrift „test" mit dem Prädikat *sehr gut* ausgezeichnet.

Zuviel Nitrat kann für Säuglinge schädlich sein. Deshalb sollte unbedingt auf gutes Wasser und bestes Gemüse geachtet werden. Lesen Sie hierzu im Kapitel „Richtige Ernährung für Gesunde und solche, die es bleiben wollen", *Seite 40f.*

Falls Sie für Ihren Säugling ausnahmsweise Mineralwasser verwenden müssen, weil Sie z. B. auf Reisen sind, weil Sie das Wasser nicht abkochen können oder weil das Trinkwasser einen Nitratwert von über 50 mg pro Liter aufweist, so sollten Sie auf den Hinweis „Geeignet für die Zubereitung von Säuglingsnahrung" achten. Um die Suche nach solchen Produkten zu erleichtern, können Sie sich anhand

Baby-Breie im Test

FLEISCHBREIE	ÖKOTEST 5/1994 Bewertung	TEST 10/1990 Bewertung	OBSTBREIE	ÖKOTEST 5/1994 Bewertung	TEST 10/1990 Bewertung
MILUPA Junior Kalbfleisch in Vollkornreis	empfehlenswert		BIOLAND Birne-Apfel	empfehlenswert	
JA! Gartengemüse mit Rindfleisch	eingeschränkt empfehlenswert *		BIOLAND Birne mit Hafer	empfehlenswert	
JA! Schinkennudeln mit Gemüse	eingeschränkt empfehlenswert *		BIOLAND Kirsche-Apfel	empfehlenswert	
KD Schinkennudeln mit Gemüse	eingeschränkt empfehlenswert *		BIOLAND Siebenkorn mit Früchten	empfehlenswert	gut
KD Tomaten und Eiernudeln mit Rindfleisch	eingeschränkt empfehlenswert *		GRANOVITA Babys Bestes 7-Korn-Vollkornbrei mit Früchten	empfehlenswert	gut
ALETE Kalbfleisch mit Gemüse, Spaghetti		sehr gut	GRANOVITA Babys Bestes Birne mit Apfel	empfehlenswert	
ALETE Kalbfleisch in Gartengemüse, Reis		sehr gut	HIPP Äpfel mit Bananen	empfehlenswert	
ALETE Kalbfleisch in Kartoffeln und Blumenkohl		sehr gut	HIPP Birne in Apfel	empfehlenswert	
HIPP Kalbfleisch in feinem Gemüse und Kartoffeln		sehr gut	HIPP Südfrüchte in Apfel	empfehlenswert	
HIPP mit Vollkorn: Kalbfleisch in Gemüse und Vollkornreis		sehr gut	HIPP Vollkornbrei mit Apfel und Banane	empfehlenswert	
OBSTBREIE			HIPP Vollkorn-Müsli Apfel-Banane mit Joghurt	empfehlenswert	gut
ALETE Birne mit Apfel	empfehlenswert		HIPP Vollkorn-Früchte-Brei Vollkorn-Reisbrei mit Früchten		sehr gut
ALETE Feines Früchte-Allerlei	empfehlenswert		HIPP Vollkorn-Früchte-Brei Vollkorn Apfel-Müsli		gut
ALETE Früchte-Kompott Aprikosen in Apfel	empfehlenswert		JA! Früchte-Dessert	empfehlenswert	
ALETE Vollkorn-Früchte-Brei Orange in Apfel	empfehlenswert		KD Äpfel mit Bananen	empfehlenswert	
ALETE Vollkorn-Früchte-Brei Banane in Apfel		sehr gut	KD Banane in Apfel mit Vollkornhafer	empfehlenswert	
ALETE Vollkorn-Früchte-Brei Birnenstückchen mit Pfirsich-Maracuja		sehr gut	LECKERMATZ Apfel und Birne	empfehlenswert	
			MILUPA Früchte mit Vollkornhafer	empfehlenswert	
			DEMETER Apfel mit Birne	empfehlenswert	
			DEMETER Apfel mit Naturreis		sehr gut
			DEMETER Birne und Apfel mit Vierkornflocken		sehr gut

Tabelle 2: * Produkte mit der Bewertung „eingeschränkt empfehlenswert" enthielten zu viel Natrium (Bestandteil von Kochsalz). Gläschen mit der Note „gut" enthielten Spuren von Cadmium oder Blei.

Tabelle 1 einen Überblick verschaffen. Wir können nicht für Vollständigkeit garantieren.

Ernähren Sie Ihr Kind ausgewogen. Alle führenden Ernährungswissenschaftler empfehlen eine ausgewogene Kost, zu der auch Milchprodukte, Eier und Fleisch gehören. Eine rein vegetarische Kost wäre auch bei Kleinstkindern denkbar, doch die Mehrzahl der Mütter und Väter verfügen nicht über das notwendige ernährungswissenschaftliche Fachwissen, um bleibende Schäden beim Kind zu verhindern. Wenn Sie zu diesem Thema Genaueres erfahren möchten, so lesen Sie bitte im Kapitel „Richtige Ernährung für Vegetarier" nach.

Rezepte für die Jüngsten der Familie

Wir haben uns bemüht, die im folgenden aufgeführten Rezepte auf das Alter und auf den Bedarf Ihres Kindes abzustimmen. Aber Sie wissen ja selbst, wie unterschiedlich entwickelt Kinder im ersten Lebensjahr sein können. Unsere Rezepte sind deshalb sozusagen für Durchschnittsbabys berechnet. Die richtige Orientierung gibt Ihnen im Grunde Ihr Kind selbst. Denn zum einen können Säuglinge sehr gut Hunger, aber auch Sättigung signalisieren, zum anderen sehen Sie selbst am besten, wie sich Ihr Kind entwickelt, ob es eher mager ist und Sie deshalb mehr zufüttern sollten, oder ob es eher moppelig ist und Sie vielleicht etwas bremsen sollten. Wenn Sie unsicher sind, dann fragen Sie doch beim nächsten Besuch Ihren Kinderarzt.

Ab dem fünften Monat können Sie mit dem Zufüttern beginnen. Versuchen Sie es erst einmal einige Tage lang mit einigen Löffeln Karottenbrei, dann mit etwas Karotten-Kartoffel-Mus. Der „Gemüse-Kartoffel-Fleisch-Brei" ist dann die erste richtige Mittagsmahlzeit.

Um sicherzustellen, daß es Ihrem Baby an nichts fehlt, haben wir uns strikt an die Empfehlungen und Grundrezepturen gehalten, die die Ernährungswissenschaftler des Dortmunder Forschungsinstitutes für Kinderernährung erarbeitet haben.

Einige Tips zur Zubereitung:
– Bereiten Sie die Nahrungsmittel stets schonend zu und verwenden Sie ausschließlich frische Ware.
– Garen, nicht kochen.
– Schalen, Kerne, schlechte Stellen usw. sauber entfernen.
– Je nach Alter und Entwicklung Ihres Säuglings wird das fertige Essen fein püriert (5. Monat) oder grob mit der Gabel zerdrückt (12. Monat).
– Geben Sie keine Gewürze, keinen Zucker und kein Salz in das Essen.
– Wärmen Sie die Speisen niemals wieder auf. Sie können jedoch größere Portionen vorbereiten und sofort in den Kühlschrank stellen (für etwa zwei Tage) oder einfrieren.

Gemüse-Kartoffel-Fleisch-Brei

(für den 5. bis 6. Monat)

80 g	Möhren
45 g	Kartoffeln
25 g	Apfelsaft
25 g	Rindfleisch
9 g	Sojaöl

80 g	Möhren
45 g	Kartoffeln
25 g	Apfelsaft
25 g	Schweinefleisch
9 g	Sonnenblumenöl

80 g	Möhren
45 g	Kartoffeln
25 g	Wasser
25 g	Geflügelfleisch
9 g	Distelöl

Fleisch in kleine Würfel schneiden. In ein kleines Töpfchen geben, Wasser angießen, Deckel schließen und auf niedriger Stufe schonend garen. Wenn das Fleisch durchgegart ist, die geputzten und in kleine Scheiben geschnittenen Kartoffeln mit dem Öl hinzugeben und weiter garen lassen. Nun die Möhren putzen, in feine Scheiben schneiden und etwas später mit in den Topf geben. Wenn alles gar ist, den Apfelsaft zugießen und die fertige Speise gut pürieren.

Ab dem 6. Monat können Sie diese Rezepte mit weiteren Gemüsearten variieren. Nehmen Sie anstelle der Möhren z. B. Blumenkohl, Brokkoli, Fenchel, Kohlrabi, Rosenkohl oder Spinat (nur wenn Ihr Baby ihn mag).

(für den 7. bis 8. Monat)

100 g	Gemüse
50 g	Kartoffeln
30 g	Flüssigkeit
30 g	Fleisch
10 g	Öl

Als Gemüse können Sie einsetzen: Blumenkohl, Brokkoli, Erbsen (zarte), Fen-

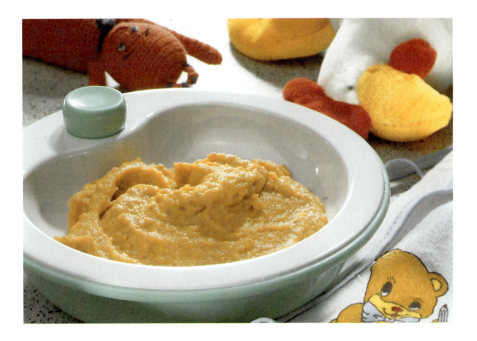

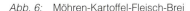
Abb. 6: Möhren-Kartoffel-Fleisch-Brei

Vollmilch-Getreide-Brei
(für den 6. Monat)

180 g	Frische Vollmilch
15 g	Vollkorn-Flocken
20 g	Saft

Milch vorsichtig in einem kleinen Töpfchen erwärmen, Vollkorn-Flocken hinzugeben, kurz aufkochen lassen und Flocken unter stetigem Umrühren weich werden lassen. Zum Schluß langsam den Saft hinzugeben und dabei gut verrühren.
Als Vollkorn-Flocken können Sie Weizen-, Gerste-, Roggen- oder Haferflocken verwenden. Allerdings müssen die Flocken für Ihr Baby gut zu schlucken sein. Deshalb eignen sich beim jungen Säugling am besten Haferflocken oder spezielle Babyflocken, da sie sich beim Aufkochen in der Milch gut lösen.
Als Saft können Sie Karottensaft, Apfelsaft, Orangensaft, aber auch Traubensaft wählen.

(für den 7. bis 8. Monat)

200 g	Frische Vollmilch
20 g	Vollkorn-Flocken
20 g	Saft

(für den 9. bis 10. Monat)

200 g	Frische Vollmilch
20 g	Vollkorn-Flocken
20 g	Saft

chel, Kohlrabi, Möhren, Rosenkohl, Schwarzwurzeln, Spinat, Tomaten (enthäutet), Zucchini etc.
Als Flüssigkeit können Sie einsetzen: Karottensaft, Orangensaft, Apfelsaft, Wasser etc.
Als Fleisch können Sie einsetzen: Rindfleisch, Kalbfleisch, Schweinefleisch, Lammfleisch, Geflügelfleisch.
Als Öl können Sie einsetzen: Sojaöl, Sonnenblumenöl, Distelöl, Olivenöl etc.

(für den 9. bis 10. Monat)

120 g	Gemüse
50 g	Kartoffeln
30 g	Flüssigkeit
30 g	Fleisch
11 g	Öl

(für den 11. bis 12. Monat)

140 g	Gemüse
55 g	Kartoffeln
35 g	Flüssigkeit
35 g	Fleisch
12 g	Öl

Grundsätzlich gilt: Diese Breie können Sie sechsmal in der Woche in unterschiedlicher Zusammensetzung füttern. Einmal pro Woche sollte das Fleisch durch ein Eigelb ersetzt werden:

	Gemüse
	Kartoffeln
	Flüssigkeit
1	Eigelb
	Öl

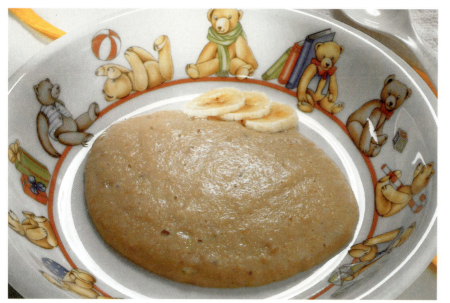

Abb. 7: Vollmilch-Getreide-Brei

ständigem Umrühren lösen lassen. Butter hineingeben. Obst putzen, dann kleingeschnitten, geraspelt oder püriert unter die Flocken-Milch rühren.
Als Vollkorn-Flocken können Sie einsetzen: Weizen-Vollkorn-Flocken, Roggen-Vollkorn-Flocken, Hafer-Vollkorn-Flocken, Gerste-Vollkorn-Flocken. Haferflocken lösen sich besonders gut in Flüssigkeit, deshalb sind sie für junge Säuglinge meistens besser geeignet als andere Flocken. Probieren Sie es einfach aus!
Als Flüssigkeit können Sie nach Belieben Stille Mineralwässer, Apfelsaft, Birnensaft, Orangensaft oder auch Traubensaft verwenden.
Als Obst eignet sich praktisch alles, fein püriert oder gerieben: Apfel, Birne, Banane, Pfirsich, Aprikosen, Orangen etc.

(für den 11. bis 12. Monat)

240 g	Frische Vollmilch
25 g	Vollkorn-Flocken
20 g	Saft

Was Sie an Vollkorn-Flocken und Saft einsetzen können, lesen Sie bitte unter dem 6. Monat nach.

Getreide-Obst-Brei
(für den 7. und 9. Monat)

20 g	Vollkorn-Flocken
90 g	Flüssigkeit
100 g	frisches Obst
5 g	Butter

Flüssigkeit vorsichtig erwärmen, Vollkorn-Flocken hinzugeben und unter

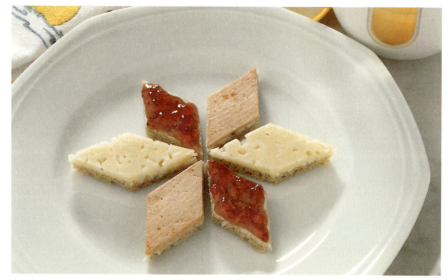

Abb. 8: Erste Brotmahlzeit

Erste Brotmahlzeit
(ab dem 10. Monat)
Jetzt ist Ihr Baby schon ganz schön groß, mit gewaltigen Schritten nähert es sich der Erwachsenen-Ernährung. Wenn auch noch ohne Rinde, ohne Körner und in kleinen Stückchen, aber immerhin, das erste Butterbrot kommt auf den Teller!
Sie können es ganz nach Ihrem Geschmack zubereiten: Verwenden Sie gute Butter oder Margarine und als Belag Käse, Wurst oder auch einmal Marmelade. Ihrem Kind wird es ganz bestimmt hervorragend schmecken.

Zwischenmahlzeiten
(ab dem 10. Monat)
Als Zwischenmahlzeit eignet sich praktisch alles, was gesund ist und auch wir Großen hin und wieder gerne verzehren : ein Stückchen Obst, etwas Quark mit Banane, geriebenem Apfel oder Fruchtsaft, Vollkorn-Flocken mit Milch oder Saft, ein trockenes Brötchen (tut den einschießenden Zähnchen gut) etc. Wir wünschen Ihrem Baby „Guten Appetit"!

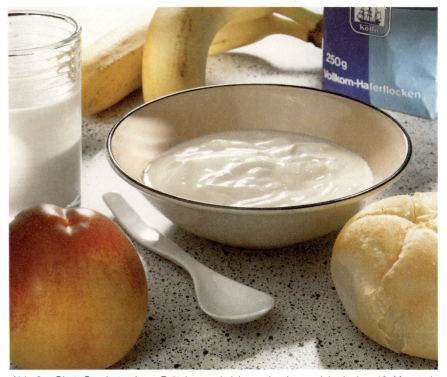

Abb. 9: Obst, Quark, trockene Brötchen und vieles mehr eignen sich ab dem 10. Monat als Zwischenmahlzeiten.

Richtige Ernährung für Kinder und Jugendliche

Wahrscheinlich fragen Sie sich, was denn so ungewöhnlich an der Ernährung für Kinder und Jugendliche sein könnte. Die Antwort ist im Grunde sehr naheliegend, denn das Besondere an Kindern und Jugendlichen ist ja, daß sie noch nicht erwachsen sind. Dieses Nicht-erwachsen-Sein zeigt sich darin, daß sowohl die geistig-seelische wie auch die körperliche Entwicklung noch nicht abgeschlossen sind. Eine hochwertige Ernährung wiederum ist eine wichtige Voraussetzung für das gesunde Heranwachsen des Körpers sowie für das störungsfreie Reifen der geistig-seelischen Anlagen. Da ist es ganz logisch, daß die Nahrungsmittel, die Kinder und Jugendliche zu sich nehmen, sozusagen mehr Wert haben müssen, als die, die wir benötigen. Wir möchten Ihnen das einmal an einem ganz augenfälligen Beispiel verdeutlichen: Ein Auto benötigt im wesentlichen vor allem Energie, also Benzin, um zu fahren. Hin und wieder muß auch Öl nachgefüllt werden, ab und zu muß hier und da gefettet werden und gelegentlich müssen auch ein paar Schrauben erneuert werden. Genauso ist es bei uns Erwachsenen. Um zu laufen, benötigen wir Energie, also Kalorien. Zudem brauchen wir natürlich noch andere Stoffe, wie Vitamine, Mineralstoffe, Eiweiß usw. Diese sollen die Funktionen unseres Körpers ähnlich wie Öl, Fett und Schrauben am Auto aufrechterhalten. Ganz anders sieht die Sache aus, wenn Sie das Auto erst einmal bauen wollen. Da reichen ein bißchen Öl, Fett und Schrauben nicht aus. Da brauchen Sie schon eine ganze Menge Öl, eine gehörige Portion Fett und viele, viele Schrauben. Genauso benötigt ein kleiner Mensch eine ganze Menge Mineralstoffe, viele Vitamine, sehr viel hochwertiges Eiweiß und anderes mehr.

Was diese wertvollen Inhaltsstoffe anbetrifft, muß die Nahrung eines Kindes und eines Jugendlichen also, wenn Sie so wollen, konzentrierter sein. Daneben verbrauchen Sprößlinge natürlich auch eine ganze Menge Energie. Ein Kind im Alter von 7 Jahren verarbeitet etwa

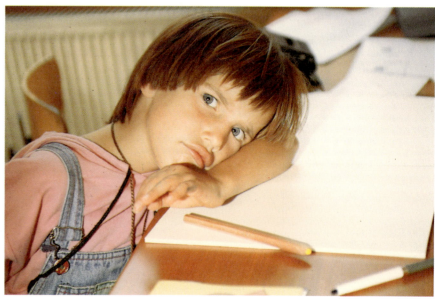

Abb. 1: Vitamin- oder Mineralstoffmangel führen bei Kindern oft zu Lustlosigkeit und Müdigkeit.

2000, ein Jugendlicher im Alter von 18 Jahren etwa 2400 bis 3000 Kilokalorien am Tag.

Sie können sicher sein, daß Ihr Kind kaum alle wichtigen Stoffe mit der Ernährung zu sich nimmt, wenn kalorienreiche wertentleerte Nahrungshülsen einen Großteil seines Kalorienbedarfs decken. Zu diesen Lebensmitteln gehören vor allem Colagetränke, Limonaden, Schokoladen, Lakritze, Lutscher, Bonbons, Zuckerkekse und auch viele vermeintlich gesunde Milchschnitten oder Zucker-Müsliriegel.

Natürlich geht es uns nicht darum, Ihrem Kind jedes Bonbon und jedes Stück Schokolade madig zu machen. Es geht nur darum, diese Schleckereien wieder zu etwas Besonderem zu machen, und das ist nur möglich, wenn Ihr Kind sie nur hin und wieder erhält. Hierzu fällt uns spontan auch die süße Schultüte ein. Ich, Jean Pütz, kann mich noch gut daran erinnern, was für ein Fest der erste Schultag für uns war, denn damals gab es noch recht selten so richtig leckere Naschereien. Heute werden die Kinder aber in der Regel täglich mit Süßigkeiten verwöhnt.

Aber, um auf unseren Ausgangspunkt, den Nährwert von Nahrungsmitteln, zurückzukommen: Erhält Ihr Kind nicht genügend Vitamine, Mineralstoffe usw., so kann sich das im besten Fall durch leichte Störungen wie Verstopfung, Müdigkeit, Konzentrationsschwäche, Nervosität, Depressionen, Reizbarkeit und erhöhte Anfälligkeit für Infektionskrankheiten bemerkbar machen. Im schlimmsten Fall können sogar Wachstumsstörungen, Herzbeschwerden, Schilddrüsenerkrankungen, Anämie oder andere unangenehme Beeinträchtigungen die Folge sein.

Ein weiteres Problem ist natürlich die Karies. 50 Prozent der Dreijährigen und gar 90 Prozent der Schulanfänger laufen mit kariösen Zähnen durch die Welt (siehe hierzu auch *Seite 98ff.*). Ganz zu schweigen von den vielen übergewichtigen Kindern, die ohne Zweifel unter ihrem Gewicht leiden müssen. Sei es, daß sie gehänselt werden, sei es, daß sie beim Laufen immer die letzten sind, oder sei es, daß sie sich selbst beim Blick in den Spiegel nicht leiden mögen. Sie sollten Ihrem Kind einen guten Start in die Zukunft geben und deshalb auf eine gesunde und ausgewogene Ernährung achten.

Allgemeine Anregungen

Achten Sie auf eine ausgewogene Ernährung!

Bringen Sie häufig Vollkornbrot, Vollkornnudeln, Müsli, Kartoffeln, Gemüse, Hülsenfrüchte, Obst, Milch und Milchprodukte auf den Tisch. Fisch, Fleisch und Eier sowie Fette und Öle sparsamer verwenden, Süßigkeiten nur gelegentlich.

Bringen Sie Abwechslung in den Speiseplan!

Kinder und Jugendliche haben oft für längere Zeit bestimmte Vorlieben. Dann essen sie wochenlang nur noch Pfannkuchen, Pommes frites oder Nudeln. Diese Ernährungsgewohnheiten führen auf längere Sicht zwangsläufig zu Mangelerscheinungen.

Kinder brauchen Spaß am Essen!

Kinder und Jugendliche essen nicht umsonst so gerne Schleckereien. Denn außer, daß sie süß sind, sind sie mit ihren schrillen Verpackungen, ihren leuchtenden Farben, ihren verspielten Aufmachungen und ihren Dinos, Monstern, Zwergen und Mickey-Mäusen

Nahrungsbedarf von Kindern

NAHRUNGSMITTEL	ALTER (Jahre)			
	1	2–3	4–6	7–9
MILCH-/PRODUKTE (ml/Tag)	300	330	350	400
FLEISCH-/WAREN, WURST (g/Tag)	40	50	60	70
FISCH (g/Woche)	50	70	100	150
EIER (Stück/Woche)	1–2	1–2	2	2
MARGARINE, BUTTER, ÖL (g/Tag)	10	15	20	25
BROT, GETREIDEFLOCKEN (g/Tag)	80	120	170	200
KARTOFFELN (g/Tag)	80	100	120	140
GEMÜSE (g/Tag)	100	120	180	200
OBST (g/Tag)	100	120	180	200
FLÜSSIGKEIT (ml/Tag)	450	600	700	1000

Tabelle 1

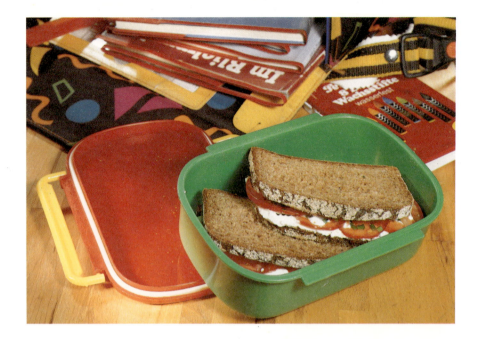

Abb. 2: Geben Sie Ihrem Kind Vollkornbrote mit in die Schule und achten Sie beim Belag auch darauf, was Ihr Kind gerne mag, damit das Schulbrot nicht wieder mit nach Hause kommt.

auch einfach auf Kinderherzen ausgerichtet. Dieser Anziehungskraft der Süßwaren können Sie aber entgegenwirken, indem Sie auch gesunde Lebensmittel attraktiv gestalten. Wenn Ihr Kind z. B. in der Schule eine unansehnliche Stulle auspacken muß, dann ist es kein Wunder, wenn es diese links liegenläßt und sich statt dessen am Kiosk „schöne bunte Smarties" kauft. Legen Sie zum Käsebrot noch eine rote Tomate oder Radieschen und ein Stückchen grüne Gurke. Im Sommer freut sich Ihr Kind bestimmt über ein paar frische Erdbeeren oder Kirschen. Berücksichtigen Sie die Vorlieben Ihres Kindes und gestalten Sie die Aufmachung der Pausenbrot-Dose immer mal wieder neu. Das kann mit ganz einfachen Mitteln geschehen: Hin und wieder könnten Sie das Brot vielleicht auf eine bunte Serviette legen. Ab und zu sollten Sie ein kleines Geschenk in die Dose legen, z. B. einen Luftballon, einen Flummi oder ein Tier für den Zoo Ihres Kindes.

Hin und wieder können Sie natürlich auch eine kleine Näscherei hinzulegen, z. B. einen Fruchtriegel, ein paar Nüsse, etwas Vollkorngebäck, Trockenobst oder einen gesunden Ballaststoffriegel.

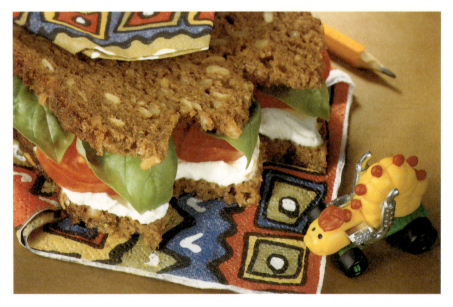

Abb. 3: Auch Kinder „essen mit den Augen"!

92

Steigern Sie die Attraktivität der Nahrung!

Oftmals scheitert die Aufnahme von gesunden Lebensmitteln aus ganz einfachen Gründen, an die wir als Erwachsene kaum denken. Da wird die Stulle mit der leckeren Wurst ver-

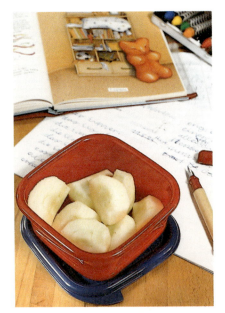

Abb. 4: Ein Apfel, der bereits in mundgerechte Stücke geschnitten wurde, hat eine sehr viel größere Chance, gegessen zu werden als einer „am Stück".

schmäht, nur weil Ihr Kind das Endstück vom Brotlaib einfach nicht mag. Da bleibt das Käsebrot in der Dose liegen, nur weil Sie vergessen haben, den „Doppeldecker" einmal durchzuschneiden und Ihr Kind dieses unhandliche, übergroße Brotmonster einfach unattraktiv findet. Obst wird von Kindern und Jugendlichen wesentlich lieber verzehrt, wenn es sozusagen auf dem goldenen Teller serviert wird. Der Apfel schmeckt besser, wenn er schon geteilt und entkernt ist, und auch die Orange wird von manchen Kindern bevorzugt, wenn die Schale schon abgelöst wurde. Auch werden Lebensmittel häufig dann liegengelassen, wenn sie insgesamt keinen ansprechenden Eindruck machen. Überreife Bananen etwa, mit ersten Matschstellen, werden von einem Kind kaum mehr verzehrt. Sie kennen Ihr Kind am besten. Machen Sie es ihm leichter, gesunde Lebensmittel gerne zu essen.

Achten Sie darauf, daß Ihr Kind viel Flüssigkeit aufnimmt!

Kinder und Jugendliche müssen viel trinken. Ein 9jähriges Kind braucht etwa 1 Liter Flüssigkeit pro Tag. Das entspricht immerhin fünf vollen Trinkgläsern. Als Getränke eignen sich natürlich Milch, Leitungswasser, stille Wässer, ungesüßte Kräuter- und Früchtetees sowie verdünnte Fruchtsäfte. Geben Sie Ihrem Kind hingegen Cola oder Limonade, dann trinkt es so ganz nebenbei 400 bis 500 Kilokalorien. Damit schluckt es ein Viertel bzw. 25 Prozent seines Energiebedarfs, ohne auch nur die geringste Chance zu haben, Eisen, Calcium oder andere lebensnotwendige Nährstoffe aufzunehmen. Zusammen mit den „übriggebliebenen" 75 Prozent Kalorien, die jetzt noch aufgenommen werden können, wird es Ihr Kind etwa kaum schaffen, 100 Prozent seines Eisenbedarfs und 100 Prozent seines Calciumbedarfs zu decken.
Als Alternative zu zuckerreichen Cola- und Limogetränken empfehlen wir Ihnen die Fruchtsirupkonzentrate der Hobbythek. Diese Konzentrate werden industriell unter Vakuum, d. h. unter Ausschluß des vitaminzerstörenden Luftsauerstoffs, hergestellt. So ist es möglich, reinen Fruchtsäften bei schonenden Temperaturen einen Teil ihrer Flüssigkeit zu entziehen. Aus den so hergestellten Konzentraten läßt sich dann durch Zugabe von Wasser ganz einfach wieder Fruchtsaft bereiten. Nehmen Sie im Geschäft doch einfach einmal einen beliebigen Fruchtsaft zur Hand. Auch diese bestehen meistens aus Fruchtsaftkonzentraten, denen erst zum Schluß das Wasser wieder zugefügt wurde (mehr dazu auf *Seite 33 f.*).

Rezepte, mit denen Sie Ihre Kinder zum Essen verführen

Mini-Gemüse-Quiche
(für 2–3 Personen)

150 g	bißfest gekochtes Gemüse (je nach Jahreszeit und Geschmack z. B. Möhren, Kohlrabi, Zucchini, Brokkoli, Blumenkohl, Spargel, Spinat)
2 EL	Crème fraîche
100 g	fein geriebener Käse, z. B. Gouda
2	Eier
	Salz
	Pfeffer
	frische Kräuter, z. B. Schnittlauch, Basilikum, Petersilie
6	eßbare Backförmchen (Fa. Küchle)

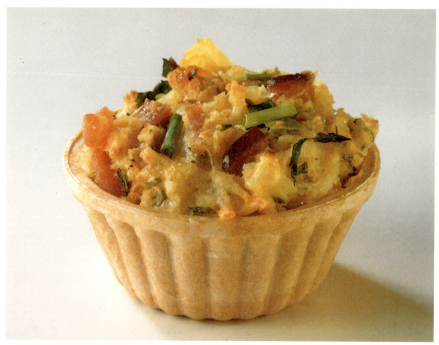

Abb. 5: Servieren Sie Ihren Kindern ihr Mittagessen doch einmal in einem eßbaren Förmchen, wie diese Mini-Gemüse-Quiche.

Eier aufschlagen und leicht schaumig rühren. Anschließend nach und nach Crème fraîche, Käse, Gemüse und kleingehacke Kräuter unterrühren und mit Salz und Pfeffer abschmecken. Das Gemenge auf die Backförmchen verteilen und im vorgeheizten Backofen bei 190 °C auf mittlerer Schiene ca. 30 Minuten backen. Warm genießen.

Eine Zwiebel schälen, würfeln und in einer Pfanne mit etwas Fett andünsten. Die Kartoffeln kochen, pellen und anschließend mit einer Gabel grob zerdrücken. Den Vollkorntoast zerkrümeln. Alle Zutaten vermischen, auf die Backförmchen verteilen und zwei Drittel des Schnittlauchs untermengen.

Mit Salz, Pfeffer und Kümmelpulver abschmecken und mit dem restlichen Schnittlauch verzieren. Im vorgeheizten Backofen bei 180 °C ca. 30 Minuten backen.

Tip: Eßbare Backförmchen sind eine neue Erfindung und deshalb noch nicht überall erhältlich. Fragen Sie dort nach, wo Sie üblicherweise Oblaten kaufen.

Kinder-Kartoffelauflauf
(für 2–3 Personen)

150 g	Pellkartoffeln, gekocht
1	kleines Ei (Gewichtsklasse 5)
50 g	Zwiebeln, angedünstet
40 g	Hartkäse, gerieben
30 g	roher Schinken, gewürfelt
25 g	Vollkorntoastbrot
	Schnittlauch
	Salz
	Pfeffer
	Kümmelpulver
6	eßbare Backförmchen (Fa. Küchle)

Mexikanische Farmerpfanne mit knusprigem Fladenbrot
(für ca. 4 Personen)

Fladenbrot:	
500 g	Mehl
1	Päckchen Trockenhefe
1 TL	Salz
¼ l	lauwarmes Wasser
5 EL	Öl
Farmerpfanne:	
500 g	Schweine- oder Rinderfilet
2	Zwiebeln
3	Knoblauchzehen
5	Tomaten
300 g	Kidneybohnen
3 EL	gehackte Macadamia-Nüsse oder Sonnenblumenkerne
3	gelbe Paprikaschoten
1	Maiskolben (falls erhältlich)
½ l	Gemüsesaft
	jodiertes Speisesalz, Pfeffer, Cayennepfeffer, Kreuzkümmel, Oregano

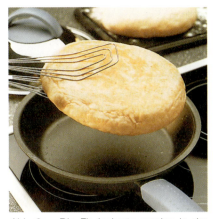

Abb. 6a: Die Fladenbrote werden in der Pfanne gebacken.

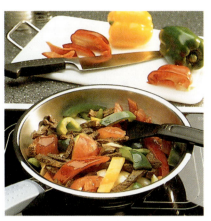

Abb. 6b: Fleisch und Gemüse werden in Öl angebraten.

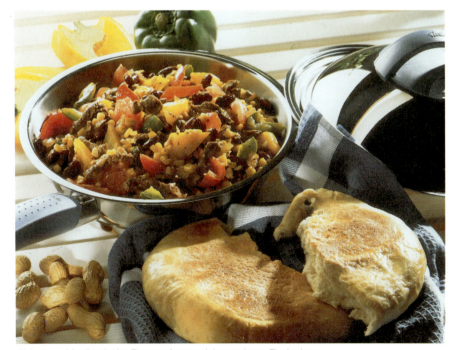

Abb. 6c: Mexikanische Farmerpfanne mit knusprigem Fladenbrot.

Am Vortag: Kidneybohnen abspülen und über Nacht einweichen. Am nächsten Tag das Wasser auswechseln und etwa eine Stunde kochen.

Hefeteig: Mehl in eine Schüssel geben, mit Trockenhefe und Salz vermengen. Eine Kuhle in das Mehl drücken, Wasser hinein gießen und Öl um die Kuhle träufeln. Mit Knethaken des Handrührgerätes oder dem Universalmixer zügig verkneten, anschließend an einem warmen Ort 20 Minuten ruhen lassen.

Aus dem Teig zwei Fladenbrote in Pfannengröße formen. Etwas Öl in einer Pfanne erhitzen und die Fladenbrote jeweils bei geschlossenem Deckel ca. 35 Minuten bei mittlerer Hitze backen. Zwischendurch nach ca. 15 Minuten wenden.

Das Fleisch mit einem scharfen Fleischmesser auf einem Schneidebrett in feine Streifen schneiden. Zwiebeln und Knoblauchzehen abziehen und fein würfeln, mit dem Fleisch in dem restlichen Öl gut anbraten. In der Zwischenzeit Tomaten in einer Kasserolle überbrühen, häuten und in Würfel schneiden.

Tip: Die Schale läßt sich problemlos abziehen, wenn Sie die Tomaten kreuzweise einschneiden und dann kurz in kochendes Wasser legen.

Kidneybohnen abtropfen lassen, Paprikaschoten halbieren, entkernen, waschen und in Stücke schneiden. Mais vom Kolben lösen und kurz abspülen. Das vorbereitete Gemüse zum Fleisch geben und mit anbraten. Gemüsesaft angießen, erhitzen und mit Salz, Pfeffer, Cayennepfeffer, Kreuzkümmel und Oregano abschmecken.

Vor dem Servieren mit den gehackten Macadamia-Nüssen bestreuen. Das knusprige Fladenbrot dazu servieren.

Naturreis Paradies
(für 1 Person)

160 g	Naturreis, gekocht
½ TL	Kakao, schwach entölt
1	Apfel, klein, ungeschält
2	Tabletten Lightsüß HT
1 EL	Hafer-Crispies HT Super

Kakao über den Reis streuen. 2 Tabletten Lightsüß HT in etwas Wasser auflösen und hinzugeben. Die Hälfte des Apfels, abgewaschen und geputzt, in kleine Stückchen schneiden und mit den Crispies ebenfalls zum Reis geben. Die Masse gut durchrühren und den Teller mit dem in Scheiben geschnittenen Rest des Apfels anrichten.

Indisches Hühnerfrikassee
(für 4 Personen)

1	Suppenhuhn (ca. 1,2 kg)
	Salz
	Pfeffer
3	Stangen Bleichsellerie
1	Zwiebel
10 g	Butter
500 ml	Wasser
40 g	Butter
30 g	Mehl
2 EL	Curry
½ TL	Kreuzkümmel
40 g	Macadamia-Nüsse
75 g	Rosinen
1	Becher Sahnejoghurt (150 g)
200 g	Vollkornreis

Reis mit der doppelten Menge Wasser in einen Topf geben und ca. 45 Minuten garen.
Das Suppenhuhn im Wasser mit Salz ca. eine Stunde garkochen. Dann Haut und Knochen entfernen und das Fleisch in mundgerechte Stücke teilen. Den Bleichsellerie in kleine Stücke schneiden und die Zwiebel fein würfeln, mit 10 g Butter dünsten. Heiße Hühnerbrühe mit Butter, Mehl und den Gewürzen verquirlen. Zu dem Gemüse geben und kurz aufkochen. Zwischendurch einige Male mit dem Schneebesen durchrühren.
Rosinen, gehackte Macadamia-Nüsse und Hähnchenfleisch zugeben und noch einmal 5 Minuten erhitzen. Kurz vor dem Servieren den Joghurt unterheben.

Orientalischer Reis mit Hähnchenbrust und Zuckerschoten
(für 4 Personen)

Reis:

100 g	Vollkornreis
200 ml	Wasser
2 EL	Butter
1 TL	Kardamon, gemahlen
½	Zimtstange
2	Nelken, ganz
2	schwarze Pfefferkörner
	Schale einer unbehandelten Orange, gerieben
½ TL	Salz
½ TL	Safranpulver
2 EL	Sultaninen
2 EL	Macadamia, grob gehackt
2 EL	Pistazien, gehackt

Fleisch:

2	Hähnchenbrustfilets (je ca. 120 g)
1 EL	Butter
50 ml	Milch
50 ml	Sahne
	Bindix HT
200 g	Zuckerschoten

Marinade:

2 cl	Sojasauce
	Saft und Schale einer unbehandelten Orange
5–10	Blätter frischer Salbei

Die Zutaten für die Marinade vermischen und die Hähnchenbrustfilets über Nacht darin ziehenlassen.
Butter in einem Topf schmelzen, Reis und Gewürze zufügen, gut umrühren und ca. 2 Minuten dünsten. Wasser zufügen und 30 bis 45 Minuten köcheln lassen. Kurz vor Ende der Garzeit Sultaninen, Macadamia und Pistazien hinzufügen, gut umrühren und fertig garen lassen.
Die Hähnchenbrustfilets in Butter anbraten. Das Fleisch herausnehmen. Die Marinade mit Sahne und Bindix HT dazugeben und kurz aufkochen. Zuckerschoten entfädeln und mit Wasser garen.
Reis als Bett auf den vorgewärmten Teller verteilen und Hähnchenbrust und Zuckerschoten dekorativ hineinlegen.

Hähnchen im Mangoldbett mit Pellkartoffeln
(für 4 Personen)

1	Hähnchen (ca. 1 kg)
740 g	Mangold
100 ml	Sahne
100 ml	Milch
	Salz
	Pfeffer
1 EL	Öl
1 EL	Curry
2	Äpfel (z.B. Jonagold, ca. 350 g)
50 g	Macadamia-Nüsse
800 g	Kartoffeln

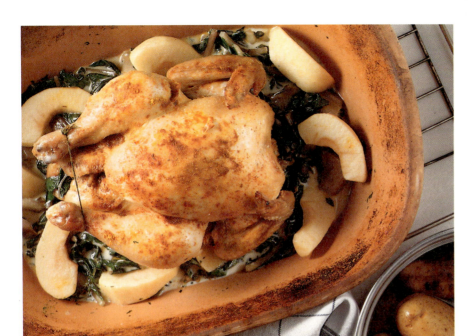

Abb. 7: Hähnchen im Mangoldbett

Kartoffeln waschen und als Pellkartoffeln zubereiten. Mangold putzen, in 1 cm breite Streifen schneiden. Äpfel in dicke Spalten schneiden. Macadamia-Nüsse grob hacken.

Hähnchen mit Öl und Gewürzen bestreichen und in einer Kasserolle anbraten. Im Backofen bei 180 °C 45 Minuten braten. Mangold und Äpfel zu dem Hähnchen geben.

Sahne und Milch mit Salz und Pfeffer würzen und über das Gemüse gießen. Mit geschlossenem Deckel rund 15 Minuten fertig garen. Macadamia-Nüsse in der Pfanne rösten und darüber streuen. Da Kinder in der Regel große Hähnchenfans sind, werden Sie sicherlich mit mindestens einem dieser Gerichte einen Volltreffer landen!

Linsencurry mit Putenfleisch
(für 4 Personen)

150 g	rote Linsen
200 ml	Wasser
	Salz
30 g	Butterschmalz
125 g	Zwiebeln
500 g	Putenfleisch
1	gehäufter EL Mehl (eventuell Vollkornmehl)
1	gestrichener EL Currypulver
	Salz, Pfeffer
125 ml	Gemüsebrühe
	Saft von ½ Zitrone
100 ml	Milch
25 ml	Sahne
100 g	Vollkornreis

Reis mit der doppelten Menge Wasser in einen Topf geben und ca. 45 Minuten garen.
Linsen im Wasser eine Stunde einweichen lassen. Anschließend das Wasser wechseln und ca. 10 Minuten gar kochen. Butterschmalz und Zwiebelwürfel andünsten. Das Putenfleisch schnetzeln, hinzufügen und andünsten. Mehl und Currypulver mischen und mit Salz und Pfeffer über das Fleisch streuen. Brühe, Zitronensaft, Milch, Sahne und die gegarten Linsen hinzufügen. Alles bei geschlossenem Deckel 15 Minuten fertig garen. Eventuell noch einmal abschmecken.

Kabeljau mit Bananen und Mango
(für 4 Personen)

4	Kabeljaufilets (ca. 600 g)
	Saft einer Zitrone
	jodiertes Speisesalz
20 g	Butter
2 EL	körniger Senf
1 TL	grüner Pfeffer
1	Mango (ca. 500 g)
2	feste Bananen
200 g	Vollkornreis
¼ TL	Gelbwurz

Reis mit der doppelten Menge Wasser in einen Topf geben und ca. 45 Minuten garen. ¼ TL Gelbwurz ins Kochwasser geben.
Fischfilets säuern und salzen. Eine Paste aus Butter, Senf und grünem Pfeffer herstellen und den Fisch damit bestreichen. Im Ofen bei 150 °C ca. 15 Minuten garen. In der Zwischenzeit Mango schälen und in längliche Strei-

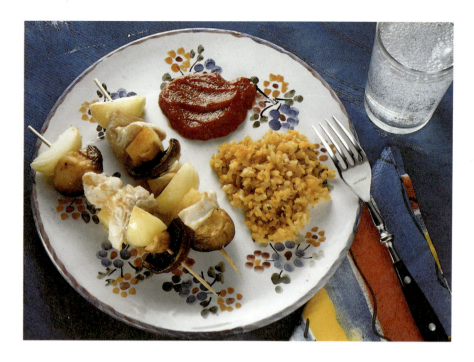

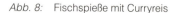
Abb. 8: Fischspieße mit Curryreis

Bunte Obstschale
(für 1–2 Personen)

```
       1    kleiner Apfel
       1    kleine Banane
       2    Kiwis
  100 ml    Vollmilch
     2 EL   Vollkornhaferflocken
```

Das Obst putzen und in kleine Würfel schneiden. Mit den Haferflocken in eine Schale geben und mit der Milch übergießen.

Richtige Ernährung für gesunde Zähne

Natürlich ist es bei Kindern besonders wichtig, auf die Zahngesundheit und -pflege zu achten. Aber auch als Erwachsene sollten wir diesem Bereich viel Beachtung schenken!
Zähne kommen mit Schmerzen und gehen mit Schmerzen. Das nehmen wir hin. Genauso finden wir uns klaglos damit ab, daß Karies bei uns die Volksseuche Nummer eins ist, denn 90 Prozent aller Deutschen leiden unter dieser Krankheit. Und das, obgleich der Gang zum Zahnarzt für viele einem Gang zum Folterknecht gleichkommt, einem teuren obendrein: 16 Milliarden Mark werden in Deutschland pro Jahr für Zahnbehandlungen bezahlt. Unglaublich, wenn man bedenkt, daß wir uns zahllose Nächte mit entsetzlichen Schmerzattacken ersparen könnten. Wir müßten unsere Zähne lediglich et-

fen schneiden. Bananen längs halbieren. Mangostreifen in die Form neben den Fisch legen und die Bananenhälften jeweils auf ein Fischstück geben. Weitere 8 Minuten garen.

Fischspieße mit Curryreis
(für 1 Person)

```
     1 EL   Öl
     2      Scheiben Ananas
     1      Zwiebel
  150 g    Seelachsfilet
   50 g    Tomatenmark
    1 TL   Honig
   50 g    Vollkorn-Reis
  100 g    Champignons
    1 TL   Curry
```

Reis kochen und ausquellen lassen. Mit Curry mischen und mit Salz und Pfeffer würzen.
Süß-saure Sauce: Tomatenmark mit 1 TL Honig und 1 TL Essig, Salz und Pfeffer verrühren und erhitzen. Abschmecken mit verschiedenen Gewürzen nach Geschmack, z.B. Paprika, Chilipulver etc.
Spieße: Fisch waschen, trockentupfen und würfeln (nicht zu klein). Zwiebel vierteln, Ananas ebenfalls in größere Stücke schneiden. Champignons säubern. Zutaten abwechselnd auf Spieße stecken.
Öl in einer Pfanne erhitzen, Spieße von allen Seiten darin bei nicht zu starker Hitze ca. 10 Minuten braten.
Die süß-saure Sauce dazu servieren.

was liebevoller pflegen (noch immer besitzen 9 Millionen Deutsche keine eigene Zahnbürste!) und den Einfluß der Ernährung auf die Zahngesundheit etwas ernster nehmen.

Eine Stütze im Kampf gegen die Zahnfäule bildet das Spurenelement Fluorid. Es ist relativ reichhaltig in schwarzem Tee, Seefischen, in Fleisch, Eiern und Getreideerzeugnissen enthalten. Schon vor einem halben Jahrhundert haben Wissenschaftler in den USA festgestellt, daß dort, wo das Quellwasser von Natur aus etwa 1 Milligramm Fluorid je Liter enthielt, die Häufigkeit von Kariesschäden um die Hälfte verringert war. Mittlerweile trinken 50 Prozent der Amerikaner mit Fluorid angereichertes Leitungswasser.

Die Wirkung des Spurenelementes Fluorid beruht auf drei Mechanismen:
– Angegriffener Zahnschmelz wird repariert und die Bildung von Löchern in den Zähnen damit verhindert.
– Solange der Zahn wächst, kann Fluorid direkt in den Zahnschmelz eingebaut werden. Hierdurch wird er widerstandsfähiger gegen angreifende Säuren.
– Die Entstehung von aggressiven Säuren wird vermindert, da Fluorid den Stoffwechsel der verursachenden Bakterien im Mund hemmt.

Kritische Geister befürchten, daß zuviel Fluorid schadet. Tatsächlich gibt es Regionen, in denen viele Menschen unter einer Fluorose, einer Art Fluoridvergiftung, leiden. Dies zeigt sich an Flecken und Verfärbungen an den Zähnen und, schlimmstenfalls, an Knochenschäden. Diese Beeinträchtigungen treten in der Regel in Regionen auf, in denen der Fluoridgehalt im Trinkwasser sehr hoch ist.

Als wünschenswerte Dosis gilt ca. 1 Milligramm Fluorid pro Tag. Erste Symptome einer Überdosierung treten bereits bei 4 bis 5 Milligramm auf. Da die Spanne zwischen Nutzen und Schaden beim Fluorid relativ eng ist, ist es sehr problematisch, Trinkwasser generell mit Fluorid anzureichern.

Eine Lösung des Problems sehen wir in Speisesalzprodukten mit Fluoridzusatz. Ebenfalls am Markt befindliche Fluoridtabletten würden somit überflüssig, man würde Geld sparen, und eine akute Überdosierung ist nach Meinung des früheren Bundesgesundheitsamtes praktisch ausgeschlossen.

Dennoch sollten sie beachten:
– immer nur eine Fluoridergänzung: entweder Tabletten *oder* fluoridiertes Speisesalz.
– Enthält Leitungswasser mehr als 0,7 Milligramm Fluorid pro Liter, so soll-

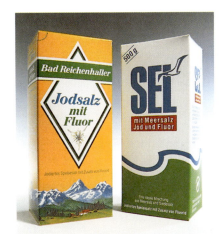

Abb. 9: Gerade bei Kindern und Jugendlichen sollten Sie den Zähnen zuliebe grundsätzlich mit fluoridiertem Speisesalz würzen.

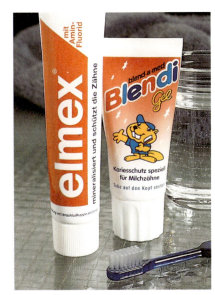

Abb. 10: Achten Sie bei der Zahnpasta für Ihre Kinder auf den Fluoridgehalt.

ten *weder* Fluoridtabletten *noch* fluoridiertes Speisesalz verwendet werden. Fragen Sie bei Ihrem Wasserwerk nach.
– Kinder essen gelegentlich „leckere" Zahnpasta wie Fruchtgelee. Dadurch kann es ebenfalls zu bleibenden Flecken auf den Zähnen kommen. Deshalb geben Sie Ihren Kindern bis zum Alter von 7 Jahren ausschließlich Zahnpasta mit einem Fluoridgehalt von maximal 0,025 Prozent. Danach kann die gesamte Familie solche mit einem Gehalt von bis zu 0,15 Prozent verwenden.

Bei unserer Recherche für dieses Buch mußten wir leider feststellen, daß der Fluoridgehalt auf den Zahnpasta-Tuben nur sehr selten aufgedruckt ist. Deshalb empfehlen wir, daß Sie entweder auf Zahnpasten ausweichen, bei denen der Gehalt genau vermerkt ist, oder, daß Sie Ihren Zahnarzt um Rat fragen.

Aber auch die Ernährung kann sich nachteilig auf die Zahngesundheit auswirken. Besonders schädlich ist Zucker. Damit erzählen wir Ihnen nichts Neues, dennoch gibt es in diesem Zusammenhang einige interessante Tatsachen, die Sie in Ihrem täglichen Kampf gegen die Karies berücksichtigen sollten:

- Es spielt für Ihre Zähne kaum eine Rolle, ob Sie ein oder zwei Stückchen Schokolade essen. Sobald Sie den Zucker in einem Lebensmittel schmecken können, bilden sich durch Bakterien reichlich zahnschädigende Säuren.
- Der Zahn wird um so mehr geschädigt, je öfter er mit Zuckerstoffen in Berührung kommt. Deshalb sollten Sie Ihrem Kind nicht erlauben, Süßigkeiten über den ganzen Tag hinweg zu schlecken. Geben Sie ihm lieber eine Süßigkeit zum sofortigen Verzehr. Deshalb sollten die Zähne nach dem Genuß von klebrigen Süßigkeiten, z.B. Karamelbonbons oder Dauerlutscher, aber auch nach dem Verzehr von Honig sofort gereinigt werden.
- Intensives Kaugummikauen reinigt die Zähne. Wissenschaftler der Poliklinik in Rostock bezeichnen das Kauen von Kaugummi sogar als kariesvorbeugende Maßnahme. Verwenden Sie möglichst kristallzuckerfreie Kaugummis.
- Neben dem üblichen Haushaltszucker wirken auch andere Zucker kariogen – z.B. Fruchtzucker (Fructose), Traubenzucker (Glucose),

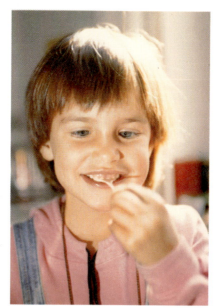

Abb. 11: Intensives Kaugummikauen reinigt die Zähne! Achten Sie aber möglichst darauf, daß Ihr Kind kristallzuckerfreies Kaugummi kaut.

Milchzucker (Lactose) oder Malzzucker (Maltose). Konsumieren Sie deshalb lieber Süßigkeiten mit Zuckeraustauschstoffen, z.B. Xylit. Süßigkeiten mit Zuckeraustauschstoffen können Sie selbst herstellen. In unserem Hobbythek-Buch „Süßigkeiten mit und ohne Zucker" finden Sie eine Menge Anregungen.

Daß es sich wirklich lohnt, auf kristallzuckerfreie Produkte auszuweichen, kann man übrigens ganz einfach nachweisen:

Zucker wird zu Säure

Wie bereits erwähnt, wird Zucker, der sich nach Verzehr als Plaque an den Zähnen absetzt, nach und nach von Bakterien zu Säuren abgebaut. Diese Säuren lösen den Zahnschmelz auf. Ein Loch entsteht. Zunächst kann der Speichel in unserem Mund die Säuren abpuffern und somit unschädlich machen. Nach dem Genuß von Süßigkeiten wird der Angriff jedoch so massiv, daß dieser natürliche Schutz versagt. Der Säurewert auf der Zahnoberfläche wird nun langsam, aber sicher bis auf einen Wert unter 5,7 absinken. Bei diesem pH-Wert nehmen Ihre Zähne Schaden.

Plaque – Färbetabletten

Sicher sind Ihnen in der Werbung oder in der Apotheke schon mal Plaque-Färbetabletten aufgefallen. Sie werden von verschiedenen Zahnpasta-Herstellern entwickelt und vertrieben. Das Ziel dieser Produkte ist sicher vor allem, den Verkauf der Zahnpasten weiter anzukurbeln. Trotzdem finden auch wir, daß es ganz sinnvoll sein kann, sich diese Tabletten einmal zu besorgen. Denn nach dem Motto „Lange Rede, kurzer Sinn", wird Ihrem Kind beim Blick in den Spiegel vielleicht endlich klarwerden, wovon Sie jahrelang gepredigt haben, wenn Sie von „gründlichem" Zähneputzen sprachen.

Die Wirkungsweise der meisten Plaque-Färbetabletten ist denkbar einfach: Die Tabletten werden zerkaut und der eigentliche Wirkstoff, eine Substanz mit Namen Erythrosin, wird freigesetzt. Diese entfaltet in der Mundhöhle eine leuchtend rote Farbe. Die Farbe bleibt nun überall dort hängen, wo es rauh ist. Deshalb ist nach dem Test nicht nur die Plaque (ein zerstörerisches Gemisch aus Speiseresten und zahnschädigenden Bakterien) auf den Zähnen, sondern im Grunde der ganze Mund leuchtend rot eingefärbt. Saubere Zähne hingegen sind glatt, so daß der Farbstoff hier sozusagen zum größten Teil „abrutscht".

Plaque-Färbetabletten unterliegen dem Arzneimittelgesetz, beachten Sie deshalb bitte den Beipackzettel.

Auch Fruchtsäfte können Schaden anrichten

Natürlich besteht kein Zweifel, daß Fruchtsäfte sehr gesund sind. Doch dies gilt nur dann, wenn sie nicht übermäßig pur getrunken werden, weil sie schon von Natur aus zum Teil sehr hohe Konzentrationen an Säuren enthalten. Diese können ebenfalls den Zahnschmelz angreifen. Wenn Sie regelmäßig viel Saft trinken, etwa täglich mehrere Gläser, so sollten Sie diese einfach etwas verdünnen, ganz nach Geschmack mit Leitungswasser, Mineralwasser oder auch mit Milch.

Den Zähnen etwas Gutes tun

Wir von der Hobbythek haben Ihnen inzwischen eine ganze Reihe von Zuckeraustauschstoffen sowie Süßstoffen zugänglich gemacht, die den Vorteil haben, nicht oder nur wenig kariogen zu sein:

Xylit

Xylit wird heute vor allem aus Birkenholz gewonnen. Er ist in vielen Obst- und Gemüsearten enthalten, z.B. in Blumenkohl, Erdbeeren oder gelben Pflaumen. Im Körper von Tier und Mensch ist er ebenfalls vorhanden, und zwar als Zwischenprodukt des Stoffwechsels.

Xylit hat die gleiche Süßkraft wie der normale Zucker, schmeckt nahezu gleich und löst trotzdem garantiert keine Karies aus. Es scheint sogar, daß er sie verhindern hilft. Allerdings kann er, in zu großen Mengen genossen, zu Durchfall und Blähungen führen (Einzeldosis 30 g oder Tagesdosis 50 g).

Isomalt

Isomalt wird großtechnisch aus Haushaltszucker hergestellt. Er schmeckt nahezu wie Zucker, hat nur die halbe Süßkraft, dafür aber auch nur die halbe Kalorienzahl. Er ist praktisch nicht kariogen, hat jedoch ebenfalls den Nachteil, leicht abführend zu wirken. Bei Mengen von mehr als 30 g am Tag können bei empfindlichen Personen Blähungen und Durchfall auftreten.

Sorbit

Sorbit wird heute industriell vor allem aus Maisstärke gewonnen. Es besitzt nur die Hälfte der Süßkraft von Kristallzucker, leider bei gleichem Kaloriengehalt. Für kalorienreduzierte Nahrung ist dieser Zuckeraustauschstoff also nicht geeignet.

Um seine Süßkraft der des normalen Zuckers anzugleichen, wird er oft mit künstlichem Süßstoff, dem Saccharin, angereichert. Sorbit wirkt nur in großen Mengen kariogen.

Bei zu hoher Dosierung (ab 15 g Einzeldosis oder 30 g Tagesdosis) kann es zu wäßrigem Durchfall kommen. Die leicht abführende Wirkung von Pflaumen ist zum größten Teil auf den natür-lichen Gehalt von Sorbit zurückzuführen. Bei entsprechender Veranlagung können zudem Blähungen auftreten.

Süßstoffe

Süßstoffe haben keine Kalorien. Bakterien können sie deshalb nicht zur Energiegewinnung nutzen. Daher bilden sie auch keine schädigende Säuren. Süßstoffe sind deshalb auch nicht kariogen.

Lightsüß HT

Wir von der Hobbythek haben den Süßstoff Lightsüß HT mitentwickelt. Dieser Stoff ist eine Kombination von 65% Aspartam und 35% Acesulfam in Tablettenform. Eine Tablette entspricht etwa 5–6 g Zucker.

Der Geschmack ist im Vergleich zu anderen Süßstoffen auffallend angenehm. Aspartam wird durch große Hitze zerstört, deshalb ist Lightsüß HT zum Kochen und Backen nicht geeignet.

Menschen, die unter einer Phenylketonurie leiden, sollten Lightsüß HT nicht verwenden. Der von der WHO bestimmte ADI-Wert (akzeptierter täglicher Aufnahmewert) liegt ca. 5mal höher als bei der Cyclamat-Saccharin-Mischung.

Konflight HT

Dieses Pulver besteht aus den Süßstoffen Acesulfam und Natriumcyclamat. Es ist gut zur Süßung von Marmeladen und Konfitüren geeignet. Hierfür wird zunächst Konflight flüssig HT hergestellt. Verdünnen Sie dabei Konflight 1:10 mit heißem Wasser oder auch mit Milch. 1 ml Konflight flüssig HT entspricht der Süßkraft von 10 g Zucker. Konflight ist back- und kochfest.

Der ADI-Wert liegt ca. 3mal höher als bei der Cyclamat-Saccharin-Mischung.

Zum Schluß noch zwei unkomplizierte, garantiert zahnfreundliche Rezepte:

Kakaotrunk à la Hobbythek

Wenn Sie oder Ihre Kinder zu den Menschen gehören, die Milch mit Kakao partout nicht ungesüßt mögen, so empfehlen wir Ihnen eine garantiert zahnfreundliche Alternative:

```
50 g  Kakaopulver
50 g  Xylit
```

Zutaten gut miteinander vermengen und in einer verschließbaren Dose trocken aufbewahren.

Für ein Kakaogetränk brauchen Sie:

```
200 ml  Milch
1 Teel.  Kakaotrunk HT
```

Milch erwärmen, Kakaotrunk HT hinzufügen und gut umrühren, bis sich das Pulver vollständig gelöst hat.

Tip: Ein Teelöffel Kakaotrunk HT schmeckt als Zuckerersatz auch im Kaffee eingerührt ganz hervorragend. Nur sollten Sie sich nicht gleich fünf Tassen auf einmal davon genehmigen, denn, wie gesagt, mehr als 30 g Xylit sollten möglichst nicht auf einmal aufgenommen werden.

Brot im Ei-Röckchen
(für 2 Personen)

```
2 Scheiben  Vollkornbrot
         1  Ei
            Fluoridiertes Speisesalz
            etwas Öl
```

Das Ei in einem Teller mit einer Gabel verschlagen. Vollkornbrot von beiden Seiten im Ei wälzen. Dann das Öl in einer Pfanne erhitzen, Brotscheiben von beiden Seiten anbraten, bis das Ei gestockt ist.
Brot im Ei-Röckchen von beiden Seiten vorsichtig wälzen.

Gesunde Ernährung für Vegetarier

Sollten Sie Vegetarier sein, befinden Sie sich in angesehener Gesellschaft, denn auch Pythagoras und Sokrates, Buddha und Leonardo da Vinci, Voltaire, Richard Wagner, Wilhelm Busch, Rudolf Steiner und Albert Schweitzer lehnten das Essen von Fleisch ab. Sie alle wollten nicht verantwortlich sein für das Sterben eines anderen Lebewesens.

Vegetarismus ist also keine Erscheinung unserer modernen Zeit. Allerdings gibt es zwischen dem Phytagoras von damals und vielen Fleischabstinenzlern von heute einen großen Unterschied: Früher lehnten Menschen das Töten von Tieren und das Essen von Fleisch vor allem aus religiösen und ethischen Gründen ab. Heute führen die Fleischgegner eher gesundheitliche und ökologische Motive ins Feld. Und so unterschiedlich die Beweggründe für eine vegetarische Kostform sind, so unterschiedlich sind auch die praktischen Ausgestaltungen der vegetarischen Küche: Die einen Vegetarier meiden strikt alles, was vom Tier stammt, also Fleisch, Fisch, Muscheln und Schnecken, aber auch tierisches Fett und Speck. Ganz extreme „Veganer" lehnen auch Milch und Milchprodukte und sogar den Honig der Bienen ab. Andere Vegetarier, die sogenannten Lacto-Vegetarier, verzehren neben den pflanzlichen Nahrungsmitteln immerhin noch Milch und Milchprodukte, und bei den Ovo-Lacto-Vegetariern stehen zusätzlich auch Eier auf dem Speiseplan.

Typisch für Vegetarier ist allgemein, daß sie sich gut mit Lebensmitteln auskennen und sich mit Ernährungsthemen auch immer wieder auseinandersetzen. Allerdings auch hier gibt es Ausnahmen. Diesen Menschen hat man scherzhaft den Namen „Puddingvegetarier" verpaßt. Denn es sind Vegetarier, die sich sehr schlecht ernähren, da Auszugsmehle, isolierte Zucker und andere wertentleerte Kalorienbömbchen auf dem Speiseplan ganz oben stehen.

Für Vegetarier kann das Leben in einer hauptsächlich von Fleisch lebenden Gesellschaft manchmal ganz schön kompliziert sein. Ganz strenge Vegetarier benötigen z. B. zum Einkaufen wesentlich mehr Zeit, denn bei jedem Produkt muß die Zutatenliste ja genauestens auf tierische Inhaltsstoffe hin untersucht werden. Schwierig wird es z. B., wenn auf der Zutatenliste „Lecithin" vermerkt ist. Der Käufer weiß dann nicht, ob dieses Lecithin aus Eiern oder aus Sojabohnen gewonnen wurde (das Lecithin der Hobbythek stammt übrigens aus Sojabohnen). Auch wissen viele Vegetarier nicht, daß Gelatine ein rein tierisches Produkt ist.

Da wir zudem in einer Gesellschaft leben, die tierische Produkte an sich nicht ablehnt, findet der Gesetzgeber es auch nicht weiter tragisch, wenn sich in dem einen oder anderen vermeintlich pflanzlichen Produkt auch mal etwas Tierisches verbirgt. Wohlgemerkt, in Deutschland gilt ja eigentlich die Deklarationspflicht, was bedeutet, daß alles auf der Verpackung stehen müßte, was im Lebensmittel enthalten ist. Beim Blick in das Deutsche Lebensmittelhandbuch ist uns spontan folgendes eklatantes Beispiel aufgefallen:

Pflanzliche Fette und pflanzliche Öle enthalten pflanzliche Öle und pflanzliche Fette. Es können aber auch bis zu 3 Prozent tierische Fette oder tierische Öle enthalten sein. Dies gilt auch für spezielle Speiseöle, also z. B. für ein Sonnenblumenöl oder ein Maiskeimöl. Dazu wörtlich aus dem Deutschen Lebensmittelhandbuch: „Die aufgeführten Bezeichnungen sind auch dann gebräuchlich, wenn das Pflanzenöl aufgrund einer bei der Verarbeitung unvermeidbar eingetretenen Vermischung Öle anderer Herkunft (tierisches Öl oder anderes als das angegebene Pflanzenöl) enthält, deren Anteil nicht mehr als 3 Prozent beträgt."

Aber zurück zu den unterschiedlichen

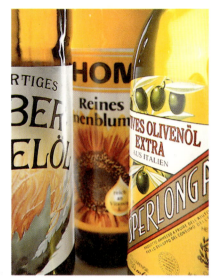

Abb. 1: Reine Vegetarier haben es in unserer Gesellschaft schwer: Selbst in Pflanzenölen dürfen bis zu 3 Prozent tierische Fette oder Öle enthalten sein.

Vegetarier leben gesünder!

Vegetarier essen in der Regel vitaminreicher, mineralstoffreicher, fettärmer und ballststoffreicher als ihre fleischessenden Mitmenschen. Die Vegetarier-Studie des Bundesgesundheitsamtes Berlin kam deshalb auch zu dem Ergebnis, daß Vegetarier ein geringeres Körpergewicht, niedrige Blutdruckwerte und einen niedrigeren Cholesterinspiegel haben.

Wir möchten aber nicht verschweigen, daß Vegetarier häufig deshalb besser abschneiden, weil sie insgesamt eine gesündere Lebensführung haben. Trotzdem ist auch der Verzicht auf das Fleisch in seiner Wirkung auf unsere Gesundheit nicht zu unterschätzen: Zuviel fleischliches Eiweiß belastet den Stoffwechsel und beeinträchtigt vor allem die Funktion der Nieren. Der aus dem Fleisch stammende Harnstoff kann Gicht auslösen, die sich als schmerzhafte Gelenkerkrankung äußert.

Auch das vielgescholtene Cholesterin verbirgt sich in Fleisch und Wurst. Dieser Stoff kann bei übermäßiger Zufuhr frühzeitige Arteriosklerose und damit verbunden Herz-Kreislauf-Probleme fördern. Diese Ergebnisse belegt neben vielen anderen eindeutig eine Studie des angesehenen Krebs-Forschungszentrums in Heidelberg. Die Wissenschaftler haben etwa 1900 Menschen beiderlei Geschlechts über einen Zeitraum von elf Jahren beobachtet. Dabei haben sie zunächst zwei Gruppen unterschieden: strenge Vegetarier und Menschen, die zwar viel Pflanzenkost zu sich nehmen, aber dem Fleisch nicht ganz abgeschworen haben, wir

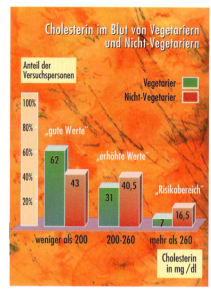

Abb. 2: Was den Cholesterinspiegel angeht, leben Vegetarier eindeutig gesünder als Fleischesser.

vegetarischen Kostformen. Auf den oben aufgeführten Grundformen des Vegetarismus bauen sich mittlerweile zahlreiche Schulen, Gruppen und Denkrichtungen auf. Um hier nur einige zu nennen: Da gibt es die Ordnungstherapie nach Max Bircher-Benner, die Waerland-Kost nach Aare Waerland, die Schnitzer-Normalkost und die Schnitzer-Intensivkost nach dem Zahnarzt J. G. Schnitzer oder auch die Mazdaznan-Ernährung des Propheten und Religionsstifters Zarathustra. Mittlerweile werden diese Kostformen auch von Ernährungswissenschaftlern nicht mehr abgelehnt, denn immer neue Studien zeigen, daß eine vegetarische Ernährung gesundheitlich klare Vorteile für sich verbuchen kann.

nennen sie „gezügelte" Fleischesser. Die Wissenschaftler bezeichnen diese Menschen als „moderate Vegetarier". Diese haben sie dann mit der Bevölkerung, zu der die begeisterten Fleischesser gehören, verglichen.

Die Ergebnisse sind interessant, wir können hier natürlich nur die wichtigsten nennen: Zunächst zeigte sich in dieser Studie, daß die Lebenserwartung der strengen Vegetarier erheblich über der der Gesamtbevölkerung mit vorwiegend begeisterten Fleischanhängern liegt. Das sollte ein Warnsignal sein, denn bei dieser Gruppe ist neben den eben geschilderten Krankheiten des Kreislaufs, der Organe und des Gelenksystems auch eine erheblich höhere Krebsrate, insbesondere

Krebs der Verdauungsorgane, aber auch der Lunge, festzustellen.

Allerdings zeigte die Untersuchung auch, daß die gezügelten Fleischesser in der Regel noch besser abschneiden. Möglicherweise liegt das daran, daß sich Vegetarier häufig etwas zu einseitig ernähren. Verständlich, denn es ist für sie nicht immer einfach, die notwendigen Nährstoffe in unserer auf Fleisch abgestimmten Konsumgesellschaft zu sich zu nehmen.

Nährstoffe, auf die Sie achten müssen

Eiweiß

Strenge Vegetarier können Probleme mit ihrer Eiweißversorgung bekommen.

Dabei geht es nicht um die Menge, sondern um die Qualität. Die Zusammensetzung des Nahrungseiweißes in tierischen Produkten vor allem im Hinblick auf die essentiellen Aminosäuren (vgl. *Seite 24 f.*) ist sehr günstig. Ovo-Lacto-Vegetarier sind über die Zufuhr von Milch, Milchprodukten und Eiern mehr als gut versorgt. Strenge Vegetarier sollten, um ebenfalls genügend essentielle Aminosäuren aufzunehmen, die Nahrung möglichst vielseitig gestalten. *Tabelle 1* können Sie Beispiele für günstige Nahrungsmittelkombinationen entnehmen. Generell sollten Sie viel Getreide, wie Weizen, Hafer und Reis, aber auch Amaranth und Quinoa in Ihrer Küche verwenden. Hülsenfrüchte, wie etwa Linsen, Bohnen, Erbsen und Sojabohnen, sollten

ebenfalls häufig auf der Speisekarte stehen. Auch Nüsse und Samen sind für den Vegetarier eine gute Eiweißquelle, und die Natur hat ja auch hier eine ganze Menge Schmackhaftes zu bieten: Haselnüsse, Mandeln, Pistazien, Walnüsse, aber auch Sesam, Sonnenblumen- und Kürbiskerne.

Vitamin B$_{12}$, Cobalamin

Ovo-Lacto-Vegetarier nehmen genügend Vitamin B$_{12}$ über Milch, Milchprodukte und Eier auf. Strenge Vegetarier müßten theoretisch starke Mangelerscheinungen zeigen, da dieses Vitamin praktisch nicht in pflanzlicher Kost enthalten ist. Dennoch wird ein solcher Mangel nur selten beobachtet. Man erklärt dies bisher mit geringen Spuren des Vitamins, die mit Leguminosen,

Nahrungsmittelkombinationen, durch die Sie die biologische Wertigkeit einzelner Produkte erhöhen können

Getreide mit Milch			
Reis, Weizen, Buchweizen, Hafer, Gerste, Roggen, Hirse	mit:	Milch, Käse, Quark, Joghurt, Dickmilch	zum Beispiel: Vollkorn- oder Buchweizenpfannkuchen mit Trinkmilch, Müsli mit Milch oder Joghurt, Vollkornnudeln mit Käse, Vollkornbrot mit Käse, Joghurt und Weizenkeime und anderes
Getreide mit Hülsenfrüchten			
Reis, Weizen, Buchweizen, Hafer, Gerste, Roggen, Hirse	mit:	Bohnen, Sojabohnen, Kichererbsen, Erbsen, Linsen	zum Beispiel: Bohnensuppe mit Reis, Hirse mit Kichererbsen, Erbsensuppe mit Vollkornbrötchen und anderes
Getreide mit Eiern			
Reis, Weizen, Buchweizen, Hafer, Gerste, Roggen, Hirse	mit:	Ei	zum Beispiel: Buchweizenpfannkuchen mit Ei, Rührei mit Getreide und anderes
Kartoffeln mit Ei und Milch			
Kartoffeln	mit:	Ei, Milch, Quark, Joghurt, Dickmilch, Käse	zum Beispiel: Pellkartoffeln mit Quark, Bratkartoffeln mit Spiegelei, Kartoffeln mit Käse überbacken und anderes

Tabelle 1

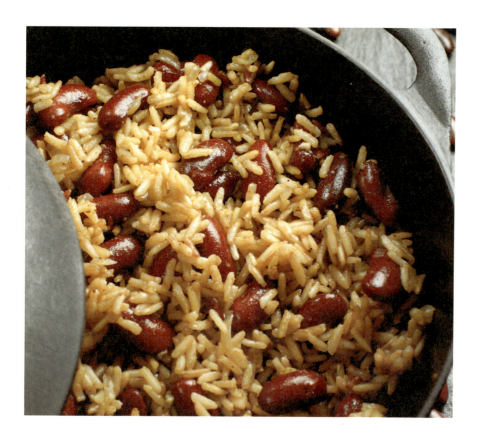

Abb. 3: Kombinationen von Getreide und Hülsenfrüchten – hier Reis mit roten Bohnen – ergeben eine gute biologische Wertigkeit und sind damit für den Vegetarier eine optimale Eiweißquelle.

Wurzelgemüse und milchsauren Gemüseprodukten aufgenommen werden. Zudem könnte Vitamin B_{12} auch durch Lebensmittel, an denen sozusagen B_{12}-reiche Bakterien anhaften, und durch Bakterien, die natürlicherweise unseren Verdauungstrakt besiedeln und Vitamin B_{12} produzieren, versorgt werden.

Calcium

Strenge Vegetarier können ohne Verzehr von Milch und Milchprodukten praktisch kaum die geforderten Mengen an Calcium mit der Nahrung aufnehmen. Allerdings ist dies meistens auch gar nicht nötig, denn der Calciumbedarf sinkt mit der Verringerung der Eiweißaufnahme. Da Vegetarier durch den Verzicht auf Fleisch automatisch weniger Eiweiß aufnehmen, haben Sie einen entsprechend geringeren Bedarf.

Eisen

Den größten Teil des Eisens nehmen wir über Fleisch- und Fleischprodukte auf. Trotzdem kommt auch bei Vegetariern Eisenmangel nicht übermäßig häufig vor. Man erklärt dieses Phänomen mit einem Anpassungsmechaninsmus unseres Körpers. Bekommt er über einen langen Zeitraum wenig Eisen, so wringt er den Nahrungsbrei in unserem Verdauungstrakt auf der Suche nach den letzten Spuren dieses Nährstoffs regelrecht aus. Der Anteil des aus der Nahrung gewonnenen Eisens wird also erhöht. Zudem können Sie sich mit einem Trick behelfen, denn Eisen wird noch besser aufgenommen, wenn genügend Vitamin C vorhanden ist (vgl. *Seite 73f.*).

Problematischer ist die Eisenversorgung übrigens für Fleischesser, die nur vorübergehend dem Fleisch abschwören, denn bei ihnen stellt sich der Körper nicht so schnell auf das verminderte Angebot ein.

Jod

Da die Jodversorgung bereits in der allgemeinen Bevölkerung, die regelmäßig Fisch, Milch und Eier verzehrt, sehr zu wünschen übrig läßt, müssen Menschen, die diese Produkte meiden, natürlich ganz besonders auf eine ausreichende Zufuhr achten. Unerläßlich ist hier die Verwendung von jodiertem Speisesalz. Sollten Sie schwanger sein oder stillen, so ist Ihr Bedarf noch weiter angestiegen (vgl. *Seite 74ff.*). Sie sollten mit Ihrem Arzt sprechen und eventuell Jod zusätzlich einnehmen.

Trotz der Schwierigkeiten, die sich bei der Zusammenstellung der Kost ergeben können, ist die vegetarische Ernährung sehr zu empfehlen. Schwierig könnte es aber werden, wenn besondere Lebensumstände vorliegen. Deshalb ist bei der Ernährung von Säuglingen, Kindern, Schwangeren und Stillenden vor allem bei strenger vegetarischer Lebensweise allergrößte Vorsicht geboten. Schon der Mangel an einem einzigen Nährstoff kann katastrophale Folgen haben. Insbesondere bei Säuglingen und Kindern sind solche eventuell nicht wieder gutzumachen.

Bei den folgenden Rezepten haben wir natürlich ein besonderes Augenmerk auf die Ausgewogenheit aller wichtigen Nährstoffe gelegt.

Spitzkohl-Rouladen an Macadamia-Sauce
(für 6 Personen)

- 60 g Gerstengrütze
- ⅛ l Gemüsebrühe
- 24 Spitzkohlblätter
- 3 große Gemüsezwiebeln, geschält und kleingehackt
- 2 EL Karotten, kleingewürfelt
- Olivenöl
- 3 Knoblauchzehen
- 1 Eigelb
- 60 g frischgeriebener Parmesan
- 2 EL gehackte und geriebene Macadamia-Nüsse
- ¼ l Gemüsefond
- 20 cl Crème fraîche
- jodiertes Speisesalz
- Pfeffer
- Thymian
- Muskatnuß

Die Gerstengrütze ohne Fett und Wasser im offenen Topf erwärmen, bis sie musig riecht. Von der Kochstelle nehmen, ⅛ l Gemüsebrühe hinzugießen und bei milder Hitze 3–5 Minuten unter ständigem Rühren kochen. Von der Kochstelle nehmen und bei geschlossenem Deckel in der Restwärme ca. 15 Minuten ausquellen lassen.

Von den Spitzkohlblättern die dicke Mittelrippe flach abschneiden. In einem hohen Topf mit Siebeinsatz in kochendem, leicht gesalzenem Wasser blanchieren. Im Sieb herausheben und in Eiswasser abschrecken.

Zwiebel- und Möhrenwürfel in Öl glasig dünsten. Die Knoblauchzehen dazupressen, umrühren und in zwei Portionen teilen. Eine Hälfte mit Eigelb, Parmesan, gehackten Macadamia-Nüssen und der Grütze verrühren, mit Salz, Pfeffer und Muskatnuß würzen und auf den Spitzkohlblättern verteilen. Die Blätter an den Seiten einschlagen und mit Hilfe eines Tuches zu kleinen Rouladen fest aufrollen.

Anrichten: Die Rouladen nebeneinander in eine Bratpfanne legen, ¼ l Gemüsebrühe und restliche Gemüsewürfel dazugeben, ca. 20 Minuten garen. Die Rouladen warm stellen. Die Gemüsebrühe mit Crème fraîche verquirlen und mit geriebenen Macadamia-Nüssen, Salz und Thymian würzen. Die Rouladen an der heißen Sauce servieren.

Tip: Die Grütze nicht zu dunkel rösten, sie schmeckt sonst bitter.

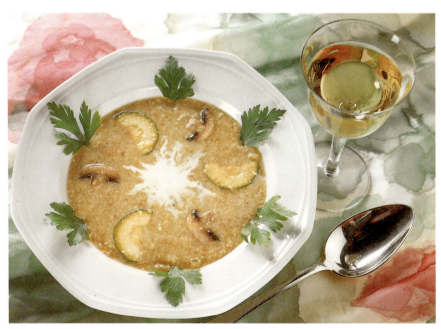

Abb. 4: Grünkernsuppe mit Walnüssen (vgl. *Seite 108*).

Das Gericht läßt sich gut vorbereiten und aufwärmen. Wenn Gemüse einmal nicht frisch verbraucht werden konnte, läßt sich davon auch gut Gemüsefond auf Vorrat kochen und dann zum Konzentrat eingedampft im Eiswürfelbehälter einfrieren. Später püriert zum Binden von Saucen nehmen oder als Fondbasis mit den Gemüsestielen und Schalen, die am Tag gerade anfallen.
Varianten: Statt Spitzkohl können andere Blattgemüse wie Wirsing oder Mangold, auch ausgehöhlte Gemüse wie Zwiebeln, Gurken, Auberginen oder Zucchini verwendet werden. Zusätzlich kann noch mit glatter Petersilie und Basilikum gewürzt werden.

Grünkernsuppe mit Walnüssen
(für 4 Personen)

1	Zwiebel
80 g	Grünkernschrot
30 g	Sonnenblumenöl
100 g	Walnüsse, feingemahlen
1 l	heiße Gemüsebrühe (Instant)
1	Zucchini (ca. 200 g)
100 g	Austernpilze oder frische Champignons
2 EL	saure Sahne
2 EL	frische Kräuter

Zwiebel feinhacken und mit dem Grünkernschrot in dem Sonnenblumenöl andünsten. Gemahlene Walnüsse und Gemüsebrühe zufügen und mit Deckel 15 Minuten garen. Die Zucchini längs halbieren und in dünne Scheiben schneiden. Die Pilze kleinschneiden.

Abb. 5: Selleriemedaillons an Tomaten-Chutney

Das Gemüse zur Suppe geben und weitere 10 Minuten garen. Nach der Garzeit saure Sahne unterrühren.

Selleriemedaillons an Tomaten-Chutney
(für 6 Personen)

Chutney:

250 g	Gemüsezwiebel
150 g	Stauden- und Knollensellerie und/oder Artischocken
1	Boskop
500 g	reife Tomaten
½ EL	frisch geriebener Ingwer
2 EL	Olivenöl
	Zucker oder Xylit
	Salz
	Cayennepfeffer

Medaillons:

1 kg	Sellerieknolle
	Zitronensaft
50 g	Weizenmehl
50 g	frisch geriebener Parmesan
2	Eier
2 EL	Pinienkerne, grob gehackt
	Kräutersalz, Pfeffer, Pflanzenöl

Chutney:
Gemüse und Obst schälen, Tomaten entkernen, grob würfeln, würzen und in einem Sieb „ausweinen" lassen. Mit Ingwer und Olivenöl verrühren und mit allen Zutaten in einen Topf geben, den Deckel auflegen und auf kleiner Flamme musig verkochen lassen. Den Topf von der Kochstelle nehmen und mit der Restwärme nachgaren lassen.

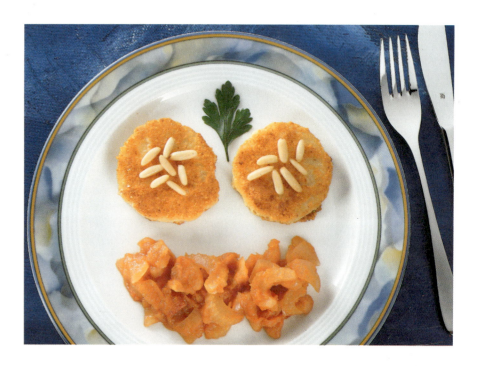

Medaillons:
Sellerieknolle gut sauberbürsten, Zitronen vierteln und mit der Sellerieknolle im Dämpfeinsatz in einen Topf geben, mit ¼ l Wasser zum Kochen bringen, Deckel verschließen und ca. 30 Minuten garen. Anschließend die abgekühlte Sellerieknolle schälen. In ca. 1 cm dicke Scheiben schneiden und zu Medaillons ausstechen. Stangensellerie sehr fein hobeln, mit Zitronensaft und Salz würzen.

Anrichten: Das Chutney erhitzen. Die Medaillons mit Mehl, geschlagenem Ei und Parmesan panieren und in mäßig heißem Fett oder Öl in einer Pfanne von beiden Seiten goldbraun braten. Auf Küchenkrepp abtropfen lassen und auf vorgewärmte Teller geben. Die Pinienkerne kurz im heißen Öl anrösten und mit fein gehobeltem Sellerie über die Medaillons geben, den Chutney dazu anrichten.

Tip: Die panierten Medaillons nicht zu heiß braten, sonst verbrennt der Parmesan.

Variationen: Zwischen zwei Selleriescheiben Püree von Kichererbsen füllen.

Zucchinihälften mit Gerste
(für 4 Personen)

3–4	Zwiebeln (ca. 200 g)
100 g	Gerste, grob geschrotet
2–3 EL	Öl
350 ml	heiße Gemüsebrühe (Instant)
100 g	frischer Spinat
1	Ei
1 TL	Essig
	Salz, Pfeffer
	Fleischtomaten (500–600 g)
2	große Zucchini (à 400 g)

Die Zwiebeln pellen und feinhacken, mit der Gerste und dem Öl andünsten. Gemüsebrühe zufügen. Bei geschlossenem Deckel ca. 15 Minuten kochen und noch 15 Minuten quellen lassen. Spinat verlesen, waschen und grob hacken. Mit Ei und Gewürzen zum Gerstenbrei geben. Die Tomaten in Scheiben schneiden, in eine längliche gefettete Form geben. Zucchini längs halbieren und aushöhlen, auf die Tomatenscheiben setzen und mit Gerstenbrei füllen. 20 Minuten bei 150 °C im vorgeheizten Ofen backen. Dazu schmeckt Naturreis.

Buchweizenbällchen mit Pistaziensauce
(für 4 Personen)

Klöße:

150 g	Buchweizengrütze
1	Zwiebel (80 g)
30 g	Butter
450 ml	Gemüsebrühe
2	Eier
50 g	Vollkornzwieback
	Salz, Pfeffer, Muskat
1 l	Gemüsebrühe

Sauce:

30 g	Butter
1	kleine Zwiebel (ca. 50 g)
1	Knoblauchzehe
30 g	Vollkornmehl
250 ml	heiße Gemüsebrühe
125 ml	Sahne
60 g	Pistazienkerne
1	kleiner Strauß Petersilie
2	Eigelb
1 EL	Zitronensaft
	Salz, Pfeffer
	etwas Zitronenmelisse zum Garnieren

Buchweizengrütze und Zwiebel mit Butter andünsten. Gemüsebrühe (450 ml) dazugeben, kurz aufkochen und bei geschlossenem Deckel noch einige Minuten ziehen lassen, dann etwas auskühlen lassen. Anschließend Eier und geriebenen Vollkornzwieback unterrühren, mit Gewürzen abschmecken und ca. 12 Klöße formen. 1 l Brühe aufkochen, Klöße hineingeben und weitere 10 Minuten ziehen lassen. Klöße herausnehmen und abgedeckt warmhalten.

Für die Sauce Zwiebel und Knoblauch fein hacken und in Butter glasig dünsten. Mehl und Gemüsebrühe einrühren und aufkochen. Dabei gut umrühren. Sahne, Pistazienkerne und Petersilie dazugeben. Mit Eigelb legieren und mit Zitronensaft und Gewürzen abschmecken. Buchweizenbällchen mit Pistazienkernen servieren und mit Zitronenmelisse garnieren.

Hochzeits-CousCous
(für 6 Personen)

250 g	Kichererbsen
1½ l	kräftige Gemüsebrühe
6	kleine Rüben
6	kleine Zwiebeln
6	kleine Möhren
6	kleine Zucchini
5	Tomaten
1	Stange Zimt
	Safran, Salz
500 g	CousCous
100 ml	Pflanzenöl
	Piment
	CousCous-Gewürz

Vortag: Kichererbsen einweichen. Am nächsten Tag Kichererbsen abspülen, mit ½ l Gemüsebrühe in einen

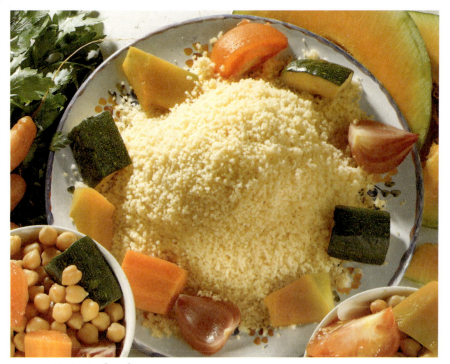

Abb. 6: Hochzeits-CousCous

Tip: Die Garzeiten verschiedener CousCous-Marken sind unterschiedlich. Deshalb Angaben der Hersteller beachten.
Varianten: Das Gemüse kann variiert werden. Zum Hochzeits-CousCous schmeckt etwa frischer Kürbis ganz hervorragend. Auch kleine glacierte Steckzwiebeln mit Cashewkernen passen gut.

Sommereintopf mit Bohnen und Mozzarella
(für 4 Personen)

1	rote Zwiebel (ca. 90 g)
10 ml	Sonnenblumenöl
500 g	grüne Bohnen
300 g	Kartoffeln
50 ml	Gemüsebrühe
300 g	Tomaten
1	Bund Bohnenkraut
250 g	Mozzarella
60 g	Walnüsse, gehackt
1	Becher saure Sahne (150 g)
2 EL	frische gehackte Kräuter

Topf geben und ca. 30 Minuten (Schnellkochtopf) bis ca. 1 Stunde garen. Von der Kochstelle nehmen und abkühlen lassen. Gemüse küchenfertig vorbereiten. Rüben und Zwiebeln vierteln, Zucchini und Möhren in zwölf gefällige Portionen teilen. Tomaten mit dem Messer kreuzweise einschneiden, blanchieren, enthäuten und mit ca. 1 l Brühe (halten Sie etwa 1 Tasse Gemüsebrühe zurück!), Zimt, Safran und Salz zum Kochen bringen. Erst die Wurzelgemüse, später die Zucchini mitgaren.
CousCous mit dem Rest heißer Gemüsebrühe und Piment und CousCous-Gewürz mischen und 2 Minuten quellen lassen. $\frac{1}{4}$ l Wasser zum Kochen bringen. Einen Dämpfeinsatz (oder ein mit einem Tuch ausgelegtes Sieb) in den Topf stellen und CousCous einfüllen. Im geschlossenen Topf etwa 30 Minuten garen. Das CousCous im Einsatz herausnehmen, Kochwasser abgießen und in dem Topf das Pflanzenöl erwärmen. CousCous dazugeben und mit $\frac{1}{8}$ l Brühe und etwa Salz bei milder Hitze quellen lassen. Dabei immer wieder mit einer Gabel lockern. Während der CousCous quillt, die Kichererbsen zu dem Gemüse geben, zusammen erhitzen und in eine vorgewärmte Schüssel füllen.

Zwiebeln pellen, in dünne Ringe schneiden und in dem Öl andünsten. Gemüse waschen und putzen. Bohnen in ca. 3 cm lange Stücke, Kartoffeln in kleine Würfel schneiden und ebenfalls andünsten. Zusammen mit Gemüsebrühe in einem Topf bei geschlossenem Deckel 20 Minuten garen. Zwischendurch mindestens einmal umrühren. Tomaten häuten und vierteln. Zwiebelringe und Bohnenkraut dazugeben und 7 Minuten zu Ende garen. Anschließend Mozzarella, Walnüsse und saure Sahne unterrühren. Noch 5 Minuten bei geschlossenem Deckel stehenlassen.

Gesunde Kost für Fleischgenießer

Fleisch und vor allem Wurst und Schinken gehören in unserer Wohlstandsgesellschaft mittlerweile zu selbstverständlichen Nahrungsbestandteilen. Ich, Jean Pütz, kann mich noch gut an meine Kindheit erinnern, damals sah das noch ganz anders aus, denn wir waren zwangsweise gezügelte Fleischesser. Während des Krieges und auch danach hatten wir nur deshalb Fleisch im Topf, weil wir mitten im Geschäftsviertel meines kleinen Heimatstädtchens Remich an der luxemburgischen Mosel zwei Schweine hielten. Die winzigen Ferkel kauften wir jedes Jahr auf dem nahen Viehmarkt. Gefüttert wurden sie mit Küchenabfällen. Die Schlachtaktion erfolgte vor dem Stall auf der Straße – nichts vom Schwein ging verloren. Nun ist die Hausschlachtung heute zwar in der Regel verboten, aber ob dies unbedingt einen Vorteil darstellt, ist doch zu bezweifeln. Weil die Vorgänge des modernen Schlachtens – in falscher Pietät – der Öffentlichkeit vorenthalten werden, möchten wir an dieser Stelle ein wenig zur Aufklärung beitragen. Wir wollen Sie aber nicht zu Vegeta-

riern bekehren. Damit wir uns recht verstehen, ich bin keineswegs Vegetarier, und das gilt auch für meine Kollegin Sabine Fricke, aber wir sind an einer Verbesserung der Verhältnisse interessiert. Wir wollen auch nicht das ganze Fleischerhandwerk anprangern. Uns geht es in erster Linie um die schwarzen Schafe.

Dennoch: Auch wenn die deutsche Wurst in der Regel eine sehr gute Qualität aufweist, sollten wir im Interesse unserer Gesundheit auch hier die Lebensweisheit beherzigen, daß weniger mehr ist.

Fleischgenuß – des Guten zuviel

Fleisch ist ein hochwertiges Lebensmittel. Es enthält wertvolle Eiweißbausteine, aber auch lebenswichtige Vitamine und Mineralstoffe. Aber Fleisch enthält auch unerwünschte Substanzen. Deshalb empfehlen Ernährungswissenschaftler heute, weniger Fleisch zu essen. 1993 lag der Verzehr bei 63,2 kg

pro Jahr bzw. 175 g Fleischwaren täglich pro Kopf, Säuglinge, Kleinkinder und Vegetarier eingerechnet. Das ist eindeutig des Guten zuviel.

Zuviel fleischliches Eiweiß belastet den Stoffwechsel und beeinträchtigt vor allem die Funktion der Nieren. Der aus dem Fleisch stammende Harnstoff kann Gicht, eine schmerzhafte Gelenkerkrankung, auslösen. Dabei ist Harnsäure an sich nichts Schlimmes. Sie wird von unserem Körper selbst ständig produziert. Gefährlich wird es erst dann, wenn sie über die Nieren nicht mehr genügend ausgeschieden wird und sich deshalb im Körper anreichert. Ist der Stoffwechsel stark gestört und die Harnsäurekonzentration über eine lange Zeit zu hoch, können die ersten Symptome der Gicht auftreten.

Harnsäure ist ein Abbauprodukt der sogenannten Purine. Diese wiederum stammen aus Enzymsystemen und vor allem aus der Erbsubstanz, der DNS. Harnsäure verbirgt sich vor allem in bestimmten Fischsorten wie Sardinen, Kabeljau und Sardellen sowie in Innereien wie Leber, Nieren oder Bries. Aber auch ganz normales Fleisch und Fleischprodukte sind nicht ganz ohne. Deshalb sollten Menschen, die einen zu hohen Harnsäurespiegel im Blut aufweisen, pro Tag höchstens 100 g Fleisch essen.

Auch das vielgescholtene Cholesterin verbirgt sich in Fleisch und Wurst. Dieser Stoff kann bei übermäßiger Zufuhr frühzeitige Arteriosklerose und damit verbunden Herz-Kreislauf-Probleme fördern. Diese Ergebnisse belegt neben vielen anderen eindeutig eine Studie des angesehenen Krebs-Forschungszentrums in Heidelberg. Wir haben bereits auf *Seite 104* ausführlich darüber berichtet, möchten aber an dieser Stelle noch einmal das erfreuliche Ergebnis wiederholen, daß diejenigen Versuchspersonen am besten abgeschnitten haben, die sich weitgehend vegetarisch ernährten, aber hin und wieder auch ein Stückchen Wurst oder Fleisch genossen. Daß diese Menschen besser abschneiden als die überzeugten Fleischesser scheint vor allem daran zu liegen, daß sie, um satt zu werden, statt großer Fleischportionen mehr Obst, Gemüse und Getreideprodukte essen, Lebensmittel, die einen höheren Anteil an Ballaststoffen, Vitaminen und Mineralstoffen enthalten. Wissenschaftler rund um den Erdball bemühen sich um Erklärungen für die gesundheitlichen Risiken, die von einem hohen Fleisch- und Wurstverzehr ausgehen. Exemplarisch möchten wir hier auf den Dickdarmkrebs eingehen, denn dieser gehört bei uns zu den häufigsten bösartigen Erkrankungen.

Fleischkonsum und Dickdarmkrebs

Es ist ziemlich schwierig, genaue Daten über den Zusammenhang zwischen Dickdarmkrebs und Fleischverzehr zu gewinnen. Wissenschaftler behelfen sich daher mit sogenannten epidemiologischen Untersuchungen, um bestimmte Eigenschaften möglichst breiter Bevölkerungsgruppen zu erfassen. Dabei hat sich immer wieder gezeigt, daß die Wahrscheinlichkeit, an Dickdarmkrebs zu erkranken, mit wachsendem Fleischkonsum zunimmt. Dieser Zusammenhang gilt insbesondere für Rindfleisch. Auch die Ergebnisse einer amerikanischen Studie deuten darauf hin, daß die Art des Fleisches eine große Rolle spielt. Danach ist das Risiko, an Darmkrebs zu erkranken, bei Verzehr von Rind, Schwein und Lamm höher als beim Genuß von Geflügel. Als Gründe für diese Zusammenhänge vermuten Wissenschaftler heute:
- Beim Abbau von Fleisch bilden sich krebsfördernde Substanzen, z.B. Ammoniak.
- Der hohe Gehalt spezieller Eisenkomplexe, die bei Flischkonsum anfallen, unterstützt die Bildung krebserzeugender Substanzen.
- Beim Braten von Fleisch können sich auf der gebräunten Oberfläche krebserregende Substanzen bilden.
- Menschen, die viel Fleisch- und Wurstwaren essen, verzehren durchschnittlich weniger Ballaststoffe, die wiederum Giftstoffe auf natürlichem Wege entsorgen können.

Genaues kann Ihnen also bis heute niemand sagen. Dennoch sollten wir uns auf das stützen, was die Wissenschaftler bisher herausgefunden haben und das bedeutet für uns alle: Fleisch und Wurst sind gesund, aber höchstens zwei- bis dreimal in der Woche und dann jeweils höchstens 150 g.

Rückstände im Fleisch

300 Millionen Mark werden in Deutschland offiziell für Futtermittelzusatzstoffe ausgegeben, zusätzlich noch einmal 464 Millionen Mark für tiermedizinische Präparate. In der Regel werden die Anwendungen am lebenden Tier und später die Rückstände im Fleisch gut überwacht, und auch das ehemalige Bundesgesundheitsamt sieht keine gesundheitliche Gefahr für den Verbraucher. Dennoch kommt die Deutsche Gesellschaft für Ernährung in ihrem neuesten Ernährungsbericht zu dem Schluß: „Weiterhin lassen sich die in der Vergangenheit beobachteten illegalen Applikationen (Verabreichungen) ... nicht unterbinden und können unter bestimmten Umständen für den Verbraucher ein beachtenswertes gesundheitliches Risiko darstellen. So

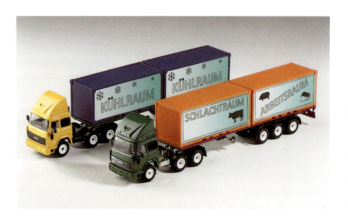

Abb. 1: Mobile Schlachthöfe, die eine Schlachtung direkt beim Züchter ermöglichen, könnten den Tieren viel Streß ersparen und uns eine bessere Fleischqualität bescheren.

sind 1990 und 1991 in Spanien und Frankreich 157 Fälle dokumentiert worden, bei denen der Verzehr von Rinderleber mit Clenbuterolrückständen die Ursache für 2- bis 3tägige Herzbeschwerden (Tachykardie) mit Körperzittern war. Über das Ausmaß illegaler Anwendungen bei Masttieren zur Steigerung des Fleischansatzes liegen in der Bundesrepublik Deutschland jedoch keine gesicherten Schätzungen vor."

Wir kommen nicht umhin, zu akzeptieren, daß Mittel eingesetzt werden, zunächst am lebenden Tier, später auch bei der Verarbeitung zu Fleisch und Wurst. Dennoch: Das gesundheitliche Risiko, daß von den natürlichen Inhaltsstoffen des Fleisches bei einem sehr hohen Verzehr ausgeht, ist nach heutigem Kenntnisstand mit Sicherheit größer als die Gefahren, die in den Rückständen dieser Mittel lauern. Die Angst vor dem herzhaften Biß in ein Steak ist also fehl am Platz.

Was die Verbraucher jedoch in den letzten Jahren zusätzlich verunsichert hat, sind die besorgniserregenden Informationen über die Rinderseuche „BSE".

Rinderwahnsinn – Gefahr für den Verbraucher?

Längst sind auch in Deutschland einige Fälle von „Rinderwahnsinn" bekanntgeworden. Professor Hans-Jürgen Hapke, Präsidiumsmitglied der Deutschen Gesellschaft für Ernährung, mag auch nicht mehr ausschließen, daß die Krankheit vom Tier auf den Menschen übertragen werden kann. Denn es scheint möglich, daß es einen Zusammenhang zwischen BSE und der Creutzfeld-Jakob-Krankheit gibt, einer Erkrankung des menschlichen Gehirns. Die Übertragung ist zwar eher unwahrscheinlich, aber trotzdem sollte man vorsichtig sein. Bis der Infektionsweg endgültig geklärt ist, sollte man kein britisches Kalb- und Rindfleisch, keine daraus hergestellten Produkte und auch kein Tierkörpermehl mehr einführen.

Erschreckende Berichte in den Medien behandeln jedoch auch immer wieder ein ganz anderes Problem der Fleischwirtschaft: Es geht um den Transport der Schlachttiere.

Streßfaktor Transport

Tiere werden durch das Verladen und den Transport extrem belastet. Dieses wirkt sich um so negativer aus, desto mehr Fehler hierbei begangen werden. Hierzu zählen vor allem:

– Ungeeignete Transporter (zu tiefe Decken, zu hohe Ladedichte, schlechte Belüftung);
– Unangepaßte Fahrweise (abruptes Abbremsen, schnelles Fahren in steilen Kurven);
– falsche Behandlung der Tiere (Elektrotreiber, Schläge).

Die Auswirkungen beim Tier sind Erbrechen, Herzrasen, Muskelzittern, Kreislaufzusammenbrüche und schlimmstenfalls der Tod.

In Deutschland verenden jährlich etwa 450000 Schweine bereits auf dem Weg zum nahegelegenen Schlachthof. Das ist etwa 1 Prozent der gesamten Schlachtzahl. Fachleute vor Ort bestätigen: 5–10 Prozent tote Tiere seien nicht unbedingt die Ausnahme.

Noch dramatischer stellt sich die Situation auf Ferntransporten dar. Die Tiere werden oft tagelang ohne Futter und ohne Wasser quer durch Europa transportiert. Im Jahr 1992 wurde in NRW eine großangelegte Überprüfung durchgeführt. Das Ergebnis dieser Untersuchung hat wohl nicht nur uns schockiert, deshalb möchten wir es im Originalwortlaut wiedergeben:

„Im vergangenen Jahr sind 4482 Lebendtiertransporte von den NRW-Behörden auf die Einhaltung tierschutzrechtlicher Bestimmungen überprüft worden. Wie Umweltminister Klaus Matthiesen ... mitteilte, mußten 249 Transporte wegen zum Teil schwerer Mängel beanstandet werden. Der Minister: ‚Bei der bisher größten Kontrollaktion dieser Art wurden in den Fahrzeugen insgesamt 69 verletzte Tiere – vor allem Schweine, aber auch Rinder und Kälber – gefunden. Hauptverletzungsarten waren Quetschungen und Prellungen infolge viel zu enger Transportflächen. Des weiteren registrierte man Verletzungen wie Blutergüsse, Knochenbrüche, blutige Hornstümpfe. In einem Fall waren zwei Bullen in ein viel zu kleines Transportfahrzeug verbracht worden, so daß die Tiere starken Leiden durch die gebückte Haltung ausgesetzt waren.' Oft wurden starke Kreislaufstörungen und Kollapszustände an den Tieren festgestellt. Dies geht offenbar ebenfalls auf viel zu enge Transportverhältnisse und schlechte Belüftung der Fahrzeuginnenräume zurück. Insgesamt wurden bei der landesweiten Schwerpunktaktion 25 tote Tiere in den Transportfahrzeugen gefunden. Sie hatten die Anstrengungen des Transportes – zumeist streßbedingt – nicht überstanden.

Matthiesen: ‚Der Zustand der beanstandeten Fahrzeuge war teilweise erschreckend. Haupt-Beanstandungsgrund war die Überladung der Fahrzeuge. Hier fehlten oft die vorgeschriebenen Trennwände. In einigen Fällen mußten die Abladevorrichtungen beanstandet werden, da für die Tiere beim Be- und Entladen durch viel zu steile und rutschige Ladeflächen erhebliche Verletzungsgefahr bestand.'"

Tiergerechte Transporte

Den Problemen und Mißständen rund um den Transport ist auf Dauer nur beizukommen, wenn nur noch Fahrzeuge mit einer speziellen Zulassung für den Tiertransport eingesetzt werden dürfen. Doch auch das beste Transportfahrzeug nutzt nichts, wenn die Tiere über Tausende von Kilometern ohne Futter und Tränke durch Europa gefahren werden. Deshalb müssen so schnell wie möglich „Tankstellen" für Tiere eingerichtet werden.

Unabhängig davon sollte gleichzeitig der Transport der Tiere auf ein Mindestmaß beschränkt werden. In Österreich zum Beispiel ist er längst auf maximal 6 Stunden und 130 Kilometer begrenzt. Eine Abhilfe würde darin bestehen, Schlachthöfe stärker dezentralisiert zu errichten, damit den Tieren Fahrten von mehr als 50 km erspart bleiben.

Mobile Schlachthöfe
Ich, Jean Pütz, halte es für sinnvoll, wenn die Tiere direkt auf dem Betrieb geschlachtet würden. Die Vorteile liegen auf der Hand: Der Streß während des Transportes und auf dem Schlachthof entfiele, was, wie sie weiter unten nachlesen können, die Qualität des Fleisches verbessern würde. Lastkraftwagen könnten dafür mit mobilen Containern bestückt werden, in denen Schlachträume, Arbeitsräume und Kühlräume eingerichtet sind.

Streßfaktor Schlachthof
Im Schlachthof sind die Tiere häufig weiteren Strapazen ausgesetzt. Hierzu zählen vor allem:
– Fehler beim Abladen wie steile Entladerampen und zu lange Wartezeiten.
– Fehler im Wartestall und beim Zutrieb zur Betäubungsanlage wie zu lange Zutriebswege, glatte Bodenbeläge, Hindernisse, zu enge Wege, Einsatz von Elektotreibern, Zusammentreffen mit fremden Artgenossen, ungenügend lange Erholungszeiten, fehlende Tränkevorrichtungen und fehlende Duscheinrichtungen zum Besprühen der Tiere zur Abkühlung und Beruhigung.
– Fehler bei der Betäubung

In Deutschland muß ein Schlachttier vor der Tötung betäubt werden. Dies geschieht bei Rindern durch einen Bolzenschuß und bei Schweinen mit Hilfe einer Elektrozange oder durch Kohlendioxidgas. Alle drei Betäubungsarten erfordern hohen Sachverstand bei der

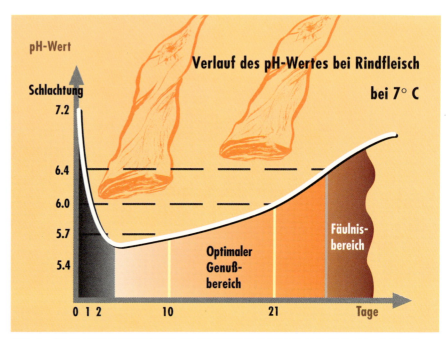

Abb. 2: Einen solchen Verlauf zeigt die pH-Wert-Kurve beim Fleisch nach einer Schlachtung, bei der das geschlachtete Tier weder großem Streß ausgesetzt noch stark erschöpft war.

Durchführung und gute Wartung der Geräte und Apparaturen. Mängel und Fehler kommen immer wieder vor. Von Kennern der Branche wird die Beschäftigung ungenügend ausgebildeter Billiglohnkräfte bemängelt. Fehler bei der Betäubung können beim Schlachttier zu Muskelblutungen und Knochenbrüchen führen.

Schweine, aber auch Rinder, die während der Mast, des Transportes oder auf dem Schlachthof großen Belastungen ausgesetzt sind, müßten eigentlich als krank eingestuft werden, denn am Fleisch ist später festzustellen, daß sie gelitten haben.

Der Fleischqualität auf der Spur

Um die Fleischqualität beurteilen zu können, stehen Wissenschaftlern verschiedene Methoden zur Verfügung. Eine wichtige Meßgröße ist der Säurewert, auch pH-Wert genannt:

Noch während der Schlachtung liegt der Säurewert des Fleisches bei ziemlich genau 7,2. Innerhalb von 24 Stunden fällt er langsam auf einen Wert von etwa 5,8.

Anders sieht es aus, wenn das Tier vor der Schlachtung großem Streß ausgesetzt war. Der pH-Wert sinkt dann völlig überstürzt schon innerhalb der ersten Stunde nach der Schlachtung auf unter 5,8. Wässeriges, geschmackloses Fleisch, sogenanntes PSE-Fleisch, ist die unausweichliche Folge.

Bei völliger Erschöpfung des Tieres vor der Schlachtung tritt der umgekehrte Fall ein: Der pH-Wert bleibt auch nach 24 Stunden über 6,2. Leicht verderbliches und fade schmeckendes DFD-Fleisch ist in diesem Fall das Ergebnis.

PSE

PSE ist ein Kürzel und steht für „pale – soft – exudative" bzw. „hell – weich – wäßrig".

Hiermit sind bereits die wichtigsten Eigenschaften von PSE-Fleisch beschrieben. PSE-Fleisch entsteht insbesondere bei Schweinen. Der Anteil von Tieren mit PSE-Fleisch wird sehr unterschiedlich bewertet. Während ein Vertreter der Fleischbranche uns glauben machen wollte „das Problem sei längst vom Tisch", schätzen Wissenschaftler den Anteil auf rund 10 Prozent. Vor allem im Sommer, wenn die höheren Temperaturen zu extremen Kreislaufbelastungen der Tiere führen, kann der Anteil von PSE-Fleisch ansteigen. Noch vor etwa 15 Jahren wurde er auf rund 40 Prozent geschätzt. Im bayerischen Raum scheint der Anteil noch heute relativ hoch zu liegen. Fachleute schätzen ihn hier teilweise auf 30 Prozent. Den Grund hierfür können Sie in *Abbildung 3* erkennen. Auf der unteren Achse ist der Magerfleischanteil angegeben, an der senkrechten Achse kann der pH-Wert des Fleisches eine Stunde

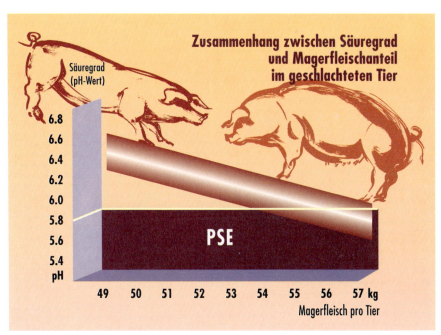

Abb. 3: Die Züchtung von Tieren mit hohem Magerfleischanteil beschert uns ein qualitativ schlechteres Fleisch, das sogenannte PSE-Fleisch.

nach der Schlachtung abgelesen werden. Der Verlauf des Balkens verdeutlicht, daß bei hohem Magerfleischanteil der pH-Wert innerhalb dieser ersten Stunde niedriger ist. Mit anderen Worten: Der Anteil von PSE-Fleisch ist größer, wenn hochgezüchtete Schweinerassen mit sehr viel Magerfleisch geschlachtet werden. Deshalb fordern Fachleute schon lange, das besonders problematische Pietrain-Schwein aus der Zucht herauszunehmen. Es ist eigentlich eine ganz hübsche Rasse mit kurzen Stehohren und schwärzlichen oder rötlich-grauen Flecken auf grauweißem Grund. Es ist aber extrem streßanfällig. Zudem hat das Pietrain-

Schwein ein viel zu kleines Herz im Verhältnis zu seiner Körpermasse. Der Kreislauf dieser Tiere gerät schon bei kleinsten Belastungen völlig aus dem Gleis. Fachleute halten die heutige Pietrain-Zucht deshalb für Tierquälerei, die sofort verboten werden sollte.

Diesem Problem können wir Verbraucher dadurch begegnen, daß wir nicht immer nach dem magersten Fleisch fragen. Fleisch mit leichten Fettanteilen ist in der Regel zudem wesentlich schmackhafter. Sollten Sie Angst vor dem kalorienreichen Fett haben, dann bedenken Sie, daß Sie bei fettigerem Fleisch viel weniger Öl oder Bratfett benötigen. Dies gilt auch für Rind-

fleisch. Um Mißverständnissen vorzubeugen: Es geht nicht darum, in Zukunft wieder völlig verfettetes Fleisch zu verzehren, es geht lediglich darum, nicht mehr das magerste, sondern statt dessen leicht marmoriertes zu bevorzugen.

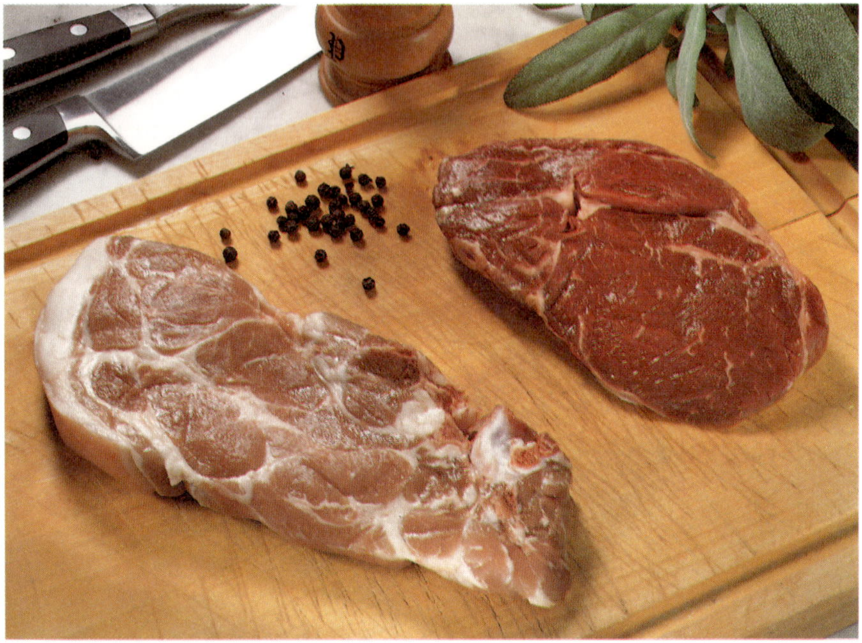

DFD

DFD steht für das englische Kürzel „dark – firm – dry", was soviel wie „dunkel – fest – trocken" bedeutet und die wichtigsten Eigenschaften von DFD-Fleisch charakterisiert; DFD-Fleisch ist etwas dunkler als normales Fleisch, aber dafür unter Umständen zäher und vor allen Dingen erheblich trockener. Trotzdem läßt sich das DFD-Fleisch äußerlich nur schwer erkennen. Man merkt es eigentlich erst, wenn es auf dem Teller liegt: Es schmeckt nicht besonders gut und ist trocken.
Bei Schweinefleisch tritt die DFD-Problematik seltener auf, dafür um so eher beim Rind.

TÜV-Prüfung für Schlachthöfe

Als Laie kann man sich über den hohen Anteil von Fleisch geringerer Qualität nur wundern. Verständlich wird dies erst, wenn man weiß, daß das natürliche Regulationsprinzip – der Preis – in der Fleischwirtschaft nicht funktioniert. Denn der Landwirt wird nicht nach der Qualität des Fleisches, sondern etwa beim Schwein nach Gewicht und Magerfleischanteil bezahlt. Dieses Entlohnungsprinzip fördert über

Abb. 4: Kaufen Sie lieber leicht marmoriertes Fleisch ein als ganz mageres. Es schmeckt besser und Sie unterstützen damit nicht die Züchtung von Magerfleischtieren.

die Bevorzugung der extrem mageren Tiere das PSE-Problem. Dies spiegelt sich auch in den Handelsklassen wider. Da die Tiere mit dem größten Magerfleischanteil auch in die höchsten Handelsklassen eingeteilt werden, ist hier auch der größte Teil der Tiere mit PSE-Fleisch zu finden.

Natürlich gibt es in Deutschland bereits strenge Auflagen. Zu den zahlreichen Vorschriften gehören das Fleischhygienegesetz und insbesondere die Fleischhygieneverordnung. Sie schreiben vor, daß jedes Tier unmittelbar vor der Schlachtung von amtlichen Tierärzten untersucht wird, um festzustellen, ob das Tier an Krankheiten leidet oder mit unzulässigen Medikamenten behandelt wurde. Nach der Schlachtung führen die Tiermediziner zusammen mit den Fleischkontrolleuren die Fleischuntersuchung durch, um das Fleisch auf alle krankhaften Veränderungen, z.B. auf Infektionen, Parasiten, Trichinen usw., zu prüfen.

Trotzdem gibt es immer wieder Berichte über Hygienemängel in der Fleischwirtschaft. Branchenkenner meinen, daß unter anderem knappe finanzielle Mittel, aber auch Betriebsblindheit dazu führen. Deshalb halten wir, um die Qualität des deutschen Markenproduktes „Fleisch" weiter zu erhöhen, eine Art TÜV-Prüfung für sinnvoll. Eine Art Keimzelle hierfür könnte das „Beratungs- und Schulungsinstitut für tierschutzgerechten Umgang mit Schlachttieren" in Schwarzenbek bei Hamburg sein.

Doch noch fließt zuwenig Geld in die Kasse des Institutes, und die Tierärzte können Landwirte und Betreiber von Schlachthöfen nur eingeschränkt beraten.

Fleischqualität selbst bestimmen

Der Laie kann die Fleischqualität von Schweine- oder Rindfleisch recht gut selbst bestimmen. Nützlich ist hierbei vor allem das Wissen um die Fleischreifung, die sich auf die Qualität des Fleisches auswirkt.

Fleischreifung

Gerade Rindfleisch muß eine Zeitlang reifen. Was dabei genau geschieht, möchten wir Ihnen im folgenden kurz darstellen:

Wenige Minuten nach dem Schlachten beginnt der pH-Wert zu sinken, weil der Stoffwechsel der Zellen nicht sofort abbricht. Da das Blut aber keinen Sauerstoff mehr transportieren kann, baut sich die entscheidende Energiesubstanz in Fleisch und Muskeln, das sogenannte Glykogen (eine Zuckerverbindung), zu Milchsäure ab. Dadurch wird das Fleisch sauer, das heißt der pH-Wert sinkt kontinuierlich. Wie gesagt, bei gestreßten Tieren innerhalb von 1–2 Stunden, bei normalen zieht sich dieser Prozeß über mehrere Stunden hin. Die Beschleunigung liegt unter anderem auch darin begründet, daß gestreßte Tiere viel mehr Adrenalin – das auch uns bekannte Streßhormon – produzieren. Adrenalin beschleunigt extrem den Abbau des Glykogens.

Wenn das Glykogen weitgehend zu Milchsäure umgesetzt ist, kann der pH-Wert nicht weiter absinken. Der niedrigste Wert liegt je nach Tierart und Körperpartie etwa bei 5,4 bis 5,8. Die Zeitwerte gelten für eine Kühlhaustemperatur von unter 7 °C.

Diese natürliche Säuerung hat zwei Vorteile. Zum einen hält sich das Fleisch länger, und zwar weil Bakterien niedrige pH-Werte nicht mögen und sich deshalb wesentlich langsamer vermehren. Zum anderen wird das Fleisch um so zarter, je länger die Säuerung einwirkt, d.h. je länger es abgehangen ist. Ein Steak vom frischgeschlachteten Rind ist praktisch ungenießbar. Erst nach einer Reifezeit von 10 bis maximal 21 Tagen bei Kühltemperaturen von unter 7 °C ist das Fleisch ausreichend abgehangen. Beim Schwein reichen 3 Tage, beim Huhn und anderem Geflügel etwa 1 Tag.

Rindfleisch ist dann am zartesten, wenn an der Oberfläche des Fleisches etwa ein pH-Wert von 5,7 bis 6,0 erreicht ist. Beim Schweinefleisch kann der optimale Genußwert durchaus schon bei pH 5,5 erreicht sein. Demgegenüber signalisiert ein pH-Wert über 6,4, daß das Fleisch entweder DFD-Qualität aufweist oder langsam in Fäulnis übergeht; mit beidem sollte man sehr vorsichtig umgehen.

Indikatorstäbchen

Im Chemiefachhandel, aber auch in den Geschäften, die die Hobbythek-Produkte führen, werden Indikatorstäbchen angeboten, mit denen man den pH-Wert von Fleisch feststellen kann. Damit sie für eine Messung von Fleisch auch tatsächlich geeignet sind, sollten sie einen Meßbereich zwischen pH 5 bis pH 7 erfassen und keine Rückstände der Testsubstanz in das Fleisch abgeben. Die Messung selbst ist kinderleicht: Drücken Sie den Streifen auf die Fleischoberfläche und lassen den Saft eine Zeitlang einwirken. Dann brauchen Sie nur noch die entstandene Farbschattierung mit der beiliegenden

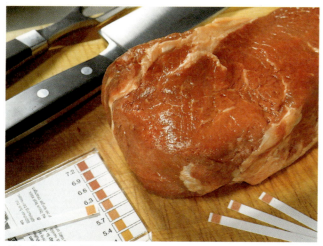

Abb. 5: Den pH-Wert Ihres Fleisches können Sie leicht selber prüfen.

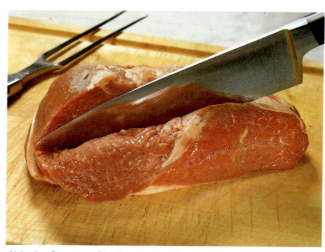

Abb. 6: Benutzen Sie ein scharfes Messer und schneiden Sie immer quer zur Faser.

Skala zu vergleichen, an der Sie den pH-Wert ablesen können.

Sie können als Laie auch prüfen, ob es sich um PSE-Fleisch handelt, also um Fleisch von Tieren, die extremem Streß ausgesetzt waren. Das läßt sich zumindest bei frischem Schweinefleisch recht gut feststellen. Die Farbe ist zunächst das wichtigste Merkmal: Bei hellem, fast schon weißlichem Schnitzel-, Kotelett- oder Schinkenfleisch sollten Sie schon im Vorfeld mißtrauisch sein.

Weitere Anzeichen: Wenn Sie beispielsweise in der Kühltruhe Schweinefleisch entdecken, welches im eigenen Saft in der Verkaufsschale schwimmt, können Sie davon ausgehen, daß es sich um PSE-Fleisch handelt. Beim Schmoren oder Braten von PSE-Fleisch läuft das Wasser heraus und das Fleisch wird trocken wie Leder. Das liegt nicht daran, daß im PSE-Fleisch mehr Wasser – wie oft fälschlicherweise behauptet wird – enthalten ist, sondern daran, daß das Fleisch von gestreßten Tieren den Saft nicht halten kann. Die Zellen geben ihn schneller frei als normal. Wie schon beschrieben, sinkt der pH-Wert beim PSE-Fleisch innerhalb einer Stunde auf unter 5,8 ab. Die Folge: Die Zellen verlieren wegen der schnellen Säuerung ihr Zellwasser, der Saft läuft aus, was gleichzeitig mit einer Aufhellung des Fleisches einhergeht.

Die richtige Zubereitung

Auch, wenn Sie gutes Fleisch eingekauft haben, sollten Sie bei der Zubereitung einige Regeln beachten, damit der Fleischverzehr ein echter Genuß wird.

Der richtige Schnitt

Egal ob Braten oder Steak, schneiden Sie aus den vollen Fleischstücken stets quer zur Faser. Die einzelnen Fasern werden auf die Weise kurz und das Fleisch gut kaubar und zart. Ergeben sich quer zur Faser keine ausreichend großen Stücke, sollte man darauf achten, daß der Schnitt zumindest schräg zur Faser verläuft. Werden Schnitzel hingegen parallel zur Faser geschnitten, wird sehr viel Saft austreten und das Fleisch in der Pfanne schrumpfen. Auch für Geschnetzeltes gilt: Vom großen Stück zunächst quer zur Faser und dann in Streifen schneiden.

Das richtige Werkzeug

Gutes Werkzeug ist eine wichtige Voraussetzung für die saftschonende Zubereitung. Die Messer müssen groß und vor allem scharf sein. Sie sollten aus einer rostfreien Klinge bestehen, die bis in den stabilen rutschfesten Griff hineinreicht. Stumpfe Messer zerschneiden die Faser nicht glatt, sondern zerquetschen und zerreißen sie. Auch Messer mit Sägeschliff sind ungeeignet. Mit einem falschen Messer bearbeitet, sieht das Fleisch anschließend nicht nur unschön aus, sondern verliert außerdem wertvollen Saft. Beim Wenden des Fleisches sollte man einen Pfannenwender verwenden. Auch so vermeiden Sie unnötigen Saftverlust. Sollten Sie bevorzugt mit einer Fleischgabel arbeiten, so achten Sie darauf, daß sie spitz und gerade ist.

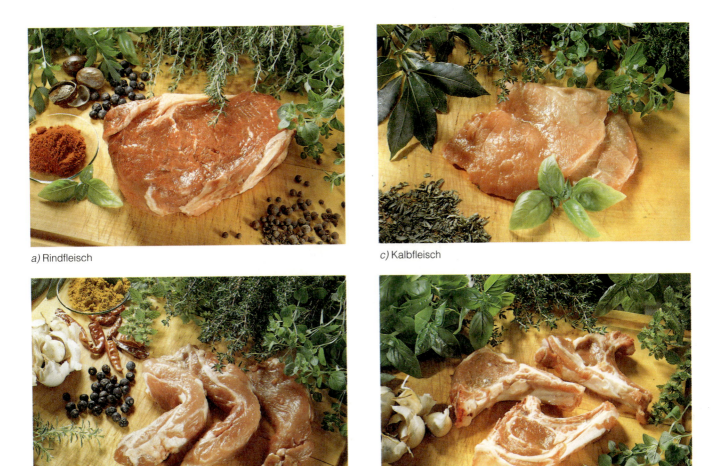

a) Rindfleisch

b) Schweinefleisch.

c) Kalbfleisch

d) Lammfleisch

Abb. 7: Mit frischen Kräutern würzen Sie Fleisch am schmackhaftesten und am gesündesten. Für jede Fleischsorte gibt es Gewürze, die sich besonders gut eignen.

Richtig würzen

Auch beim Würzen können Sie mit einem kleinen Trick den Saft schonen: Salz immer erst nach dem Garen zum Fleisch geben, denn Salz entzieht dem Gewebe seinen Saft und macht es trocken und zäh. Andere Gewürze können schon vor dem Braten oder Schmoren zum Fleisch gegeben werden, so kann das Aroma besser einziehen.

Folgende Gewürze eignen sich besonders für bestimmte Fleischsorten:
Rindfleisch: Basilikum, Rosmarin, Liebstöckel, Oregano, Muskat, Paprika, Piment, Sellerie, Thymian, Wacholder.
Schweinefleisch: Beifuß, Bohnenkraut, Knoblauch, Majoran, Curry, Chili, Minze, Salbei, Thymian, Oregano, Wacholder.
Kalbfleisch: Thymian, Rosmarin, Petersilie, Estragon, Basilikum, Lorbeerblatt.
Lammfleisch: Basilikum, Knoblauch, Minze, Oregano, Thymian.

Wichtig ist, daß Sie das Fleisch zunächst bei großer Hitze anbraten. Dadurch schließen sich die Poren schneller und der Saft bleibt dort, wo er hingehört: im Fleisch.

Kalbsleberwurst – Wurst ohne Kalbsleber

Kalbsleberwurst enthält in der Regel ausschließlich Schweineleber. Sie darf nur deshalb als Kalbsleberwurst gekennzeichnet werden, weil geringe Spuren von Kalbfleisch enthalten sind. Zu erkennen ist dies am Etikett – Kalbfleisch steht in der Aufzählung der Zutaten meistens unten, was auf einen geringen Anteil hindeutet.

Ballaststoffe: Gesunde Partner von Fleisch und Wurst

Wenn Sie Fleisch zu sich nehmen, dann sollten sie es möglichst immer mit einer ballaststoffreichen Beilage kombinieren. Wissenschaftler vermuten, daß das Fleisch dann weniger Schaden in unserem Darmsystem verursacht, weil die Ballaststoffe diejenigen Stoffe, die die Darmwand angreifen und schädigen könnten, binden und schneller aus dem Darm abtransportieren. Mit einer ausreichenden Ballaststoffzufuhr läßt sich deshalb das Darmkrebsrisiko vermindern. Diese Tatsache veranlaßt uns zu einem Vorschlag:

Ein neuer Küchengeist muß her!

Wie wäre es, wenn man – um die Bedeutung der Ballaststoffe stärker herauszustellen – die Gerichte nicht wie üblich nach der Fleischart, sondern nach den „Beilagen" benennen würde? In der Regel hat Gemüse einen hohen Ballaststoffanteil und ist darüber hinaus sehr vitamin- und mineralstoffreich. Nun, um Sie auf den Geschmack

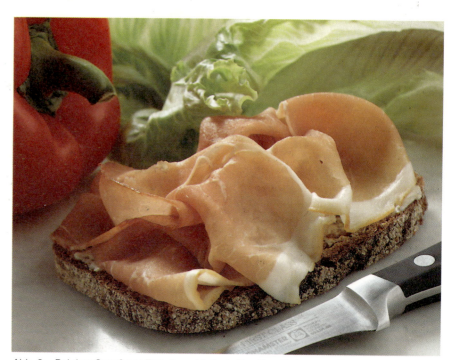

Abb. 8: Bei dem Genuß von Fleisch und Aufschnitt sollten Sie immer auf ballaststoffreiche Beilagen achten: Hier ergänzt sich der Schinken gut mit dem Vollkornbrot und etwas frischem Gemüse oder Salat.

zu bringen, wie sollte es anders in der Hobbythek sein, stellen wir Ihnen natürlich ein paar Rezepte vor. Wir haben zwei exzellente Köche gebeten, Rezepte zusammenzustellen, die unserem neuen Küchengeist entsprechen: Fleisch ja, aber nur als delikate Beilage. Das erste Gericht stammt vom Chefkoch des Petersberger Hotels in Königswinter, Herrn Heinrich-Udo Daniel. Er hat uns ein rustikales Gericht kreiert. Die weiteren Rezepte stammen von Christoph Drenske.

Florentiner Kartoffelklöße mit Püree von weißen Rüben und pochierter Schweineschulter auf buntem Gemüse
(für ca. 6–8 Personen)

Florentiner Kartoffelklöße:

900 g	Kartoffeln
	wenig Meersalz
	frisch gemahlener Pfeffer
	geriebene Muskatnuß
400 g	Blattspinat
8 EL	Kartoffelmehl (80 g)
4	Eiweiß (140 g)

Die Kartoffeln abbürsten, mit wenig Meersalz in wenig Wasser ca. 30 Minuten garen. Anschließend schälen und noch warm durch die Kartoffelpresse drücken. Die Kartoffelmasse mit wenig Meersalz, Pfeffer und Muskatnuß würzen.
Den Blattspinat putzen, die Blätter in kochendem Wasser blanchieren, ausdrücken und fein schneiden. Mit 6 EL Kartoffelmehl und dem Eiweiß unter die Kartoffelmasse rühren. Diese zu 16 Klößen (à 70 g) formen, kurze Zeit ruhen lassen.

Das restliche Kartoffelmehl mit wenig Wasser anrühren, in etwa 2 l leicht gesalzenes Wasser geben, dieses aufkochen lassen und die Klöße etwa 10 Minuten ziehen lassen.

Püree von weißen Rüben:

800 g	Rüben (ersatzweise Teltower Rübchen oder Navets)
3	große Petersilienwurzeln
¼ l	Milch
¼ l	Schlagsahne
etwa ½ EL	Zucker
40 g	Mehlbutter (aus 20 g Butter und 20 g Mehl geknetet)

Rüben und Petersilienwurzel schälen, waschen, in große Stücke schneiden. Mit Milch, Sahne, Salz und Zucker zum Kochen bringen, zugedeckt ca. 25 Minuten kochen. Dann durch ein Sieb abgießen, dabei die Flüssigkeit auffangen. Das Gemüse pürieren und warm stellen. Das Milch-Sahne-Gemisch einkochen, dabei nach und nach mit Mehlbutterstückchen binden. Unter ständigem Rühren soweit einkochen, bis die Sauce cremig ist.
Die Sauce unter das Rübenpüree rühren. Jetzt alles durch ein Sieb streichen, damit holzige Gemüseteile zurückbleiben. Das fertige Püree noch einmal abschmecken.

Pochierte Schweineschulter auf buntem Gemüse:

1½ kg	magere Schweineschulter (ausgelöst und ohne Knochen)
250 g	Möhren (4 Stück)
200 g	Sellerieknolle
200 g	Petersilienwurzel
1–2	Zwiebeln
1–2	Knoblauchzehen
6–8	Petersilienstengel
2	Flaschen trockenen Weißwein (Ruländer)
	Salz, Pfeffer aus der Mühle
2	Stangen Porree (350 g)

Fett und Sehnenanteile vom Fleisch abschneiden.
Das Suppengemüse (Möhren, Sellerie, Petersilienwurzel) putzen, waschen, grob zerteilen oder ganz lassen. Die Zwiebeln und den Knoblauch schälen und kleinschneiden. Die gewaschenen Petersilienstengel mit Küchengarn zusammenbinden.
Den Weißwein mit 2 l Wasser und Salz aufkochen. Das Fleisch und die vorbereiteten Zutaten hineingeben, 40–50 Minuten leicht kochen lassen, zwischendurch abschäumen.
Den Porree putzen, längs aufschlitzen und vorsichtig waschen, damit er nicht auseinanderfällt. Den Porree in 6–8 cm lange Stücke schneiden, jedes Stück mit Küchengarn zusammenbinden, 20 Minuten vor Ende der Garzeit zum Fleisch geben.
Prüfen Sie, ob die anderen Gemüse schon gar sind. Wenn ja, nehmen Sie sie heraus, begießen Sie sie mit Brühe und stellen Sie sie zugedeckt warm.
Das Fleisch zum Servieren in dicke Scheiben aufschneiden, mit Gemüse (ohne Fäden) auf einer vorgewärmten Platte anrichten und mit etwas Brühe begießen. Mit Salz und Pfeffer aus der Mühle würzen.
Auch wenn dieses Gericht etwas aufwendiger in der Zubereitung ist, wir sind uns sicher, Sie werden es nicht bereuen!

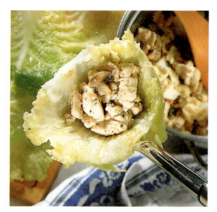

Abb. 9a: Die blanchierten Wirsingblätter werden mit dem Bries gefüllt, dann werden die Blätter oben zusammengeschlagen, so daß geschlossene Bällchen entstehen.

mitgekocht wurden, einmal aufkochen, dann von der Flamme nehmen und 2 Minuten ziehen lassen, kleinzupfen und mit 1 EL Butter in einer heißen Pfanne anbraten.

Die Pilze ebenfalls in 1 EL Butter anbraten. Die Tomaten in kochendem Wasser 5 Sekunden abbrühen und unter kaltem Wasser abschrecken. Die Haut abziehen, halbieren, Stielansatz entfernen und das Tomatenfleisch in Würfel schneiden. Von dem Wirsing die äußeren, großen Blätter ablösen und abkochen, so daß sie noch „Biß" haben. Den inneren Teil des Wirsings würfeln (ca. 2 cm Seitenlänge) und ebenfalls kochen. Die Wirsingwürfel mit dem Bries, den Champignons und der Hälfte der Tomatenwürfel vermengen und mit Salz und Pfeffer würzen.

Die Wirsingblätter vom Strunk entfernen, in eine tiefe Suppenkelle legen, und zwar so, daß am Rand genug überlappt, um die anschließende Briesfüllung noch abdecken zu können. Wirsingblätter oben überschlagen, so daß geschlossene Bällchen entstehen.

Die Schalotten in einer Pfanne mit dem Weißwein kochen, bis die Flüssigkeit verdunstet ist. Mit Geflügelbrühe aufgießen, die Wirsingbällchen daraufsetzen, die gewaschenen Kartoffeln halbieren und ebenfalls in die Pfanne geben. Die Pfanne 20 Minuten in den auf 175 °C vorgeheizten Backofen stellen. Danach die Wirsingbällchen und

Kohlköpfchen mit Kalbsbries
(Für 2 Personen)

250 g	Kalbsbries
1	Lorbeerblatt
1	Nelke
2 EL	Butter
1	kleiner Wirsing
125 g	Tomaten
200 g	Champignons
¼ l	Geflügelbrühe
50 g	Schalotten
5 EL	trockenen Weißwein
100 g	kalte Butter
½	Bund Schnittlauch
	Salz und Pfeffer
8	kleine Kartoffeln

Das Kalbsbries parieren, d. h. Fett und Sehnen entfernen, anschließend mindestens 6 Stunden in kaltem Wasser „wässern", bis es weiß ist, dann in einen Topf mit kochendem Wasser, in dem das Lorbeerblatt und die Nelke

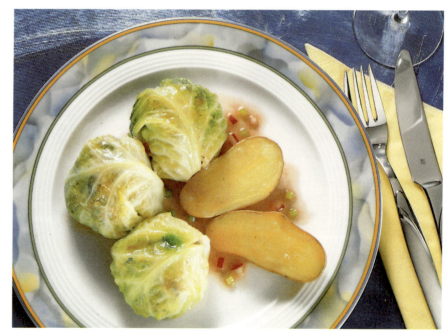

Abb. 9b: Kohlköpfchen mit Kalbsbries

die Kartoffeln auf vorgewärmten Tellern anrichten, die zweite Hälfte der Tomaten und den fein geschnittenen Schnittlauch in die Pfanne mit dem Sud geben und mit den kalten Butterflöckchen unter ständigem Rühren erhitzen (nicht kochen), bis die Butter sich aufgelöst hat. Anschließend mit auf die Teller geben und servieren.

Brokkoligratin mit Filetspitzengeschnetzeltem
(für 4 Personen)

Brokkoligratin:
- 20 g Butter
- 20 g Mehl
- ca. ½ l Sahne
- 3 Brokkoliköpfe
- 1 Zwiebel
- 1 Mozzarella
- Salz, Pfeffer, Muskat

Die Zwiebel würfeln, in Butter glasig schwitzen und mit Mehl bestreuen. Nachdem es gebunden hat, mit Sahne begießen, mit Salz, Pfeffer und Muskat würzen.
Den rohen Brokkoli putzen, in eine Gratinierform geben, mit der gebundenen Sahne begießen, mit Käse bedecken und für ca. 15–20 Minuten in den auf 225 °C vorgeheizten Backofen geben.

Filetspitzengeschnetzeltes:
- 360 g Rinderfilet-Spitzen
- 250 g Champignons
- 1 Zwiebel
- 1 Stange Lauch
- ⅛ l Rotwein
- 1 Schuß Sojasauce
- ¼ l Sahne
- Estragon, Salz und Pfeffer

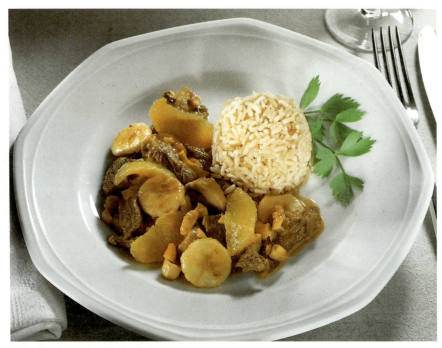

Abb. 10: Indisches Rinderfilet

Die Filetspitzen in einer sehr heißen Pfanne nur kurz scharf anbraten, dann herausnehmen und würzen.
Danach die Zwiebelwürfel und Champignons in derselben Pfanne anbraten, mit Rotwein, Sojasauce und Sahne einkochen, bis eine dickflüssige Sauce entstanden ist.
Den Lauch waschen und in dünne Streifen schneiden, dazugeben, ca. 1 Minute garen, dann das gebratene Fleisch hineingeben, mit Salz, Pfeffer und frischem Estragon abschmecken.
Zusammen mit dem Brokkoligratin servieren.

Indisches Rinderfilet
(für 2 Personen)

- 250 g Rinderfilet
- 1 kleine Zwiebel
- 25 g Butter
- 1 TL Vollkornmehl
- 1 TL Curry
- 1 TL Salz
- 2 EL Weißwein
- 75 g Macadamia oder Cashew
- 125 g Champignons
- 1 Banane
- 1 kleine Orange

Das Rinderfilet in kleine Streifen schneiden. Butter in einer Pfanne erhitzen, die geputzte und gewürfelte Zwiebel glasig dünsten, dann das Fleisch darin gut anbraten. Mehl hinzugeben und gut vermischen, mit Curry und Salz würzen, dann mit Wein und Wasser ablöschen. 10 Minuten bei mittlerer Hitze köcheln, eventuell währenddessen noch etwas Wein hinzugeben.

Inzwischen die grobgehackten Nüsse in einer kleinen Pfanne rösten.

Geputzte Champignons, die in Stücke geschnittene Orange und Banane und Nüsse zum Fleisch geben und noch weitere 10 Minuten garen.

Zusammen mit Vollkornreis servieren.

Backkartoffeln an gesottener Lammschulter
(für 6 Portionen)

3 EL	Olivenöl
300 g	Wurzelgemüse, gewürfelt
½ l	trockener Weißwein
½ l	Fleischbrühe
1 EL	Koriander, grob gestoßen
1 EL	Senfkörner, grob gestoßen
1 TL	Rosmarin
1 TL	Thymian
1 TL	Oregano
3	ungeschälte Knoblauchzehen
	jodiertes Speisesalz
	frisch gestoßener Pfeffer
	Lammschulter, küchenfertig knapp 1 kg
1 kg	kleine Kartoffeln
1 EL	Olivenöl

Kartoffeln gut bürsten und von schlechten Stellen befreien. Dann hälfteln und mit der Schnittfläche nach unten auf ein mit 1 EL Olivenöl eingefettetes Backblech setzen. Vorsichtig salzen, kräftig pfeffern und dann bei etwa 130 °C in den Backofen schieben. Zwischendurch Kartoffeln ein- bis zweimal mit dem heißen Öl bepinseln. Die Kartoffeln sind etwa nach einer Stunde gar.

3 EL Olivenöl in die heiße Bratpfanne geben. Die Gemüsewürfel darin glasig dünsten. Mit Wein und Brühe ablöschen (Brühe gegebenenfalls aus Brühwürfeln oder gekörnter Gemüsebrühe herstellen). Die Körner und Kräuter in ein kochfestes Säckchen binden, mit den Knoblauchzehen in die Brühe geben, mit wenig Salz würzen und zum Kochen bringen. Das Fleisch hineingeben, den Topf verschließen und ca. 60 Minuten garen. Von der Kochstelle

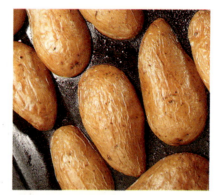

Abb. 11a: Die Zubereitung der Backkartoffeln ist denkbar einfach, aber sie brauchen lange, bis sie gar sind.

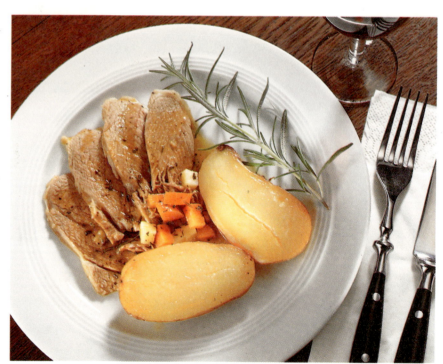

Abb. 11b: Backkartoffeln an gesottener Lammschulter

124

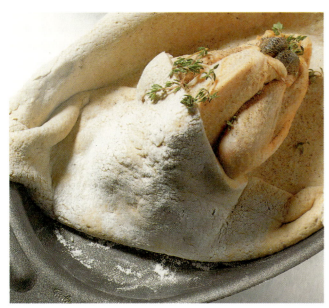

Abb. 12a: Der ausgerollte Teig wird locker in den Bräter gelegt, das vorbereitete Perlhuhn darauf plaziert und dann der Teig darübergeschlagen und gut verschlossen.

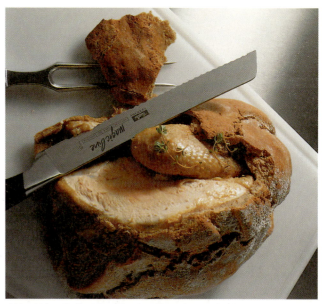

Abb. 12b: Schneiden Sie den Brotteig vorsichtig mit einem Brotmesser an.

nehmen, auf eine Warmhalteplatte geben und weitere 15 Minuten ruhen lassen. Das Fleisch mit etwas Kochflüssigkeit bedeckt warm stellen. Knoblauchzehen und Gewürzsäckchen aus dem Sud nehmen und diesen auf ¼ l eindampfen, pürieren und nochmals abschmecken.

Anrichten: Kartoffeln auf warmen Tellern verteilen. Das Fleisch in Scheiben von den Knochen lösen und mit der heißen Sauce hinzulegen.

Tip: Damit das Fleisch schön saftig bleibt, die Lammschulter zimmerwarm in die kochende Brühe geben, denn gekühltes Fleisch würde den Sud zunächst zu stark abkühlen und zuviel Fleischsaft entziehen.

Varianten: Die Sauce kann mit Rotwein verlängert und mit gerösteten Cashew-Nüssen abgerundet werden.

Perlhuhn im Kornnest mit Lauch und Birnen
(für 4 Personen)

375 g	Weizen-Vollkornmehl und 100 g zum Ausrollen
375 g	Roggen-Vollkornmehl
1	Würfel (40 g) Frischhefe
4 EL	Milch
1	Beutel Sauerteig-Mischung (für 750 g Mehl)
	jodiertes Speisesalz
	Pfeffer
1	Perlhuhn (ca. 1 kg)
1	Bund Thymian
800 g	Porree (Lauch)
4	Birnen (z. B. Anjou)
1	Päckchen Vanillezucker
½	Zitrone
1	Stück Ingwer
3	Eigelbe
⅛ l	Riesling
2 EL	kalte Butter
2 EL	Vollkornsenf
	Küchengarn

Beide Mehlsorten (100 g aufheben) in einer Rührschüssel vermengen, in die Mitte eine Vertiefung drücken und die Hefe hineinbröckeln. Die Milch anwärmen, mit der Hefe mischen und etwas Mehl darüberstäuben. Den „Vorteig"

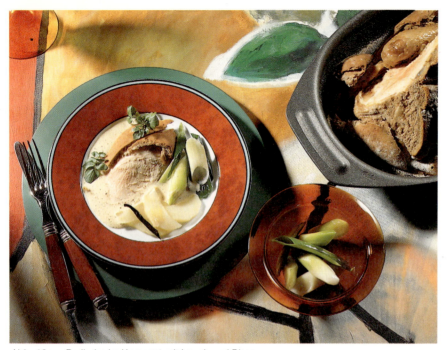

Abb. 12c: Perlhuhn im Kornnest mit Lauch und Birnen

zugedeckt 20 Minuten bei Raumtemperatur gehen lassen.

Die Sauerteig-Mischung, 1 TL Salz und 500 ml lauwarmes Wasser in die Teigschüssel geben und mit dem Mehl zu einem glatten Teig verkneten. Weitere 30 Minuten gehen lassen und den Backofen auf 200 °C vorheizen.

Inzwischen das Perlhuhn innen und außen salzen und pfeffern. Thymiansträußchen in den Bauch geben und die Perlhuhnbeine mit Küchengarn zusammenbinden.

Dann den Teig erneut durchkneten und zu einer ovalen Kugel formen. Arbeitsfläche und Nudelholz bemehlen und den Teig locker um das Nudelholz schlagen und über dem Bräter abrollen. Das Perlhuhn in die Mitte legen, den Teig darüberschlagen und gut verschließen. Auf der unteren Schiene im vorgeheizten Backofen 35–40 Minuten backen, bis die Kruste hellbraun ist.

Währenddessen den Lauch putzen, waschen, mit dem Kochmesser schräg in 4 cm lange Stücke schneiden und in den Dämpfeinsatz eines Kochtopfes schichten. ¼ l Wasser hinzufügen und den Lauch leicht salzen. Topf schließen und 6 Minuten dämpfen.

Inzwischen die Birnen waschen, vierteln, Kerngehäuse entfernen, in Spalten schneiden und in eine Kasserolle geben. Mit Vanillezucker, 1 Spritzer Zitronensaft und 1 EL Wasser aufsetzen. Ingwer schälen, in hauchdünne Scheiben schneiden und mit den Birnen 6 Minuten dünsten.

Gleichzeitig das Eigelb und den Riesling in eine Schlagschüssel geben und im Wasserbad mit dem Schneebesen solange schlagen, bis eine cremige Masse entsteht. Butter stückchenweise zufügen und weiterschlagen. Senf einrühren mit Salz, Pfeffer und Zitronensaft abschmecken.

Den Brotteig mit einem Brotmesser anschneiden und das Perlhuhn tranchieren. Das Gemüse mit der Riesling-Zabaione überziehen.

Tip: Sie können am Tag der Zubereitung 1 Stunde Zeit sparen, wenn Sie den Brotteig am Abend vorher ansetzen. So wird's gemacht:

Sie verrühren alle Teigzutaten gleichzeitig – ohne den Vorteig anzusetzen – und geben ihn in eine luftdicht verschlossene Rührschüssel von doppelter Größe. Über Nacht im Kühlschrank geht er gleichmäßig schön auf. Vor der Verwendung einmal durchkneten und ausrollen.

Der Brotteig schützt das Huhn vor zu großer Hitze, so daß es – mild gegart – herrlich saftig bleibt. Die angegebene Dämpfzeit gilt jeweils ab Dampfentstehung. Am besten klappt es in einem Topf mit gut schließendem Deckel.

Leckereien für Schleckermäuler

Zum Abschluß wollen wir Sie, liebe Leser, nun noch mit einigen ganz besonderen Schleckereien verwöhnen. Aber, vorab erst wieder ein wenig Theorie, damit Sie wissen, was Sie so zu sich nehmen.

Nüsse: Gesunde Tausendsassa

Nüsse bieten, was die Ernährung betrifft, fast ein Vollprogramm. Auf jeden Fall sind sie nahezu unentbehrlich für Menschen, die sich nach den Prinzipien der Vollwertkost ernähren, denn sie haben es sozusagen ganz schön in sich. Sie enthalten zwar viel Fett und sind damit ausgesprochen kalorienreich, aber Fett ist nicht gleich Fett, es kommt vor allen Dingen auf die Zusammensetzung an, d.h. auf die Fettsäuren. Nüsse besitzen als Samenfrüchte viele essentielle Fettsäuren, zum Beispiel die Linolsäure, die für die Bildung der Prostaglandine mitverantwortlich ist (vgl. *Seite 23*). Prostaglandine sind hormonähnliche Substanzen, die für das Immunsystem, für unseren Blutdruck und für die Regelung des Herzschlags sowie für die Nerven und die Haut wichtig sind. Außerdem weiß man, daß die Linolsäure den Cholesterinspiegel senkt und vieles andere mehr. Diesen Schluß legt auch eine wissenschaftliche Studie in England über Walnüsse nahe, er läßt sich aber sicher auf alle Nüsse übertragen. Gleichzeitig haben Nüsse einen hohen Gehalt an essentiellen Aminosäuren (vgl. *Seite 24 ff.*). Bereits 50 g Cashewnüsse decken z.B. einen großen Teil der Menge an täglich benötigten essentiellen Aminosäuren ab.

Nüsse enthalten außerdem Vitamine, z.B. relativ viel Vitamin E und Vitamin A, Mineralstoffe wie Magnesium, Calcium, Eisen und Zink, die u.a. auch das Abwehrsystem des Körpers unterstützen und gegen Streß wirken.

Wo so viel Licht ist, fällt auch ein kleiner Schatten: Wir deuteten schon an, daß Nüsse sehr kalorienreich sind. Deshalb sollte man sie auf keinen Fall gedankenlos knabbern: Am besten, Sie planen sie bewußt als vollwertige Zwischenmahlzeit in Ihren Speiseplan ein.

Die Palette an Nüssen ist sehr groß, angefangen bei den uns allen wohlbekannten einheimischen, wie den Hasel- und Walnüssen. Mit letzteren ist eine andere Nuß verwandt: die amerikanische Pecannuß. Im Gegensatz zu der Schale der Walnüsse sind die Pecanfrüchte außen fast glatt. Das Innere der Walnuß und der Pecannuß gleichen sich ziemlich. Die Pecannuß ist etwas kleiner als die Walnuß.

Nuß oder Steinfrucht?

In der vorweihnachtlichen Jahreszeit spielen natürlich auch die Mandeln eine große Rolle. Wenn man hier in Deutschland in die einschlägigen lebensmittelrechtlichen Bestimmungen reinschaut, dann erstaunt es auf den ersten Blick, daß da immer von Nüssen und Mandeln gesprochen wird, als ob Mandeln keine Nüsse wären. Nun, in gewisser Weise hat diese offizielle Bezeichnung sogar seine Richtigkeit, doch nur zum Teil. Die Mandel zählt tatsächlich offiziell nicht zu den Nüssen, sondern zu den Steinfrüchten, d.h. sie gehört in die gleiche Kategorie wie Pflaumen, Kirschen, Aprikosen, Pfirsiche usw. Wenn wir diese Einteilung aber ernst nehmen, dann dürften auch die Walnuß und auch die Pecannuß nicht Nüsse genannt werden, denn auch sie gehören nach dieser botanischen Einteilung zu den Steinfrüchten. Eine Steinfrucht zeichnet sich dadurch aus, daß sie außen Fruchtfleisch und innen einen Stein besitzt. Dieser Stein besteht aus einer harten Schale mit einem innen liegenden weichen Kern, der den eigentlichen fortpflanzungsbereiten Samen beinhaltet. In die Kategorie der Steinfrüchte gehören auch die Cashewnüsse.

Sie werden sich jetzt vielleicht fragen, welche Früchte denn überhaupt, botanisch betrachtet, zu den Nüssen gehören. Nun, den strengen Regeln des Botanikers entsprechen eigentlich nur die Haselnüsse und die Erdnüsse, denn nur sie besitzen das entscheidende Merkmal: eine vollkommen verholzte Außenschale ohne zusätzliches Fruchtfleisch. Dem kann auch die exotische Paranuß nicht gerecht werden. Sie ist eine sogenannte Kapselfrucht, vergleichbar mit dem Mohn, in dem die Samen ja auch verkapselt sind. Allerdings enthält die Paranußkapsel viel weniger Samenkörner als der Mohn.

Zum Schluß wollen wir noch eine Nuß erwähnen, die von den Botanikern lange Zeit in die falsche Rubrik eingeordnet wurde. Jetzt scheint sich die Ansicht durchgesetzt zu haben, daß sie zu den sogenannten Balgfrüchten zählt. Die Pflanze, an der diese Nüsse wachsen, ist ein Baum, der ursprünglich aus Australien kommt. Mittlerweile ist er aber auch auf Hawaii und in Süd- und Mittelamerika und Afrika heimisch geworden. Es geht um den Macadamia-Nußbaum.

Mit dieser Frucht und der Cashewnuß haben wir uns in letzter Zeit intensiv beschäftigt, und zwar dort, wo sie wachsen. Etwas, was wir hier in Europa allzuoft vergessen, ist die Tatsache, daß die Menschen der Dritten Welt oft auf Gedeih und Verderb von Produkten ihrer einheimischen Pflanzen, d. h. auch vom Verkauf dieser Früchte hier in Europa abhängig sind. Nun sind Nüsse ja hochkonzentrierte Produkte

mit – im Vergleich zu anderen Früchten – einem geringen Gewicht, die nicht so schnell verderben und sich deshalb besonders für einen weiten Tansport und den Verkauf in den Industrieländern eignen. Die Hobbythek hat sich zum Ziel gesetzt, Ihnen diese Früchte näherzubringen, u. a. um neue Märkte für Produkte aus der Dritten Welt zu erschließen.

Begonnen haben wir solche Hilfsaktionen 1992 mit unserem Kaffee Forestal aus Costa Rica (vgl. *Seite 35*), der inzwischen den Durchbruch auch in einige Supermärkte geschafft hat. Mittlerweile gibt es ihn nicht nur gemahlen, sondern auch als ganze Bohne und als Espresso. Bei diesem Produkt garantieren wir einen fairen Preis, und gleichzeitig gehen 80 Pfennig pro verkauftem Pfund in eine Initiative zur Erhaltung und Rückforstung des Urwalds. Wir freuen uns daher sehr, daß der Kaffee Forestal mittlerweile auch in USA, Belgien, Holland, Österreich und der Schweiz Fuß gefaßt hat, auch wenn dies ein Tropfen auf den heißen Stein ist, aber vielleicht macht das Beispiel Schule und rüttelt die Menschen auf.

Anläßlich unseres Besuchs bei Oscar Campos, dem Vorsitzenden der kleinen Co-Kaffee-Cooperative, der inzwischen zum stellvertretenden Agrarminister ernannt wurde, haben wir seine kleine Heimatgemeinde Hojancha auf der dem Pazifik zugewandten Halbinsel Nicoja besucht. Dort konnten wir uns davon überzeugen, daß die Maßnahmen zum Schutz der Urwälder und zur natürlichen Wiederaufforstung der Region dank unserer Hilfe – in Verbindung mit einem großangelegten Projekt der Friedrich-Ebert-Stiftung – enorme Fortschritte machen.

Macadamianüsse

Sie werden sich fragen, was Kaffee und Urwald mit dem Thema Nüsse zu tun haben. Als erläuterndes Beispiel möchte ich hier die Macadamianuß anführen: Mit Hilfe dieser Nüsse verdienen einige Kooperativen in Costa Rica ihren Lebensunterhalt, indem sie sie nach Deutschland exportieren. Zunächst aber einige Informationen zu diesen wunderbaren Früchten.

In Australien diente die Macadamianuß den Aborigines als wichtige Nahrungsergänzung. Manche Stämme nutzten auch das Macadamianußöl nachweislich als kosmetisches Öl und als Grundlage zum Dekorieren des Körpers und des Gesichtes mit farbiger Schminke. Hobbythek-Zuschauer wissen, daß wir die Segnungen dieses Öls schon lange in unserer Hobbythek-Kosmetik nutzen, denn das Macadamianußöl gehört mittlerweile zu den wertvollsten und angenehmsten Ölen für die Haut. Das liegt unter anderem an der außerordentlich günstigen Zusammensetzung der Fettsäuren: Das Öl enthält zu 60–85% einfach ungesättigte Fettsäuren, darunter 76% Ölsäure und fast 20% Palmitoleinsäure. Hinzu kommen noch 1–4% mehrfach ungesättigte Fettsäuren, darunter die wichtige Linolsäure.

Wie bereits beschrieben, handelt es sich dabei auch um wichtige Nahrungsinhaltsstoffe (vgl. *Seite 22 f.*). Dazu kommt, daß die Macadamianüsse zu den schmackhaftesten Knabbereien gehören. Und was die Gesundheit betrifft: Man vermutet, daß der hohe Ölsäuregehalt dieser Nüsse dem Herzinfarkt entgegenwirkt. Die Macadamianuß hat den höchsten Palmitoleingehalt aller Nüsse, auf dem ihre vorbeugende

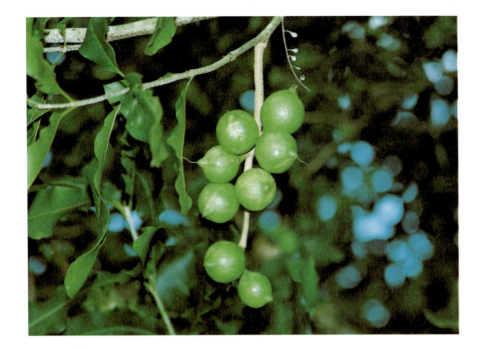

Abb. 1: Noch nicht ganz reife Macadamianüsse am Baum.

Wirkung gegen Erkrankungen der Herzkranzgefäße beruht. Der hohe Anteil an ungesättigten Fettsäuren und Palmitolein des Öls und der Nüsse scheint eine blutdrucksenkende Wirkung zu haben. Insofern können Macadamianüsse, obwohl sie viel besser schmecken, durchaus als eine Art pflanzlichen Lebertrans angesehen werden.

Darüber hinaus beinhalten sie Eiweiß, also Aminosäuren in guter Zusammensetzung, und Vitamine, insbesondere Vitamin B_1, B_2, Niacin, B_6 und Mineralstoffe wie Kalium, Calcium, Phosphor, Magnesium usw.

Dagegen steht natürlich ihr Kaloriengehalt mit 700 kcal pro 100 Gramm. Damit liegen sie an oberster Stelle der Kalorienskala bei den Nüssen, und deshalb gilt auch hier: nicht gedankenlos futtern, sondern mit Genuß knabbern.

Neben den Vorteilen, die diese Nüsse beim Verzehr bescheren, gibt es noch eine Art der Verwendung, die hochinteressant ist: Wir waren in Costa Rica zu Gast bei einem Kaffee- und Macadamianuß-Anbauer, der uns u. a. zeigte, wie sehr der Macadamianußbaum sich ökologisch in die Landschaft einordnet. Er gilt als Schattenspender für die Kaffeefelder. Die von ihrer extrem harten Schale befreiten Macadamianüsse werden in einem riesigen Silo gelagert, bevor sie bearbeitet werden. Dabei fallen Hunderte von Tonnen Nußschalen an, die, indem sie verbrannt werden, fast ein Viertel der nötigen Energie für die Menschen dort liefern. Wenn auch Sie diese umweltfreundliche Initiative unterstützen wollen: Sie bekommen diese Macadamianüsse in vielen Dritte-Welt-Läden, die vor allen Dingen von der dem fairen Handel angeschlossenen Firma gepa beliefert werden, aber auch in den Läden, die Hobbythek-Produkte führen (vgl. *Seite 150*).

Cashewnüsse

Zum Schluß wollen wir noch eine andere Nuß aus exotischen Breiten sozusagen knacken, die Cashewnuß. Auch ihre Inhaltsstoffe haben es in sich. Die Cashewnuß hat mit ca. 17–18% den höchsten Eiweißgehalt (inklusive essentieller Aminosäuren) aller Nüsse. Gleichzeitig enthält die Cashewnuß aber den niedrigsten Fettgehalt mit nur 42% und damit die wenigsten Kalorien unter den Nüssen mit vergleichsweise geringen 570 kcal pro 100 Gramm. Interessanterweise besitzt die Cashewnuß 30% verwertbare Kohlenhydrate, vorwiegend in Form von Stärke.

Interessant ist auch, daß die Cashewnuß den höchsten Vitamin-A-Gehalt aufweist, und zwar 30 µg pro 100 g. Auch beim Vitamin B_1, B_2 und Niacin braucht sie sich nicht zu verstecken.

Cashewnüsse sollen einen positiven Einfluß auf die Magenschleimhaut, z. B. bei Gastritis, haben, aber auch das Nervensystem stimulieren und allgemein die Vitalität des Organismus fördern.

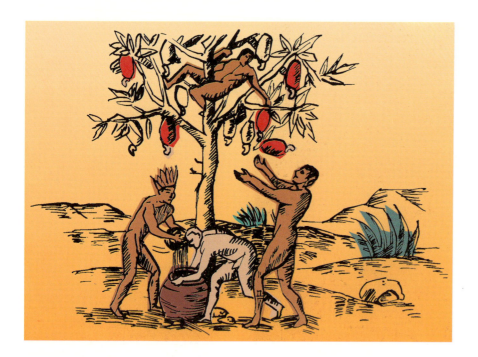

Abb. 2: Die erste überlieferte Abbildung eines Cashewbaumes stammt von 1558.

Die Cashewnuß ist eine Frucht, die schon die alten Indianer Mittel- und Südamerikas nutzten (vgl. *Abb. 2*). Vermutlich kannten auch die Mayavölker seit vielen Jahrhunderten den Cashewbaum.

Anläßlich meines bereits erwähnten Besuchs in Costa Rica flog ich – wiederum im Auftrag der Friedrich-Ebert-Stiftung – für einen Tag nach Honduras, um eine Kooperative von Cashew-Bäuerinnen zu besuchen. Die Cashew-Plantage liegt etwa 300 Kilometer von der Hauptstadt Tegucigalpa entfernt im Südwesten, am Grenzgebiet zu Nicaragua, zum Pazifik hin. Die Friedrich-Ebert-Stiftung hat dieses Projekt speziell zur Schaffung von Arbeitsplätzen für Frauen mit Kindern ins Leben gerufen. Es sind weitgehend Indiofrauen, die von ihren Männern alleingelassen wurden. Mittlerweile werden hier pro Jahr circa 25 Tonnen Cashewnüsse „produziert", d. h. für den Export vorbereitet.

Auf den ersten Blick scheinen 25 Tonnen Nüsse nicht viel, aber die Natur hat es dem Menschen nicht leichtgemacht, diese herrlichen Früchte zu knacken. Es gibt zwei Ernten pro Jahr. Die Frucht des Cashewbaumes sieht aus wie ein Apfel, im reifen Zustand ist er tiefrot. Botaniker sehen diese Frucht unter ganz besonderen Aspekten, für sie ist der Cashewapfel eine Scheinfrucht, sozusagen der verdickte Stiel, bei dem die eigentliche Frucht, die Cashewnuß, außen gewachsen ist. Das, was „Nuß" genannt wird, ist in Wirklichkeit der Kern der Frucht, der in einer harten Schale steckt.

Von dem geernteten Cashewapfel wird zunächst einmal die Nuß abgetrennt und gereinigt. Der „Apfel" selbst ist sehr safthaltig und schmeckt süß aromatisch, er besitzt keinerlei Kerne und eignet sich deshalb hervorragend zur Trocknung, was meist mit Hilfe von Sonnenenergie durchgeführt wird. Die Schale der Nüsse ist weich und enthält vor allen Dingen ein begehrtes Öl, das zur Herstellung von natürlichen Harzen verwendet wird, aber auch industriell genutzt wird. Dieses Öl wird durch eine Art Fritiervorgang bei circa 180 °C aus den Nüssen ausgetrieben. Die Nüsse werden in ein heißes Bad von Cashewschalenöl, das aus früheren Verarbeitungsdurchgängen stammt, gegeben. Sobald die Früchte eintauchen, wird das Cashewschalenöl freigesetzt, das Volumen des Ölbades nimmt zu und es fließt durch ein Überlaufrohr ab. Anschließend kommen die noch ölgetränkten Cashewkapseln in Sägespäne, die die Ölreste aufsaugen. Dieses so getränkte Sägemehl ist ein hervorragender „Feueranzünder".

Nach dem Absieben des Sägemehls sehen die Cashewkapseln schon sehr appetitlich aus. Ich nenne sie Kapseln, weil aus dem entölten Fruchtfleisch

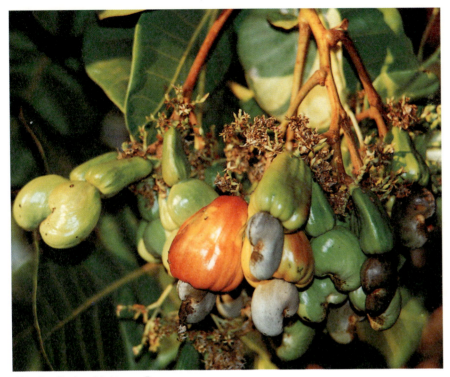

Abb. 3: Cashewfrüchte am Baum.

Selbstverständlich haben wir dafür gesorgt, daß Sie die Nüsse der Kooperative aus Honduras auch bei uns kaufen können, und zwar wiederum über die Dritte-Welt-Läden sowie über die Geschäfte, die die Hobbythek-Rohsubstanzen und Produkte verkaufen. Es gibt dort Nüsse und Cashewbruch, der geschmacklich völlig ebenbürtig ist, außerdem zum Knabbern auch pikant gewürzt oder gesalzen oder kandiert. Die gepa hat uns mitgeteilt, daß sie in diesem Herbst 5,5 Tonnen bestellt hat, und einer der großen Anbieter von Hobbythekprodukten hat sich ebenfalls

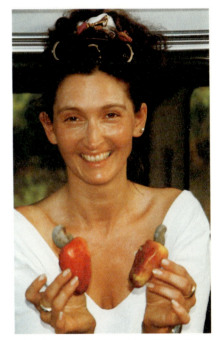

Abb. 4: Die Cashewnuß schaut oben aus dem Apfel heraus.

jetzt eine harte Schale entstanden ist. Innen ist die Nuß immer noch unversehrt. Um sie sorgsam herauszuschälen, ist nun viel Hammerarbeit erforderlich.

Sie haben richtig gelesen: Geknackt werden diese so vorbereiteten Nüsse durch vorsichtige Hammerschläge. Die Handarbeit bringt große Sicherheitsvorteile für uns Verbraucher. Beim Entfernen des Häutchens wird jede einzelne Nuß begutachtet, dabei fällt sofort auf, wenn sie eventuell von einem Pilz befallen ist. Solche Pilze erzeugen Aflatoxine, d.h. Pilzgifte, die krebserregend sein können. So können durchaus bis zu 10% der geernteten Nüsse ausgesondert werden, diese eignen sich dann nicht einmal als Viehfutter, sie werden umgehend verbrannt.

Penibel genau werden die guten Nüsse nun auf einer aus Deutschland stammenden Briefwaage abgewogen und in umweltfreundliche Polyethylenbeutel abgefüllt.

131

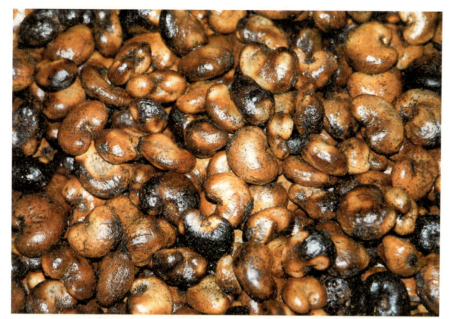

Abb. 5: Die gerösteten Cashewkapseln werden nun einzeln mit einem kleinen Hammer aufgeschlagen und die Nüsse dann sorgfältig geprüft und für den Export verpackt.

animieren lassen, über 5 Tonnen zu importieren. Damit haben deutsche Importeure immerhin fast die Hälfte der gesamten Produktion von „La Surenita" und damit den Frauen etwas von ihrer Sorge abgenommen.

Kommen wir nun aber endlich zu den Rezepten. Sie werden sehen, wir haben für Sie einen wahrhaft paradiesischen Fundus an süßen Versuchungen zusammengestellt, von denen viele die meiste Verwendung sicher in der Vorweihnachtszeit finden werden; aber auch für den Rest des Jahres ist etwas dabei, mit dem Sie sich und Ihre Lieben verwöhnen können.

Rezepte zum Genießen und Verführen

Süßes Früchtebrot

500 g	Weizenmehl, Type 1050
2 Meßl. (2,5 g)	Reinlecithin P
evtl. 10 g	Weizenkleber HT
100 g	Honig
50 g	Butter oder Margarine
1 TL	Salz
7 g	Trockenhefe (1 Päckchen)
200 ml	Milch oder Wasser
100 g	Trockenfrüchte
100 g	Macadamia- oder Cashewnüsse

Das Mehl in einer großen Rührschüssel mit der Hefe vermengen und anschließend Reinlecithin, Honig, Fett, Salz und Milch bzw. Wasser hinzugeben. Wenn Sie Milch verwenden, geben Sie Weizenkleber hinzu. Er macht das fertige Brot besser bestreichbar, und die Krume wird elastischer.

Den Teig 2–3 Minuten kneten und in der Schüssel 20 Minuten lang bei 20–25 °C gehen lassen. Dies ist die erste Teigruhezeit.

Dann die kleingeschnittenen Trockenfrüchte, z. B. Backpflaumen, Aprikosen, Feigen, Datteln, Äpfel, Bananen, Rosinen usw., und die grob zerhackten Nüsse unter den Teig kneten. Eine große Kugel formen und auf das mit Backpapier belegte Backblech setzen. Die Oberfläche mit Wasser bestreichen. Den Teig abdecken und 30 Minuten lang die zweite Ruhezeit einhalten.

Backofen auf 220 °C vorheizen. Den Brotlaib auf dem Blech einschieben und 45–50 Minuten bei 220 °C backen.

Mini-Cashewschnitten

10 g	Popcorn-Mais oder
20 g	Hafer-Crispies HT Super
3 EL	Sonnenblumenöl
100 g	Vollkornhaferflocken
1 TL	Multipekt plus Lecithin
100 g	Cashewnüsse
60 g	Rosinen
⅛ l	Apfelsaft
50 g	Weizenvollkornmehl
½ TL	Backpulver
1 Meßl.	Reinlecithin P
50 g	Honig

1 Eßlöffel Sonnenblumenöl in einer verschließbaren Pfanne oder einem Topf

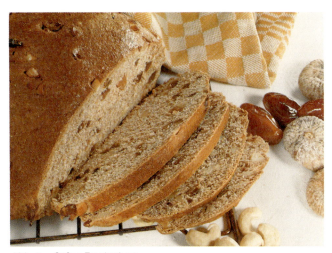
Abb. 6: Süßes Früchtebrot

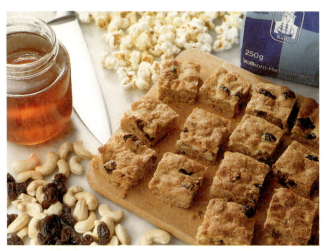
Abb. 7: Mini-Cashewschnitten

vorsichtig erhitzen. Wenn die Pfanne richtig erwärmt ist, den Popcorn-Mais hinzugeben und sofort den Deckel auflegen. Erst dann wieder vorsichtig öffnen, wenn einige Sekunden lang kein Maiskorn mehr gepufft ist. Abkühlen lassen.

Popcorn oder Crispies nach und nach mit Haferflocken, Apfelpekt plus Lecithin, grob zerhackten Nüssen, Rosinen und Apfelsaft zusammengeben und gut durchrühren. Dann in einer separaten Schüssel Mehl mit Backpulver und Reinlecithin P trocken vermischen, anschließend mit 2 Eßlöffeln Öl und Honig zu einer Kugel verkneten. Diese mit der Nußmasse, am besten mit der Küchenmaschine oder den Knethaken des Handrührgerätes, zu einer gleichmäßigen Masse verarbeiten.

Eine mittelgroße (ca. 20×20 cm) Auflauf- oder Backform dünn mit Öl auspinseln, die Masse darin verteilen und mit einem Löffel glattstreichen. Bei 200 °C, auf mittlerer Schiene, 45 Minuten backen. Nach dem Backen etwas abkühlen lassen, auf ein Brett stürzen und im völlig erkalteten Zustand in ca. 4×4 cm große Quadrate schneiden.

Macadapan, das „Marzipan" aus Macadamianüssen

Sie merken schon an der Überschrift, daß es uns nicht ganz leicht gefallen ist, die Sache auf den Punkt zu bringen. Denn Marzipan darf im wesentlichen nur aus Mandeln und Zucker hergestellt werden. Wir haben uns aber gedacht, was mit Mandeln schmeckt, das muß mit der Königin der Nüsse, der Macadamia, erst recht schmackhaft sein. Deshalb haben wir uns auch schnell an die wirklich sehr einfache Herstellung begeben, und siehe da, das Endprodukt ist wahrlich eine Krönung. In Anlehnung an das Wort *Marzi-pan* haben wir der Leckerei dann den Namen *Macada-pan* verliehen. Das Rezept:

| 400 g Macadamia |
| 200 g Puderzucker |

400 g Macadamianüsse in einem elektrischen Universalzerkleinerer oder einer alten Kaffeemühle mit Schlagmessern möglichst fein zerkleinern. Dann den Puderzucker untermischen. Dies gelingt ebenfalls im Universalzerkleinerer sehr gut. Dann wird die Masse abgeröstet. Dazu geben Sie die Macadamia-Zucker-Masse am besten in eine Metallschüssel aus Edelstahl oder eine andere feuerfeste Form und lassen sie im Backofen auf kleinster Stufe so lange stehen, bis sie auch im Inneren eine Temperatur von 80 °C erreicht hat. Das kann man gut kontrollieren, indem man die Schüssel mit Alufolie abdeckt – damit keine Feuchtigkeit ver-

133

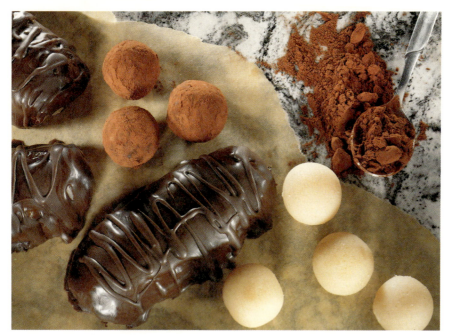

Abb. 8: Macadapan-Konfekt

Macadapan mit Isomalt

200 g	Macadamianüsse, fein zermahlen
25 g	Sorbit
10 g	Wasser
100 g	Isomalt

Die Nüsse im Universalzerkleinerer fein zermahlen. Sorbit mit Wasser erwärmen, bis das Sorbit sich gelöst hat. Den dadurch entstandenen Sirup mit Isomalt und den Nüssen vermengen. In eine feuerfeste Schüssel geben, mit Alufolie abdecken und ein Bratenthermometer in den Kern der Masse stecken. Nun im Backofen bei 80 °C rösten, bis das Thermometer im Kern 80 °C anzeigt. Anschließend kann die Masse nach Belieben geformt werden.

Ge„nüß"liches für die schönsten Stunden des Jahres

Was wir heute zur Weihnachtszeit genießen, ist keine Erfindung unserer Zeit: Honigkuchen, vom späten Mittelalter ab in Deutschland Lebkuchen genannt, war bereits in der Antike weit verbreitet. Schon die alten Ägypter galten als wahre Meister im Herstellen dieser Leckereien. Natürlich waren die Rezepturen zur damaligen Zeit bei weitem nicht so ausgefeilt wie heute, aber soviel steht fest: Getreide, Mehl und Honig waren die Zutaten der ersten Lebkuchen.

Die ersten Printen hingegen gab es erst in der ersten Hälfte des 19. Jahrhunderts. Der Name deutet übrigens

dampft – und durch die Folie ein Bratenthermometer steckt, das die Temperaturen deutlich anzeigt.

Danach hat die „Macadapan"-Masse einen besseren Zusammenhalt; sie ist nicht mehr so krümelig wie vorher und hat eine dunklere Farbe bekommen. Durch dieses Abrösten verliert sich auch der ölige Geschmack, und der Macadamiageschmack überträgt sich auf den Zucker. Außerdem werden beim Erhitzen Bakterien abgetötet. Denn Macadapan ist, wie auch Marzipan, sehr anfällig für Schimmelpilze. Deshalb muß bei der Herstellung sehr hygienisch vorgegangen werden.

Die fertige Rohmasse wird entweder sofort weiterverarbeitet oder sorgfältig verpackt im Kühlschrank aufbewahrt (in einem sauberen Schraubglas oder in Folie gewickelt). Jedenfalls muß die Masse gut abgedeckt sein, sonst trocknet sie aus.

Diese Rohmasse können Sie schon so genießen, Sie können sie aber auch noch weiter verfeinern. Um den charakteristischen Geschmack der Macadamianuß zu intensivieren, können Sie nun noch einige zerhackte Nüsse unterkneten. Sehr schmackhaft ist auch, wenn Sie kandierte oder alkoholisierte Früchte, kleinste Mengen Likör, Weinbrand, Obstschnaps oder Rosenwasser untermischen. Mehr dazu können Sie in unserem Hobbythek-Buch „Süßigkeiten mit und ohne Zucker" nachlesen.

auf die Herstellung hin, denn Printen wurden früher mit Modeln ausgeformt, man nannte dies „prenten".

Auch der Nürnberger Elisenlebkuchen war zu diesem Zeitpunkt gerade kreiert worden. Eine regelrechte Sensation schufen Aachener Printenbäcker schließlich in der Mitte des 19. Jahrhunderts. Ein Zufall brachte den Inhaber einer traditionsreichen Lebkuchenfabrik, auf die Idee, Printen serienmäßig mit Schokolade zu überziehen. Dies war eine kleine Sensation, denn bis dahin hatte es in ganz Europa noch keine derart aufwendig verzierte Massenware gegeben.

Wir von der Hobbythek meinen, daß alleine diese jahrtausendealte Tradition des Lebkuchen-Backens Grund genug ist, sich etwas intensiver mit diesen Schleckereien zu befassen. Nun haben wir dieses Hobbythek-Buch eigentlich geschrieben, um Ihnen einen Weg zur gesunden Ernährung zu weisen. Lebkuchen hingegen, das muß man wohl ganz klar sehen, gehören mit ihren vielen Varianten eher zu den Zuckerschleckereien, von denen wir nicht zu viel verzehren sollten. Auf der anderen Seite sind wir der Meinung, daß Selbstkasteiung auch nicht der richtige Weg ist, und deshalb haben wir dieses Kapitel auch mit „Genüßliches für die schönsten Stunden des Jahres" überschrieben. Damit wollen wir zum Ausdruck bringen, daß süße Naschereien nicht täglich, aber sicherlich hin und wieder mit Genuß verspeist werden dürfen. Und damit sich das Naschen auch wirklich lohnt, haben wir für Sie wahre Köstlichkeiten von Meisterhand zusammengetragen, denn wir konnten den Konditormeister einer der größten deutschen Printen- und Lebkuchenher-

steller, der Firma Henry Lambertz, dazu überreden, uns in die Geheimnisse dieser speziellen Backkunst einzuweihen. Aber, wen wundert es, wir haben diese Rezepte nach unseren Vorstellungen etwas abgewandelt, um z.B. den Gehalt an Haushaltszucker etwas zu reduzieren.

Zunächst aber möchten wir Ihnen noch einige Informationen zu den zum Teil doch sehr speziellen Zutaten geben.

Backtriebmittel

Um einen Teig zu treiben, haben Sie im wesentlichen drei Mittel zur Verfügung. Zum einen das klassische Backpulver, zum anderen Hirschhornsalz und Pottasche. Für unsere nun folgenden Rezepte scheidet Backpulver praktisch aus, da dieses eine genügend feuchte Teigmasse benötigt, um seine Wirkung zu entfalten. Gerade Printen- und Lebkuchenteige sind jedoch relativ trocken, deshalb wollen wir hier nicht weiter darauf eingehen, sondern die anderen beiden Mittel genauer beschreiben.

Pottasche

Pottasche (Kaliumcarbonat) wurde früher gewonnen, indem Pflanzenasche zunächst in Bottichen ausgelaugt und der so gewonnene Extrakt dann anschließend in Töpfen eingedampft wurde. Da diese Töpfe auch einfach als Pötte bezeichnet wurden, nannte man das Endprodukt Pottasche. Ihre Wirkung als Triebmittel entfaltet die Pottasche, indem sie das Klebereiweiß des Mehles angreift. Hierdurch verliert der Teig sozusagen an Festigkeit und läuft, oder besser gesagt treibt, in die Breite.

Hirschhornsalz

Früher wurde Hirschhornsalz durch Destillation stickstoffhaltiger tierischer Stoffe, wie z.B. Hörner und Klauen, gewonnen. Daher rührt auch noch heute sein Name. Mittlerweile wird der eigentliche Wirkstoff, das Ammoniumcarbonat, längst chemisch hergestellt. Während des Backvorgangs spaltet sich dieses Triebmittel in Ammoniak, Kohlendioxid und Wasser. Da Ammoniak und Kohlendioxid gasförmig sind, können sie den Teig wunderbar in die Höhe treiben.

Zum Süßen

Neben normalem Haushaltszucker und Honig werden in der Lebkuchen- und Printenbäckerei auch andere Zuckerarten eingesetzt:

Krümelkandis

Der Krümelkandis wird, wie auch der normale Haushaltszucker, aus Rüben gewonnen. Beide Produkte werden zunächst solange raffiniert, bis sie keine Verunreinigungen, aber auch keine Mineralstoffe mehr enthalten. Dann wird der Zuckersirup kristallisiert, so daß weißer Zucker entsteht. Anschließend wird er karamelisiert, wodurch er braun wird und so später für ein gutes Aroma und die Bräunung der Lebkuchen sorgt. Der flüssige Sirup, der zum größten Teil aus Saccharose besteht, wird zum Schluß noch kristallisiert und in kleine Krümel gebrochen.

Kandisfarin spezial

Kandisfarin spezial wird wie der Krümelkandis aus raffiniertem weißem Zucker gewonnen. Im Gegensatz zum

Krümelkandis wird er jedoch ganz fein vermahlen und enthält einen höheren Teil an Restfeuchte. Dieses Produkt gibt es bisher im freien Handel nicht zu kaufen. Wir empfehlen deshalb den marktüblichen feinen braunen Zucker, auch einfach Kandisfarin genannt. Dieser ist aber nicht so fein wie das Industrieprodukt Kandisfarin spezial, deshalb empfehlen wir, diesen Zucker vor Gebrauch noch zu mahlen. Wir haben hierbei mit einer alten Kaffeemühle mit Schlagmesser gute Erfolge erzielt.

Kandissirup
Kandissirup ist sozusagen die Vorstufe zu den eben erwähnten Kandiszuckerarten. Da er im freien Handel nicht zu beziehen ist, haben wir den Kandissirup in unseren Rezepten wahlweise gegen Honig oder Apfelsüße HT ausgetauscht.

Apfelsüße HT und Xylit
Apfelsüße haben wir auf *Seite 34* und Xylit auf *Seite 101* genauer beschrieben. Statt Xylit können Sie auch Haushaltszucker nehmen.

Ge„nüß"licher Tip:
Anstelle von Macadamia können Sie auch Cashew einsetzen.

Die Krönung der Lebkuchen-Backkunst: Gewürze

Jede Jahreszeit hat ihren eigenen Duft und das gilt ganz besonders für die Weihnachtszeit, denn in keiner anderen Jahreszeit werden so viele wohlriechende Gewürze eingesetzt. Und ein richtiger Lebkuchen wäre auch kein richtiger Lebkuchen, wenn er Gewürze nicht in einer ganz charakteristischen Zusammensetzung enthalten würde, die ihn zum Beispiel von seinen Vettern, den Printen, deutlich unterscheidet. Natürlich gibt es für Gewürzmischungen keine strengen Regeln und es gibt auch nicht „die" Lebkuchen-Gewürzmischung oder „das" Printengewürz. Dennoch gibt es für alle diese Leckereien bestimmte Charakteristika. So zeichnet sich ein Lebkuchengewürz dadurch aus, daß es einen hohen Zimtanteil besitzt. Außerdem haben wir dieser Mischung noch Macisblüte zugegeben. Das Printengewürz hingegen hat einen etwas geringeren Zimtanteil, und Anis tritt mit seinem unnachahmlichen Duft stark hervor.

Damit diese Weihnachtsdüfte auch in Ihr Heim einziehen, empfehlen wir Ihnen, daß sie sich vor dem eigentlichen Herstellen des Weihnachtsgebäckes die Gewürzmischungen selbst zubereiten:

Lebkuchengewürz à la Hobbythek

35 g	Zimt
9 g	Nelken (6 gestr. HT-Meßl.)
2 g	Piment (ca. 1½ HT-Meßl.)
1 g	Muskatnuß (ca. 5 Msp.)
2 g	Koriander (ca. 18 Msp.)
1 g	Kardamom (ca. 15 Msp.)
1 g	Macisblüte (ca. 5 Msp.)
2 g	Ingwer (ca. 2 gestr. HT-Meßl.)

Das ergibt ca. 50 g Gewürz. Sie können diese Gewürzmischung für Elisenlebkuchen, Braune Lebkuchen und Lebkucheneis einsetzen.

Printengewürz à la Hobbythek

30 g	Zimt
4 g	Nelken (ca. 3 gestr. HT-Meßl.)
2 g	Piment (ca. 1 schwach gehäufter HT-Meßl.)
1 g	Muskatnuß (ca. 5 Msp.)
1 g	Koriander (ca. 9 Msp.)
1 g	Kardamom (ca. 15 Msp.)
8 g	Anis (ca. 8 gestr. HT- Meßl.)
2 g	Sternanis (ca. 2½ gestr. HT-Meßl.)

Auch das ergibt ca. 50 g Gewürz. Diese Gewürzmischung können Sie für Honig-Printen und für das Printenmousse verwenden.

Zitronat
Zitronat wird nicht, wie oft angenommen, aus der gewöhnlichen Zitrone, sondern aus der Zitronatzitrone (Citrus medica) gewonnen. Hierzu wird die Fruchtschale unreifer Früchte in Salzwasser und später in Zuckersirup eingelegt. Anschließend werden hieraus die bekannten kleinen grünen Würfel geschnitten.

Orangeat
Zur Herstellung des Orangeats geht man ebenso wie beim Zitronat vor, verwendet werden hier allerdings nicht herkömmliche Orangen, sondern Bitterorangen, auch Pomeranzen genannt. Bekannt sind diese durch die vor allem in England hergestellte leicht bitter schmeckende Orangenmarmelade.

Bevor Sie nun an die Weihnachtsbäckerei gehen, hier noch zwei praktische Tips, die Ihnen das Gelingen Ihrer süßen Werke erleichtern werden:

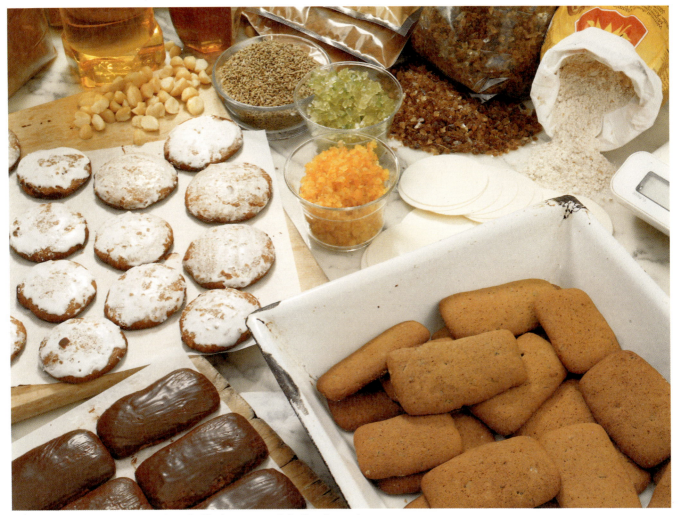

Abb. 9: Leckereien zur Weihnachtszeit: Hier kommt es auf die Gewürze an!

- Legen Sie sich einen Handwerkerspachtel für die Küche zu, denn gerade bei der Weihnachtsbäckerei bleibt so manch ein Florentiner, aber auch die ein oder andere Printe gerne hartnäckig am Blech kleben. Diesen können Sie mit einem echten (natürlich sauberen) Handwerkerspachtel spielend zu Leibe rücken.
- Pottasche und Hirschhornsalz immer getrennt voneinander in kleinen Schälchen mit Wasser anrühren. Ansonsten zerstören sich diese Backtriebmittel gegenseitig.

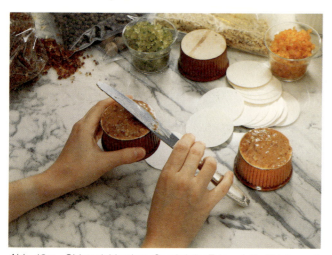

Abb. 10a: Oblatenlebkuchen: So wird der Teig auf die Oblaten aufgetragen.

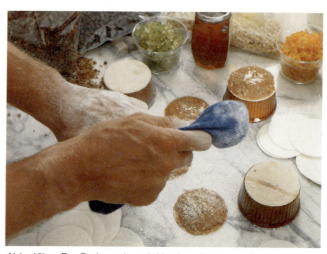

Abb. 10b: Der Puderzucker wird in einen Baumwollstrumpf gegeben und dann über die Lebkuchen „geschlagen".

So, nun kann die Weihnachtsbäckerei beginnen, das heißt eine kleine Anmerkung haben wir doch noch: In Deutschland unterliegen wir strengen lebensmittelrechtlichen Auflagen, die festlegen, was zum Beispiel ein Brauner Lebkuchen, ein Elisenlebkuchen oder eine Kräuterprinte enthalten darf und was nicht. Da darf nicht einfach irgend etwas verkauft werden. Der Verbraucher soll schon am Namen erkennen, was er käuflich erwirbt. Da wir, wie gesagt, die klassischen Rezepte etwas abgewandelt haben, kann es vorkommen, daß das Gebäck im strengen Sinne den eigentlichen Namen gar nicht mehr tragen dürfte. Aber darauf kommt es sicher nicht so sehr an, unsere Rezepte haben dafür ganz bestimmt einiges für sich: Probieren Sie sie aus!

Brauner Lebkuchen à la Hobbythek

3 g	Hirschhornsalz
120 g	Honig
10 g	Lebkuchengewürz
80 g	Cashew- oder Macadamianüsse
70 g	Aprikosenmarmelade (ohne Fruchtstückchen)
30 g	Hafer-Crispies HT Super
240 g	Weizenvollkornmehl
100 g	Aprikosen, getrocknet
120 g	Marzipan
2	Eier
ca. 70 mg	Wasser
150 g	Xylit
70 g	Apfelsüße HT

Die Eier mit Xylit und Apfelsüße HT mit einem Schneebesen gut verschlagen. Honig auf 45 °C erwärmen. In eine kleine Schüssel das Marzipan geben und nach und nach das Wasser vorsichtig unterkneten, es dürfen keine Klümpchen entstehen.

Nun die Aprikosenmarmelade einarbeiten. Die Cashew- oder Macadamianüsse grob hacken. Dann werden zur Eier-Zucker-Masse (bzw. Eier-Xylit-Apfelsüße-HT-Masse) nach und nach folgende Zutaten hineingegeben und mit dem Schneebesen verrührt: Hirschhornsalz, das zuvor in etwas Wasser (ca. 2 cl) gelöst wurde; erwärmter Honig; Orangeat; Gewürze und Nüsse; Marzipan-Marmeladen-Gemisch; Mehl. Nun den Teig 10–15 Minuten ruhen lassen, damit der Kleber im Mehl seine Wirkung gut entfalten kann. Ein Blech leicht einfetten und mit Mehl bestäuben. Den Teig durch einen Spritzbeutel mit großer Lochtülle (etwa 10 mm Durchmesser) auf das Blech spritzen. Die Teig-Kleckse sollten die Größe eines 5-Mark-Stücks haben. Bei 180 °C 12–16 Minuten backen.

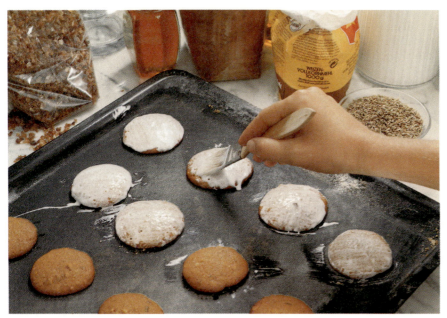

Abb. 10c: Dekorativ und schmackhaft: Elisenlebkuchen mit einer Zucker-Eiweiß-Glasur.

Dekorationsvorschläge:

Glasur für Braune Lebkuchen:
- 1 Eiweiß
- 100 g Puderzucker
- 1 Spritzer Zitrone

Das Eiweiß mit dem Schneebesen verschlagen, Puderzucker und Zitrone langsam einarbeiten. Glasur mit einem Pinselchen dünn auf die heißen Lebkuchen aufstreichen. Den Boden mit geschmolzener Kuvertüre oder Schokolade bestreichen.

Oder:
Die Lebkuchen ganz mit Kuvertüre oder Schokolade bepinseln und mit gehackten Macadamia, wahlweise auch mit Mandelsplittern oder Haselnußgrieß bestreuen.

Weiße Lebkuchen à la Hobbythek

Weiße Lebkuchen haben zwei Besonderheiten: Sie enthalten besonders viele Eier, und sie werden gewerblich nur in rechteckiger Form hergestellt.

- 220 g Xylit und 85 g Honig
- 40 g Hafer Crispies HT Super
- 320 g Weizenvollkornmehl
- 5 g Hirschhornsalz
- 12 g Lebkuchengewürz
- 80 g Trockenobst, gewürfelt
- 4 Eier
- 80 g Macadamia, gehackt

Die Weißen Lebkuchen werden genauso wie die Braunen hergestellt. Bitte richten Sie sich deshalb nach den oben angegebenen Zubereitungsvorschlägen.
Backzeit: ca. 12–16 Minuten.
Backtemperatur: 180 °C.

Honigteig à la Hobbythek

Der Honigteig gehört zu den klassischen Lebkuchen. Dennoch wird er wie Honigprinten zubereitet und verbacken.

- 175 g Krümelkandis
- 150 g Kandisfarin
- 175 g Xylit und 450 g Honig
- 30 g Hafer-Crispies HT Super
- 10 g Zitronensaft
- 600 g Weizenvollkornmehl
- 8 g Hirschhornsalz
- 12 g Lebkuchengewürz
- 30 g Anis und 5 g Zimt
- 100 g Macadamia, gehackt

Bitte richten Sie sich bei der Zubereitung nach den Backanweisungen der Honigprinten weiter unten. Der ausgerollte Teig wird später allerdings nicht geschnitten, sondern mit Förmchen ausgestochen. Die fertig gebackenen Monde und Herzchen, Sternchen und Engelchen können Sie dann ganz nach Herzenslust garnieren und dekorieren, z. B. indem Sie sie mit Puderzucker bestreuen oder mit Zartbitter-, Vollmilch- oder Weißer Kuvertüre überziehen. Natürlich können Sie die Kuvertüre auch noch mit Mandelsplittern, Haselnußgrieß, Macadamia-Splittern oder anderen nussigen Leckereien anreichern.
Backzeit: ca. 12 Minuten.
Backtemperatur: 180 °C.

Elisenlebkuchen à la Hobbythek

Wenn Sie sich bis zu den Elisenlebkuchen durchgekämpft haben, dann sind Sie schon fast ein richtiger Lebkuchenbäcker, denn Übung macht natürlich auch hier den Meister. Vielleicht haben Sie aber auch zielstrebig bis hierhin durchgeblättert. Dann wissen Sie vermutlich, daß erst hier die Crème de la Crème der Lebkuchen auf Sie wartet.

Elisenlebkuchen gehören zu den auf Oblaten gebackenen Lebkuchen und werden auch als „Oblatenlebkuchen" im Handel angeboten.

Das Besondere an den Elisenlebkuchen ist ihr hoher Gehalt an Mandeln, Hasel- oder Walnüssen. Mindestens 25 Prozent der Masse muß aus diesen edlen Produkten bestehen.

120 g	Xylit
50 g	Apfelsüße HT
95 g	Honig
280 g	Macadamia, grob gehackt
55 g	Zitronat
40 g	Orangeat
20 g	Hafer-Crispies HT Super
95 g	Vollkornmehl
3 g	Hirschhornsalz
15 g	Lebkuchengewürz
4	Eier
50–60	Oblaten (70 mm Durchmesser)

Den Honig auf 40–45 °C erwärmen. Orangeat, Zitronat, Nüsse, Hafer-Crispies HT Super und Gewürze in eine Schüssel geben. In einem hohen schmalen Rührgefäß Eier, Xylit und Apfelsüße HT schaumig schlagen. Die fertige Masse in eine große Rührschüssel umfüllen, den Honig dazugeben und weiterrühren.

Das Hirschhornsalz in wenig Wasser auflösen, zu der Eier-Zucker-Masse geben und nach und nach Orangeat-Masse und Mehl unterarbeiten. Die Masse 10 Minuten ruhen lassen.

Töpfchen, kleine Auflaufform oder Förmchen bereitstellen, deren Bodenplatte etwa den gleichen Durchmesser wie die Oblaten hat. Die Form umgedreht in eine Hand nehmen, Oblate auflegen, mit einer Hand fixieren, dann mit der anderen den Teig so darüberstreichen, daß in die Mitte viel und an den Seiten wenig zu liegen kommt. Damit kann auf jede Oblate ca. 17–20 g Teig verteilt werden. Die fertigen Oblaten auf ein Backblech setzen. In einen Baumwollstrumpf ungefähr 5 Eßlöffel Puderzucker geben. Damit durch Klopfen auf den Handrücken die ungebackenen Elisenlebkuchen bestäuben. Ein Backblech mit den Formen in den Ofen schieben und bei 60 °C mindestens eine Stunde trocknen. Es muß sich dann auf den Lebkuchen eine feste Haut gebildet haben. Anschließend bei 180 °C 12 bis 16 Minuten backen.

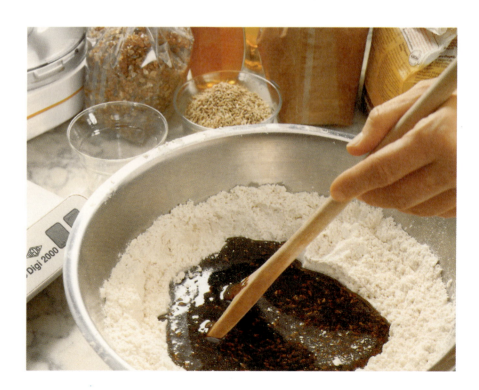

Abb. 11a: Der Honig wird zunächst erwärmt, mit Zucker, Xylit und Anis verrührt und dann zum Mehl gegeben.

Dekoration: Dünn mit Zucker-Eiweiß-Glasur bestreichen (s.o.) oder mit geschmolzener Kuvertüre bzw. Schokolade bepinseln. Nach Geschmack auch mit gehackten Macadamia oder anderen Nüssen, Mandeln oder Samen bestreuen.

Printen

Printen gehören strenggenommen zu den Lebkuchen, genauer gesagt zu den Braunen Lebkuchen. Sie können entweder knusprig-hart oder auch saftig-weich sein. Ihr ganz besonderes Merkmal sind die braunen Kandiszuckerkrümel, die sich während des Backens nicht lösen dürfen und die den Printen ihren besonderen Biß verleihen. Der Zuckergehalt der Printen verschlägt einem glatt den Atem; auf 100 g Mehl müssen mindestens 80 g Zuckerarten enthalten sein.

Honigprinten à la Hobbythek

80 g	Krümelkandis
100 g	Kandisfarin
60 g	Xylit
250 g	Honig
100 g	Trockenobst
4,5 g	Printengewürz (4 gestr. HT-Meßl.)
430 g	Weizenvollkornmehl
40 g	Multipekt Plus
7 g	Hirschhornsalz
4 g	Pottasche
ca. 120 ml	Wasser

Den Honig auf 40–45 °C anwärmen. Den Kandiszucker und Xylit mit dem Anis zusammenschütten und den Honig unterrühren. Das Hirschhornsalz und die Pottasche getrennt voneinander in ein wenig Wasser auflösen. Das Trockenobst in kleinste Stückchen schneiden.

Das Mehl in eine Schüssel geben, alle anderen Zutaten hinzufügen und per Hand durchkneten. Falls der Teig zu fest wird, Wasser nach Bedarf unterkneten. Den Teig ausrollen und mit einem Messer etwa 3×6 cm große Printen ausschneiden, auf ein Backblech legen und bei 180 °C 13 Minuten backen. Die Printen sollen bräunlich aussehen, eine feste Haut und feine Risse haben. Noch warm vom Blech lösen und auf einem Backrost auskühlen lassen.

Dekoration: Wenn Sie die Printen z. B. mit Kuvertüre überziehen wollen, sollten sie noch elastisch sein. Legen Sie dazu ein feuchtes Handtuch unter einen Backrost mit den ausgekühlten Printen und stellen diesen in einen Küchenschrank, bis die Printen biegsam sind. Dann im Wasserbad geschmolzene Kuvertüre zunächst von einer Seite, dann von der anderen Seite aufstreichen bzw. aufpinseln.

Ein anderer Dekorationsvorschlag: Mit

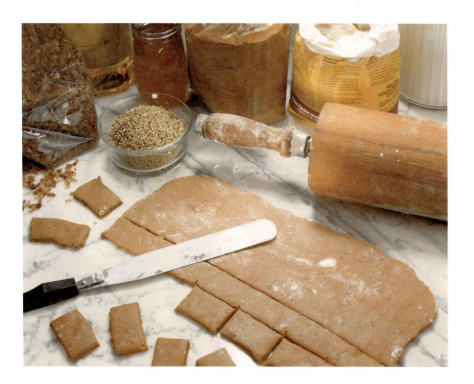

Abb. 11b: Der ausgerollte Printenteig wird einfach in kleine Streifen geschnitten.

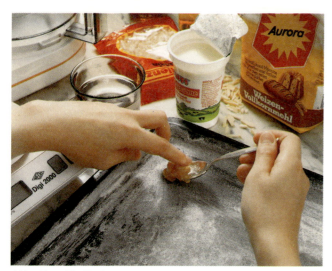

Abb. 12a: Die Backmasse wird mit einem Teelöffel auf das eingefettete Blech gegeben …

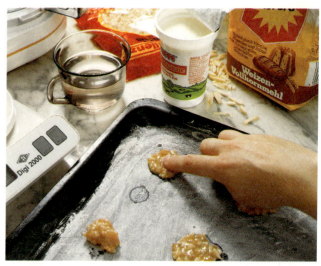

Abb. 12b: … und mit dem Finger vorsichtig plattgedrückt.

Zucker-Eiweiß-Glasur bepinseln, statt Vollmilch-Kuvertüre Zartbitter- oder Weiße Kuvertüre verwenden. Diese eventuell mit gehackten Mandeln oder Macadamia bestreuen.

Kräuterprinten à la Hobbythek

120 g	Krümelkandis
170 g	Xylit
150 g	Honig
70 g	Apfelsüße HT
35 g	Hafer-Crispies
8 g	Printengewürz
15 g	Anis
450 g	Weizenvollkornmehl
10 g	Hirschhornsalz
7,5 g	Pottasche
15 ml	Wasser

Die Kräuterprinten werden genauso wie die Honigprinten hergestellt. Bitte schauen Sie dort in den Backanweisungen nach.
Backzeit: ca. 12–16 Minuten.
Backtemperatur: 180 °C.

Florentiner à la Hobbythek

Florentiner sind ein besonders edles knuspriges Mandel- oder Nußgebäck. Sie sind innen hell und haben meist einen braunen Rand. Dem „Teig" dürfen auch Früchte und Honig zugesetzt sein, der Mehlanteil darf höchstens 5 Prozent betragen. Auch hier konnten wir leider nicht an dem hohen Zuckergehalt rütteln, denn dieser ist wichtig, damit die Masse später Festigkeit erhält.

250 g	Sahne
125 g	Zucker
50 g	Xylit
75 g	Apfelsüße HT
50 g	Honig
25 g	Butter
150 g	Macadamia
100 g	Mandeln
100 g	Orangeat
45 g	Weizenvollkornmehl

Kühle Sahne abwiegen und zusammen mit Zucker, Xylit und Apfelsüße HT, der Butter und dem Honig in einem Emailletopf unter Rühren auf 100–120 °C erhitzen. Macadamia und Mandeln möglichst per Hand hacken. Die Mandelblätter und die gehackten Macadamianüsse, das Orangeat und das Mehl locker verrühren.

Hat die Sahne-Zucker-Masse 100–120 °C erreicht, erfolgt eine Festigkeitsprobe: Mit einem Teelöffel ein wenig auf eine kalte Fläche geben, die Masse darf hierbei nicht breit verlaufen. Noch auf der Herdplatte geben Sie zur

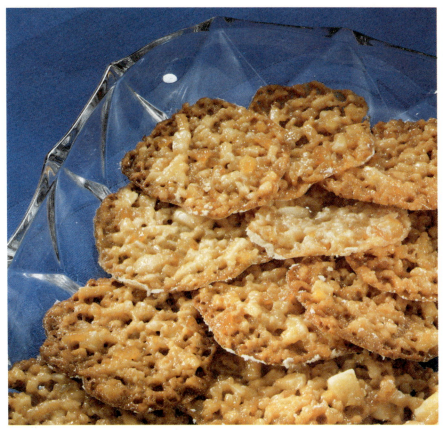

Abb. 12c: Florentiner à la Hobbythek

Sahne-Zucker-Masse die vermengte Nuß-Orangeat-Masse und rösten unter 2–3minütigem Umrühren ab. Die Masse in eine kalte feuchte Schale umfüllen (löst sich dann besser ab) und auf Zimmertemperatur abkühlen lassen. Ein Backblech einfetten, teelöffelgroße Häufchen von der Masse abstechen, auf das Backblech legen, einen Finger in Wasser tauchen und das Häufchen vorsichtig plattdrücken. Bei 220 °C im Backofen 6 Minuten backen. Die Florentiner sind fertig, wenn der äußere Kranz gerade gut braun ist.

Tip: Damit die Florentiner nicht anbacken, das Blech vorher leicht mit Mehl bestäuben.

Florentiner haben die „Unart", auf dem Backblech auseinanderzufließen. Deshalb: Nach dem Backen mit dem Rand einer umgedrehten Tasse kreisförmig von außen zusammenschieben. Die abgekühlten Florentiner von unten mit geschmolzener Kuvertüre bepinseln. Sie können hierbei wieder wahlweise Zartbitter, Vollmilch oder auch weiße Schokolade verwenden.

Tips zur richtigen Aufbewahrung

Zum Schluß noch ein paar Tips zur Aufbewahrung: Am besten eignen sich nach wie vor die praktischen Metalldosen, die gerade zur Weihnachtszeit in Hülle und Fülle und mit den schönsten Dekors erhältlich sind. Sie sollten darauf achten, daß Sie in jeder Dose nur eine Sorte Lebkuchen aufbewahren, denn jeder Lebkuchen hat sein eigenes Aroma, das auf das andere Gebäck übergehen könnte und, was noch viel wichtiger ist, jeder Lebkuchen hat seine eigene Feuchtigkeit. Lagern Sie z. B. harte Florentiner zusammen mit weichen Printen, so können Sie sicher sein, daß die Florentiner schon nach zwei Tagen pappig sind. Das wäre angesichts der vielen Mühe wirklich schade. Ebenfalls zur Aufbewahrung und vor allem zum Verschenken geeignet sind Cellophantüten. In jedem Fall sollte das Gebäck an einem kühlen Ort aufbewahrt werden. 10–13 °C sind für Lebkuchen die optimale Temperatur.

Unser Berater, der Konditormeister Hubert Vogel, hatte den großen Wunsch, Ihnen, liebe Leser, etwas ganz Besonderes und Ausgefallenes zu präsentieren. Wir haben diese Idee natürlich gerne aufgegriffen. Herausgekommen sind ein Printenmousse und ein Lebkuchen-Sahne-Eis, zwei Köstlichkeiten also, die sich bei jedem festlichen An-

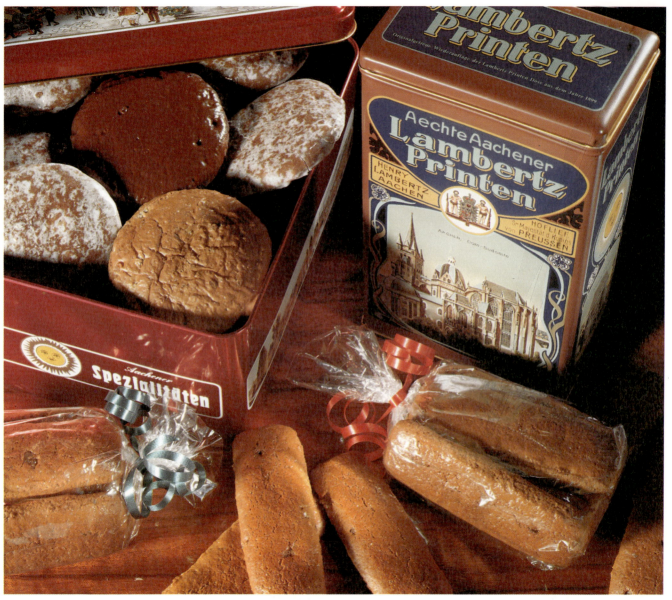

Abb. 13: Bewahren Sie Ihr Weihnachtsgebäck am besten in Blechdosen auf. Zum Verschenken eignen sich auch Cellophantüten – das hält frisch und sieht schön aus.

laß sehen lassen können. Beide Gerichte sind zunächst natürlich als Nachtisch geeignet. Die Lebkuchen-Eisbombe können Sie aber auch exzellent statt Kuchen servieren. Wir sind sicher, wie immer Sie es auch handhaben: Ihre Familie und Ihre Gäste werden staunen.

Printenmousse

250 g	Milch (3,5 % Fettgehalt)
5 g	Printengewürz, 1 g Salz
4–6	Eigelb
80 g	Zucker
7 g	Gelatine (ca. 4 Blatt)
50 g	Macadamia, gemahlen
250 ml	Sahne

Die Milch abwiegen, mit Printengewürz und Salz in einen Topf geben und verrühren. Auf dem Herd unter Rühren zum Kochen bringen. Dann die Flüssigkeit in eine große Metallschüssel umfüllen und auf der ausgeschalteten Herdplatte stehenlassen. Gelatine in kaltem Wasser einweichen, ausdrücken, in kleinem Kochtopf vorsichtig schmelzen. Eigelb und Zucker in ein hohes Rührgefäß geben und aufschlagen. Die Metallschüssel vom Herd nehmen, die Eigelb-Zucker-Masse im kalten Wasserbad mit Schneebesen unterquirlen. Die Gelatine dazurühren. Darauf achten, daß sie nicht klumpt. Gut gekühlte Sahne schlagen und mit den Nüssen unter die Mousse heben. Das Ganze in eine dekorative Schüssel umfüllen und mindestens 4 Stunden kühlen.

Tip: Zerbröseln Sie ca. 60 Gramm Printen und heben Sie diese vorsichtig unter die Mousse. Mit gehackten Macadamianüssen bestreuen.

Serviervorschlag: Herstellung eines Saucenspiegels aus Himbeer- oder Johannisbeersaft, eventuell angedickt mit Bindix HT. Auf den Saucenspiegel geben Sie 2 Eßlöffel-Häufchen der Mousse. Wir haben das Ganze mit Puderzucker und Kakao bestäubt und mit einem Blättchen Zitronenmelisse garniert.

Lebkuchen-Sahne-Eistorte

Baiserboden:

4	Eiweiß
500 g	Zucker
50 g	Mandelblätter
50 g	Macadamia, kleingehackt

Eis:

2	Eigelb
60 g	Apfelsüße HT
100 ml	Milch (3,5% Fettgehalt)
50 g	Macadamia, gemahlen
500 ml	Sahne
20 g	Lebkuchengewürz

Baiserboden: Der Baiserboden ist ein sogenanntes schweres Baiser, da es viel Zucker enthält.

Die Mandeln und Macadamia bei 100 °C im Backofen rösten, bis sie leicht bräunlich aussehen, dann herausnehmen und abkühlen lassen. Das Eiweiß in eine Schüssel geben. Anschließend mit dem Zucker aufschlagen: Eiweiß läßt sich nur ohne Fett aufschlagen, deshalb achten Sie darauf, daß sich kein Tropfen Eigelb in der Schüssel befindet.

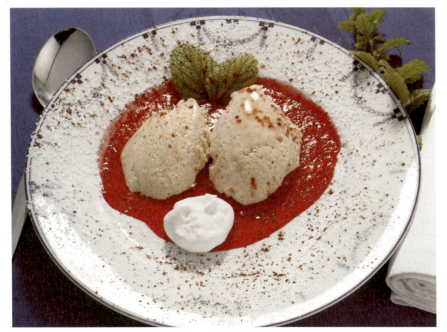

Abb. 14: Printenmousse

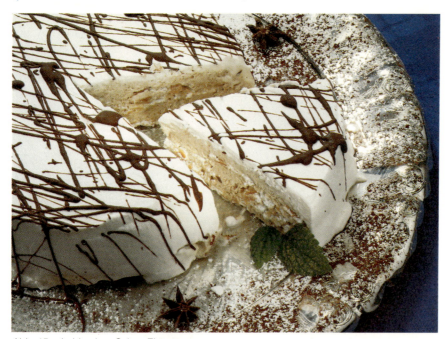

Abb. 15: Lebkuchen-Sahne-Eistorte

In einem großen Topf Wasser erhitzen, die Schüssel mit der Eiweiß-Zucker-Masse hineinstellen und mit einem Schneebesen schnell rühren. Dies ist wichtig, weil ein Baiser nur dann gelingt, wenn der Zucker ganz gelöst ist. Achten Sie darauf, daß das Wasser bzw. die Schüssel nicht zu heiß werden. Sonst stockt das Eiweiß.
Ist der Zucker gelöst, den Inhalt der Schüssel in ein hohes Rührgefäß geben und auf höchster Stufe mit dem Elektromixer 7 Minuten schlagen. Die Masse muß so steif sein wie Rasierschaum. Anschließend die abgekühlten Mandeln und Macadamia unterheben. Dazu die Masse eventuell in eine andere Schüssel umfüllen.

Mit dem Backring einer Springform auf Backpapier oder Pergamentpapier drei Kreise zeichnen. Die Baisermasse auf die drei Kreise verteilen, d. h. ausstreichen. Bleibt von der Baisermasse etwas übrig, geben Sie auf ein Stück Backpapier mit einem Teelöffel kleine Häufchen, die Sie später zur Verzierung verwenden können.
Gutes Baiser muß schneeweiß bleiben, deshalb wird es langsam getrocknet. Dazu werden die Kreise und Häufchen auf einem Backblech in den 100 °C heißen Ofen geschoben. Man erkennt den richtigen Trocknungsverlauf daran, daß sich langsam eine Haut bildet. Wenn dies geschehen ist (Fingerprobe), die Backofentemperatur auf etwa 80 °C herunterstellen. Das Blech eventuell auch drehen, damit die Masse gleichmäßig trocknet. Der Baiserboden ist fertig, wenn die Masse unter vorsichtigem Druck leicht brüchig wird.

Eis:
Das Eigelb und die Apfelsüße HT mit Elektromixer aufschlagen. Die Milch auf dem Herd anwärmen und mit Lebkuchengewürz verrühren.
Kalte Sahne aufschlagen, Nüsse unterheben. Eigelbmasse, Milch und Sahne in einem Eisbad miteinander verrühren. In einer runden Schüssel mit möglichst flachem Boden abwechselnd Eismasse etwa fingerdick und Baiserböden schichten (mit Eismasse beginnen). In der Tiefkühltruhe mindestens 4 Stunden kühlen.
Servieren: Die Schüssel in heißes Wasser tauchen und auf eine Platte oder einen großen Teller stürzen. Mit Sahne einstreichen und mit Schokoladensauce oder Kakao verzieren.
Tip: Den Baiserboden möglichst zwei Tage vor dem Servieren herstellen und einen Tag zuvor mit der Eismasse schichten. So kann das Baiser einerseits gut trocknen und das fertige Lebkuchen-Sahne-Eis über Nacht richtig fest werden und gut durchziehen.

Spekulatius à la Hobbythek
Wir möchten Ihnen Spekulatius einmal etwas anders präsentieren. Zum einen haben wir das gängige weiße Mehl gegen Vollkornmehl ausgetauscht und zum anderen haben wir einen Teil des Zuckers bzw. Honigs gegen einen Süßstoff mit Namen Konfilight HT ausgetauscht. Genaueres zu diesem Stoff erfahren Sie im Kapitel „Richtige Ernährung für gesunde Zähne".

1	Ei
90 g	Butter
2 EL	Honig oder Apfelsüße
4 EL	Vollmilch
2	gute Messerspitzen Konfilight HT
2	gehäufte TL Lebkuchengewürz
125 g	Macadamia
125 g	Mandeln
250 g	Weizenvollkornmehl
2 TL	Backpulver

Ei mit der Butter schaumig schlagen. Milch im Wasserbad (z.B. in einem Glas) leicht erwärmen und darin Konfilight auflösen. Honig oder Apfelsüße, Milch und Gewürze mit der Ei-Butter-Masse verrühren.
Macadamia und Mandeln im Universalzerkleinerer oder in einer Kaffeemühle mit Schlagmessern fein mahlen und mit den anderen Zutaten vermengen. Backpulver unter das Mehl mischen und dieses dann mit dem Rest zu einem festen Teigkloß verkneten.
Teig für mindestens eine Stunde im Kühlschrank ruhig stellen.
Danach den Teig dünn ausrollen und mit Backformen Monde, Sterne, Herzchen oder andere Figuren ausstechen. Wenn Sie sie besitzen, können Sie natürlich auch Spekulatiusmodeln verwenden.
Bei 220 °C ca. 10–12 Minuten backen.

Abb. 16: Guten Appetit und eine schöne Weihnachtszeit wünschen

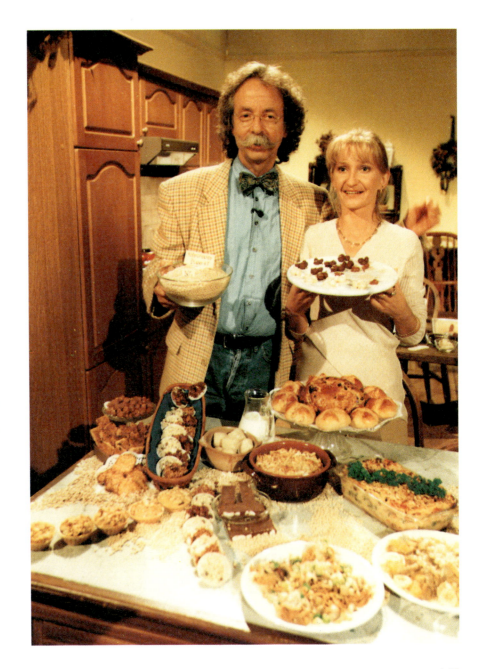

Register

A

Abführmittel 51f.
Alkohol 19, 25, 28f.
Amaranth 16, 28, 105
Aminosäuren, essentielle 10, 24f., 28,
  127
Antiradix HT 60
Apfel-Weizen-Ballast HT 53, 56
Apfelfaser HT 53f.
Apfelpekt Plus 46
Apfelsüße HT 34, 136
Arteriosklerose 44, 61

B

Baby-Fertignahrung 82–85
Babynahrung 76, 81–89
Backtriebmittel 135
Ballaststoffe 11, 17f., 44–56, 70, 120f.
Ballaststoffe, lösliche 44–47
Ballaststoffe, unlösliche 44, 47
Beta-Carotin 60f.
biologische Wertigkeit 105f.
Blähungen 50f.
Blinddarmentzündung 47
Blutzuckerkurve 45f.
BSE, siehe Rinderwahnsinn

C

Calcium 106
Cashewnüsse 128–132
Cholesterin 24, 44f., 61f., 104, 111, 127

D

Darmbeschwerden 45
Darmkrebs 17, 47, 112
destilliertes Wasser 36f.
DFD-Fleisch 116
Diabetes 46
Diäten 9–12

Divertikelkrankheit 47
DNA 24f.
Drinkmaster 41ff.

E

Eisen 72ff., 106
Eiweiß 24–28, 70, 105
Eiweißbedarf 25, 28
Energiegrundbedarf 19, 23, 29ff.
Energielieferanten 18–29
Energiestoffwechsel 19ff.
Energieverbrauch 30f.
Entwicklungsgeschichte, menschliche
  13ff.
Ernährung, lacto-vegetarische 103,
  105
Ernährung, vegetarische 13–17, 86,
  103–110
Ernährungsgewohnheiten 18, 31
essentielle Aminosäuren 10, 24f., 28,
  127
essentielle Fettsäuren 22, 127
Eßgewohnheiten 12

F

Fehlgeburten 70ff., 75
Fette 22ff.
Fettsäuren, essentielle 22, 127
Fettsäuren, ungesättigte 22f.
Fit for Life 9f., 36
Fleisch 16, 70, 111–126
Fleischkonsum 13–17, 25, 111–126
Fleischqualität 115–118
Fleischreifung 117
Fleischrückstände 112f.
Fleischzubereitung 118ff.
Fluorid 99f.
Fluorose 99f.
Flüssigkeitsbedarf 31f.

Flüssigkeitsbedarf bei Kindern 93
Folsäure 71f.
Fruchtsäfte 101
Frühgeburten 71f.
Frusips 33ff., 47, 93

G

Gallensteine 44f.
Gammalinolensäure 23
Gesundheit, Definition 18
Gewürze 136
Gicht 11, 13, 25, 104

H

Hämorrhoiden 47
Harnsäure 24f., 111
Haushaltsfilter 37f.
Hay, Howard 9f.
Haysche Trennkost 11
Heilfasten 12
Herzinfarkt 44, 61
Hirschhornsalz 135

I

Isomalt 101, 134

J

Jod 74ff., 106
Joule 19
Jugendliche 90–102

K

Kaffee Forestal 128
Kalbsleberwurst 120
Kandisfarin spezial 136
Kandissirup 136
Karies 21, 33, 91, 98ff.
Kasper, Heinrich 16f.
Kilokalorie 19

Kinder 90–102
Konfilight HT 101
Kost, ovolaktovegetabile 17, 103, 105
Krebsvorsorge 13, 58ff.
Krümelkandis 135

L

lacto-vegetarische Ernährung 103, 105
Lactose 20f.
Lactose-Intoleranz 20f.
Lebkuchen 134–146
Lebkuchenaufbewahrung 143
Lebkuchengewürz 136
Lecithin 103
Liebig, Justus von 9
Lightsüß HT 33, 101
Linolsäure 127
Listerien 70
lösliche Ballaststoffe 44–47

M

Macadamianüsse 128f., 133
Macadapan 133f.
Mandeln 127
menschliche Entwicklungsgeschichte 13ff.
Mineralstoffe 52, 70
Mineralwasser 39f., 41f., 84
mobile Schlachthöfe 114
Multimineralpulver Super HT Plus 76f.
Multipekt Plus 47
Multipekt Plus Lecithin 47
Muttermilch 81f.
Muttermilchersatz 82f.

N

Nachtkerzenöl 22
Neurodermitis 23
Nitrat 40f., 84
Nomaden 14
Nüsse 127–134

O

Ödeme 69
Omega-3-Fettsäuren 22ff.
Omega-6-Fettsäuren 22f.
Orangeat 136
ovolaktovegetabile Kost 17, 103, 105

P

Pauling, Linus 13
Pektin 46
Phenylketonurie 33
Phytat 52
Plaque 100
Pottasche 135
Printen 135f., 141f., 145
Printengewürz 136
Promille 28f.
Prostaglandine 127
Proteine 10f., 24–28
PSE-Fleisch 115–118

Q

Quinoa 16, 28, 105

R

Rinderwahnsinn 113
Rohmilch 70

S

Saccharide 19f.
Sauerstoffradikale 58–62
Schlachthöfe 114–117
Schlachthöfe, mobile 114
Schlachttiertransporte 113ff.
Schwangerschaft 28, 67–80
Schwangerschaftsübelkeit 71
Sodastream-Gerät 41ff.
Sodbrennen 71
Sonnenbrand 60
Sorbit 101
Steinfrucht 127f.

Stillzeit 28, 76
Süßstoffe 33, 101

T

Tee 35f.
TransFair-Kaffee 35, 128
Trennkost-Diät 9ff.
Trinken 31–43, 93
Trinkwasserqualität 36–41
Trinkwasserverordnung 38ff.

U

Übergewicht 23, 91
ungesättigte Fettsäuren 22f.
unlösliche Ballaststoffe 44, 47

V

vegetarische Ernährung 13–17, 86, 103–110
Verstopfung 47, 50
Vitamin B_{12} 105f.
Vitamin C 13, 57f., 73f.
Vitaminbedarf 57f.
Vitamine 57–66, 70f.
Vitaminmangel 57f.

W

Wachstumsstörungen 91
Wasser, destilliertes 36f.
Welternährungsproblem 16f.
WHO (Weltgesundheitsorganisation) 18
Wurst 111–126

X

Xylit 101

Z

Zahngesundheit 98f.
Zitronat 136
Zucker 19ff., 100
Zuckeraustauschstoffe 19f., 100f.

Bezugsquellen

* ALC COSMETIC, 27804 Berne, Kranichstr. 2, Tel. 04406-6144.
ALTAMIRA, 82319 Starnberg, Söckingerstr. 7, Tel. 08151-28571.
BAUMGARTEN, 82377 Penzberg, Hochfeldstr. 56, Tel. 08856-1429.
* BERGMANN Kosmetik, 38304 Wolfenbüttel/Groß Stöckheim, Juliusweg 1a, Tel. 05331-29385.
* BIOLINE, 70435 Stuttgart, Hohenloherstr. 3, Tel. 0711-876231.
* BIOTHEK, 74348 Lauffen a. N., Brückenstr. 19, Tel. 07133-22544.
BIOTRUHE, 73728 Esslingen, Katharinenstr. 29, Tel. 0711-354604.
BRANDSMÜHLE, 46483 Wesel, Caspar-Baur-Str. 31, Tel./Fax 0281-23357; 47533 Kleve, Hagsche Str. 47, Tel./Fax 02821-21112; 46509 Xanten, Poststr. 24, Tel./Fax 02801-5658.
BRENNESSEL, 80799 München, Türkenstr. 60, Tel. 089-280303; 85345 Freising, Luckengasse 16, Tel. 08161-41999.
CALENDULA, 40217 Düsseldorf, Friedrichstr. 7, Tel. 0211-378655; 46539 Dinslaken, Sterkrader Str. 237, Tel. 02064-92739; 47051 Duisburg, Tonhallenpassage, Tel. 0203-284543; 47441 Moers, Wallzentrum, Tel. 02841-29388.
CARLOTTA NATURA, 73312 Geislingen-Weiler, Hofstett am Steig 5, Tel. 07331-42820.
* Fa. C & M DIE ÖKOTHEK, 73430 Aalen, Spitalstr. 14, Tel./Fax 07361-680176.
CLEOPATRA KOSMETIK, 82362 Weilheim, Kirchplatz 11, Tel. 0881-64961.
* COLETTE, 23552 Lübeck, Kapitelstr. 5, Tel. 0451-7070869.
* COLIMEX-ZENTRALE, 50996 Köln, Ringstr. 46, Tel. 0221-352072, Fax 0221-352071; Auslieferungsläden: 07751 Jena, Mittelstr. 34, Tel. 03641-600780; 21416 Buxtehude, Zwischen den Brücken 7, in Brücken-Apotheke, Tel. 04161-52233; 26506 Norden, Osterstr. 160, in Schwanen-Apotheke, Tel. 04931-2197; 32312 Lübbecke, Lange Str. 1, in Stern-Apotheke, Tel. 05741-7707; 33102 Paderborn, Bahnhofstr. 18, in St.-Christophorus-Drogerie, Tel. 05251-10520; 34414 Warburg, Hauptstr. 46, in St.-Erasmus-Apotheke, Tel. 05641-60467; 35576 Wetzlar, Langgasse 68, in Langgass-Apotheke, Tel. 06441-46900; 37073 Göttingen, Weender Str. 96, Tel. 0551-56483; 41812 Erkelenz, P.-Rüttchen-Str., im KONTRA-Center, Tel. 02431-81071; 41849 Wassenberg, Brabanter-Str. 50, im KONTRA-Center, Tel. 02432-81011; 42105 Wuppertal, Rathaus-Galerie L119, Karlsplatz 3, Tel. 0202-443988; 45259 Essen, Schangstr. 13, Dromarkt, Tel. 0201-462259; 47798 Krefeld, Ostwall 146, Tel. 02151-615648; 48527 Nordhorn, Schuhmachershagen 15, Tel. 05921-721072; 50127 Bergheim-Quadrath, Graf-Otto-Str. 19, in REWE-Markt, Tel. 02271-93032; 50667 Köln, Brüderstr. 7, Tel. 0221-2580862; 51143 Köln-Porz, Josefstr./Ladenzeile Karstadt, Tel. 02203-55242; 52064 Aachen, Alexianergraben 9/City-Center, Tel. 0241-30327; 52428 Jülich, Am Markt 2, in Parfümerie am Markt, Tel. 02461-2580; 53797 Lohmar, Broich-Weber, Breiterstegmühle 1, Tel. 02246-4245; 57462 Olpe, Bruchstr. 13, Tel. 02761-5190; 59755 Arnsberg, Lange Wende 23, in Pharma-Minimarkt, Tel. 02932-22183; 63739 Aschaffenburg, Steingasse 37, Tel. 06021-26464; 66901 Schönenberg-Kübelberg, Glanstr. 42, in Linden-Apotheke, Tel. 06373-1360; 73730 Esslingen, Hirschlandstr. 1, Tel. 0711-314856; 76571 Gaggenau, Hauptstr. 16, in Central-Apotheke, Tel. 07225-3906 oder 2363; 77652 Offenburg, Lindenplatz 6, in Linden-Apotheke, Tel. 0781-25519; 94032 Passau, Am Schanzl 10, Turm-Apotheke, Tel. 0851-33377.
* COSMEDA, 41460 Neuss, Neumarkt 4, Tel. 02131-277212; 46535 Dinslaken, Altmarkt 17, Tel. 02064-15178; 40668 Meerbusch, Gonellastr. 13, Tel. 02150-6625; 47495 Rheinberg, Römerstr. 16, Tel. 02843-6116; 47198 Duisburg, Augustastr. 31, Tel. 02066-55104.
* COSMETIC-BAUKASTEN, 33615 Bielefeld, Arndtstr. 51, Tel. 0521-131008.
* COSMETIX, 48143 Münster, Salzstr. 46b, Tel. 0251-44662.
CREATIV KOSMETIK, 82008 Unterhaching, Bahnhofsweg 3, Tel. 089-6115916.
* DONAUWÖRTHER KOSMETIKSTUBE, 86609 Donauwörth, Kapellstr. 24, Tel. 0906-23365.
* DUFT & SCHÖNHEIT, 80331 München, Sendlinger Str. 46, Tel. 089-2608259.
GOLD RICHTIG, 65929 Frankfurt-Unterliederbach, Alemannenweg 60.
* HANNI'S BIOSHOP, 86456 Gablingen, Achsheimerstr. 10, Tel. 08230-9897.
HELGAS HOBBY SHOP, 63584 Gründau, Gartenstr. 19, Tel. 06058-2135.
* HEXENKÜCHE, 82152 Krailling, Luitpoldstr. 25, Tel. 089-8593135.
* HOBBY-KOSMETIK, 86153 Augsburg, Lechhauserstr. 3, Tel. 0821-155346; 70806 Kornwestheim, Stauffenbergstr. 26, Tel. 07154-3744; 97456 Dittelbrunn, Erlenstr. 25, Tel. 09721-44190; 84478 Waldkraiburg, Pürtenerstr. 34, Tel. 08638-7073.

HOBBY-KOSMETIK HAAG, 74821 Mosbach, Entengasse 4, Tel. 06261-14020.

* INATURA, 42551 Velbert, Friedrichstr. 303, Tel. 02051-23355.

JAKOBUS-APOTHEKE, 33397 Rietberg, Lippstädter Str. 17a, Tel. 02944-7554.

* JANSON GmbH, 76133 Karlsruhe, Kaiserpassage 16, Tel. 0721-26410, Fax 0721-27780.

* JASMIN, 41085 Mönchengladbach, Neusserstr. 204, Tel. 02161-650560.

Fa. JOACHIM OTT; 45657 Recklinghausen, Reitzensteinstr. 50, Tel. 02361-16216.

JOJOBA, 35066 Frankenberg, Auf der Nemphe 2, Tel. 06451-4621.

* JOJOBA NATURPRODUKTE, 57076 Siegen-Weidenau, Bismarckstr. 5/Siegerlandzentrum, Tel. 0271-790201.

KNACK-PUNKT, 73277 Owen/Teck, Hopfenweg 16, Tel. 07021-56568.

* KOSMETIK-BAZARE: 10115 Berlin, Habersaathstr. 34, Tel. 030-2088438; 24103 Kiel, Eggerstedtstr. 1, Tel. 0431-92923; 24986 Satrup, Glücksburgerstr. 11, Tel. 04633-1021; 26721 Emden, Neutorstr. 58, Tel. 04921-24646; 27580 Bremerhaven, Lange Str. 25, Tel. 0471-802316; 27711 Osterholz-Scharmbeck, Loger Str. 4, Tel. 04791-8326; 28203 Bremen, Ostertorsteinweg 25-26, Tel. 0421-701699; 31582 Nienburg, Burgmannshof 2, Tel. 05021-12825; 31785 Hameln, Thiewall 4, Tel. 05151-22576; 32257 Bünde, Bahnhofstr. 39, Tel. 05223-5133; 32756 Detmold, Paulinenstr. 9, Tel. 05231-39614; 33330 Gütersloh, Friedrich-Ebert-Str. 57, Tel. 05241-26700; 33615 Bielefeld, Arndtstr. 51, Tel. 0521-131008; 35037 Marburg, Augustinergasse, Tel. 06421-161363; 35390 Gießen, Frankfurterstr. 1, Tel. 0641-76979; 42289 Wuppertal, Kleestr. 42, Tel. 0202-620898; 45130 Essen, Alfredstr. 43, Tel. 0201-796413; 48143 Münster, Ludgeristr. 68, Tel. 0251-518505; 48431 Rheine, Matthiasstr. 5, Tel. 05971-15421; 50226 Frechen, Joh.-Schmitz-Platz 10, Tel. 02234-13230; 53721 Siegburg, Holzgasse 47, Tel. 02241-590942; 53879 Euskirchen, Hochstr. 62, Tel. 02251-73308; 58511 Lüdenscheid, Ringmauerstr. 5, Tel. 02351-358018; 58636 Iserlohn, Friedrichstr. 3, Tel. 02371-24260; 59555 Lippstadt, Kahlenstr. 2, Tel. 02941-78466; 63924 Kleinheubach, Dientzenhoferstr. 14, Tel. 09371-68861; 65183 Wiesbaden, Wagemannstr. 3, Tel. 0611-379370; 67655 Kaiserslautern, Grüner Graben 3, Tel. 0631-92527; 73728 Esslingen, Kupfergasse 13, Tel. 0711-355605; 75172 Pforzheim, Bahnhofstr. 9, Tel. 07231-33254; 97464 Oberwerrn, Bergstr. 7, Tel. 09726-3319.

KOSMETIK KREATIV, 36304 Alsfeld, Schwabenröderstr. 61, Tel. 06631-6225.

KOSMETIK ZUM SELBERMACHEN, 85049 Ingolstadt, Sauerstr. 9, Tel. 0841-33711.

KOSMETIK ZUM SELBERMACHEN, 93133 Burglengenfeld, R.-Schumann-Str. 10, Tel. 09471-6835.

KOSNA VERA, 59174 Kamen, Märkische Str. 28, Tel. 02307-4772; 59423 Unna, Markt 16, Tel. 02303-21337.

* KRÄUTER FISCHER, 33378 Rheda-Wiedenbrück, Markt 3, Tel. 05242-55958.

KREATIV, 55595 Hargesheim, Schulstr. 3, Tel. 0671-32333.

KREUZHERRN APOTHEKE, 87700 Memmingen, Kalchstr. 12, Tel. 08331-4667.

LA VENDEL, 87700 Memmingen, Hirschgasse 5, Tel. 08331-5352.

MANUELA'S KOSMETIK-SHOP, 31655 Stadthagen, Klosterstr. 8, Tel. 05721-77708.

McQUEENS'S NATURSHOP, 22880 Wedel, EKZ Rosengarten 6b, Tel. 04103-14950.

NATUR PUR, 06108 Halle, Schülershof 1, Tel. 0345-652061.

NATUR-ECKE, 46509 Xanten, Poststr. 24, Tel. 02801-5658/4847.

NATURPARTNER, 63820 Elsenfeld, Marienstr. 2, Tel. 06022-7834.

NATURTÖPFLA, 95194 Regnitzlosau, Trogenau 25, Tel. 09294-1713.

* NATURWARENLADEN, 97447 Gerolzhofen, Weiße-Turm-Str. 1, Tel. 09382-4115+7989

* OMIKRON, 74382 Neckarwestheim, Marktplatz 5, Tel. 07133-17081; 74072 Heilbronn, Postpassage, Tel. 07131-166443; 73635 Rudersberg-Schlechtbach, Bahnhofsplatz 41, Tel. 07183-8565; 77815 Bühl, Hauptstr. 15, Tel. 07223-901129.

* PIMPINELLA (Walter und Schneider), 14471 Potsdam, Clara-Zetkin-Str. 6, Tel. 0331-970302.

* PLATH PARFUMS, 24161 Kiel, Dreiangel 31, Tel. 0431-92923.

* POTPOURRI Umweltladen, 71032 Böblingen, Marktgässle 8, Tel. 07031-236914; 71263 Weil der Stadt, Katharinenstr. 4, Tel. 07033-33929.

* PURA NATURA, 90402 Nürnberg, Johannesgasse 55, Tel. 0911-209522.

* rein & fein, 82256 Fürstenfeldbruck, Münchner Str. 25, Tel. 08141-4548.

RINGELBLUME NATURKOSMETIK GMBH, 92224 Amberg, Ledergasse 5, Tel. 09621-22110.

* SPINNRAD GMBH/ZENTRALE, 45801 Gelsenkirchen, Am Luftschacht 3a, Tel. 0209-17000-0, Tx. 824726 natur d, Fax. 0209-17000-40; Auslieferungsläden: 04329 Leipzig, Paunsdorf Center, Paunsdorfer Allee 1; 09125 Chemnitz, Annaberger-Str. 315, Alt-Chemnitzer-Center, Tel. 0371-586953; 10719 Berlin-Westend, Uhlandstr. 43/44, Tel. 030-8814848; 12159 Berlin-Steglitz, Schloßstr. 1, Tel. 030-8592072; 12619 Berlin-Hellersdorf, Spree-Center, Hellersdorferstr./Cecilienstr., Tel. 030-5612081; 20146 Hamburg, Grindelallee 42, Tel. 040-4106096; 21335 Lüneburg, Grapengießer-Str. 25, Tel. 04131-406427; 22143 Hamburg-Rahlstedt, Rahlstedt-Center, Schweriner-Str. 8-12, Tel. 040-6779044; 23552 Lübeck, Mühlenstr. 11, Tel. 0451-7063307; 24103 Kiel, Ahlmann-Haus, Holstenstr. 34, Tel. 0431-978728; 24534 Neumünster, Marktpassage EKZ, Großflecken 51-53, Tel. 04321-41633; 24937 Flensburg, Große Str. 3, Tel. 0461-13761; 26122 Oldenburg, Gaststr. 26, Tel. 0441-25493; 27568 Bremerhaven, Bürgermeister-Smidt-Str. 53, Tel. 0471-44203; 27749 Delmenhorst, City-Point, Lange Str. 96/97, Tel. 04221-129331; 28203 Bremen, Bremer Carré, Obernstr. 67, Tel. 0421-1691932; 28203 Bremen, Ostertorsteinweg 90, Tel. 0421-74318; 30159 Hannover, Steintorstr. 9, Tel. 0511-329093; 30823 Garbsen, Nord-West-EKZ, Havelsterstr. 10, Tel. 05131-95769; 30853 Langenhagen, in City Apotheke, Marktplatz 5, Tel. 0511-772056; 31134 Hildesheim, Angoulemeplatz 2, Tel. 05121-57311; 32052 Herford, Lübberstr. 12-20, Tel. 05221-529654; 32423 Minden, Bäckerstr. 72, Tel. 0571-87580; 33098 Paderborn, Königsplatz 12, Tel. 05251-281759; 33330 Gütersloh, Münsterstr. 6, Tel. 05241-237071; 33602 Bielefeld, Marktpassage/EG, Bahnhofstr., Tel. 0521-66152; 34117 Kassel, Hedwigstr. 9, Tel. 0561-14911; 35390 Gießen, Kaplansgasse 2, Tel. 0641-792393; 35576 Wetzlar, Langgasse 39, Tel. 06441-46952; 37073 Göttingen, Gronerstr. 57/58, Tel. 0551-44700; 38100 Braunschweig, Vor der Burg 8, Tel. 0531-42032; 38440 Wolfsburg, Südkopfcenter, Porschestr., Tel. 05361-15004; 39326 Hermsdorf bei Magdeburg, Elbe Park EKZ, Tel. 039206-52207; 40212 Düsseldorf, Schadowstr. 80, Tel. 0211-357105; 40721 Hilden, Bismarck-Passage, Tel. 02103-581937; 41061 Mönchengladbach, Hindenburgstr. 173, Tel. 02161-22728; 41460 Neuss, Oberstr./Ecke Zollstr., Tel. 02131-276708; 41747 Viersen, Hauptstr. 85, Tel. 02162-350549; 42103 Wuppertal-Elberfeld, City-Center, Am Mäuerchen, Tel. 0202-441281; 42275 Wuppertal-Barmen, Alter Markt 7, Tel. 0202-551753; 42651 Solingen, Bachtor-Centrum, Goerdeler-Str., Tel. 0212-204041; 42853 Remscheid, Alleestr. 30, Tel. 02191-420867; 44135 Dortmund, Lütge-Brück-Str. 12, Tel. 0231-578936; 44575 Castrop-Rauxel, EKZ Widumer Platz, Tel. 02305-27215; 44623 Herne, Bebelstr. 8, Tel. 02323-53021; 44787 Bochum, Kortumstr. 33, Tel. 0234-66123; 44791 Bochum, Ruhrpark Shopping Center, Tel. 0234-238516; 45127 Essen, City Center, Porscheplatz 21, Tel. 0201-221295; 45329 Essen-Altenessen, EKZ Altenessen, Tel. 0201-333617; 45472 Mülheim, Rhein-Ruhr-Zentrum, Tel. 0208-498192; 45472 Mülheim, Forum City, Hans-Böckler-Platz 10, Tel. 0208-34907; 45657 Recklinghausen, Kunibertistr. 28, Tel. 02361-24194; 45768 Marl, EKZ Marler Stern, Obere Ladenstr. 68, Tel. 02365-56429; 45879 Gelsenkirchen, Klosterstr. 13, Tel. 0209-208963; 45894 Gelsenkirchen-Buer, Breddestr. 8, Tel. 0209-398889; 45964 Gladbeck, Hochstr. 29-31, Tel. 02043-21293; 46049 Oberhausen, Bero-Zentrum 110, Tel. 0208-27065; 46236 Bottrop, Bastel Drache, Hochstr. 11, Tel. 02041-684484; 46282 Dorsten, Recklinghäuserstr. 4, Tel. 02362-45748; 46397 Bocholt, Osterstr. 51, Tel. 02871-186024; 46535 Dinslaken, Duisburgerstr. 10, Tel. 02064-54557; 47051 Duisburg, Averdunk-Center, Tel. 0203-339135; 47441 Moers, Neumarkt-Eck, Tel. 02841-23771; 47798 Krefeld, Neumarkt 2, Tel. 02151-22547; 48143 Münster, Alter Steinweg 39, Tel. 0251-42352; 48431 Rheine, Münsterstr. 6, Tel. 05971-13548; 49074 Osnabrück, Große Str. 84/85, Tel. 0541-201373; 50578 Köln, Severinstr. 53, Tel. 0221-3100018; 50672 Köln, Bazaar de Cologne/Mittelstr. 12-14, Tel. 0221-256606; 50823 Köln, Venloerstr. 336, Tel. 0221-5103342; 51373 Leverkusen, Hauptstr. 73, Tel. 0214-403131; 51643 Gummersbach, Wilhelmstr. 7, Tel. 02261-64784; 52062 Aachen, Rethelstr. 3, Tel. 0241-25254; 52349 Düren, Josef-Schregel-Str. 48, Tel. 02421-10082; 53111 Bonn, Poststr. 4, Tel. 0228-636667; 53757 St. Augustin, HUMA EKZ/Rathausallee 16, Tel. 02241-27040; 53879 Euskirchen, Hochstr. 56, Tel. 02251-55521; 54290 Trier, Neustr. 66, Tel. 0651-48241; 55116 Mainz, Kirschgarten 4, Tel. 06131-228141; 56068 Koblenz, Löhrstr. 16-20, Tel. 0261-14925; 57072 Siegen, Marburgerstr. 34, Tel. 0271-54540; 58095 Hagen, Elberfelderstr. 64, Tel. 02331-17438; 58452 Witten, Bahnhofstr. 38, Tel. 02302-275122; 58511 Lüdenscheid, EKZ Stern Center/Altenaer Str., Tel. 02351-22907; 58636 Iserlohn, Alter Rathausplatz 7, Tel. 02371-23296; 59065 Hamm, Bahnhofstr. 1c, Tel. 02381-20245; 59555 Lippstadt, Lippe-Galerie/Langestr., Tel. 02941-58332; 60311 Frankfurt, Kaiserstr. 11, Tel. 069-291481; 60439 Frankfurt, Nord-West-Zentrum, Tituscorso-Str. 26, Tel. 069-584800; 63065 Offenbach, Herrnstr. 37, Tel. 069-825648; 64283 Darmstadt, Wilhelminenpassage, Tel. 06151-22078; 65183 Wiesbaden, Mauritiusgalerie, Tel. 0611-378166; 66111 Saarbrücken, Dudweiler Str. 12, Tel. 0681-3908994; 67059 Ludwigshafen, Bismarckstr. 106, Tel. 0621-526664; 67655 Kaiserslautern, Pirmasenser Str. 8, Tel. 0631-696114; 68159 Mannheim, Kurpfalzpassage, Tel. 0621-154662; 69115 Heidelberg, Das Carée, Rohrbacherstr. 6-8d, Tel. 06221-166825; 70173 Stuttgart, Lautenschlagerstr. 3, Tel. 0711-291469; 71638 Ludwigsburg, Wilhelmstr. 24, Tel. 07141-902879; 72763 Reutlingen, Metzgerstr. 4, Tel. 07121-320415; 73733 Esslingen, Neckar Center, Tel. 0711-386905; 74072 Heilbronn, Sülmerstr. 34, Tel. 07131-962138; 76133 Karlsruhe, Kaiserstr. 170, Tel. 0721-24845; 76829 Landau, Rathausplatz 10, Tel. 06341-85818; 78224 Singen, Scheffelstr. 9, Tel. 07731-68642; 79098 Freiburg, Niemenstr. 6, Tel. 0761-381213; 80331 München, Sendlingerstr./Asamhof, Tel. 089-264159; 80797 München-Schwabing, Schleißheimer Str. 100, Tel. 089-1238685; 83022 Rosenheim, Stadtcenter/Kufsteiner Str. 7, Tel. 08031-33536; 86150 Augsburg, Viktoriapassage/Bahnhofstr. 30, Tel. 0821-155482; 87435 Kempten, Bahnhofstr. 1, Tel. 0831-24503; 88212 Ravensburg, Eisenbahnstr. 8, Tel. 0751-14489; 89073 Ulm, Neue Str. 93, Tel. 0731-60909; 90402 Nürnberg, Grand Bazaar/Karolinenstr. 45, Tel. 0911-232533;

Fortsetzung SPINNRAD: 90762 Fürth, City-Center/Alexander-Str. 11, Tel. 0911-773663; 91054 Erlangen, Hauptstr. 46, Tel. 09131-201043; 91126 Schwabach, Königstr. 2, Tel. 09122-16849; 92637 Weiden, Mooslohstr. 123, Tel. 0961-27710; 93047 Regensburg, Malergasse 3, Tel. 0941-563581; 96052 Bamberg, EKZ Atrium, Tel. 0951-202588; 97076 Würzburg, Kaiserstr. 11, Tel. 0931-15608;
* STELLA, 73066 Uhingen, Bleichereistr. 41, Tel. 07161-37321.
* STEPHAN, 59755 Arnsberg, Mendenerstr. 14, Tel. 02932-25000.
* STERNTALER NATURLADEN, 42651 Solingen, Am Neumarkt 27, Tel. 0212-10332; 42929 Wermelskirchen, Kölnerstr. 36, Tel. 02196-93982.
* SUNCOS, 61169 Friedberg, Kaiserstr. 113, Tel. 06031-62597.
SYLVI'S NATURLADEN, 47906 Kempen, Judenstr. 19, Tel. 02152-54590; 13595 Berlin, Pichelsdorferstr. 93, Tel. 030-3317878; 88489 Wain, Obere Dorfstr. 37, Tel. 07353-1465.
* DER UMWELTLADEN, 88427 Bad Schussenried, Keilbachstr. 7, Tel. 07583-4293 oder 4177.
Fa. URSULA SINGER, 86497 Horgau/Auerbach, Höhenweg 11, Tel. 08294-2358.
VITALIS-APOTHEKE, 59556 Lippstadt-Cappel, Beckumer Str. 214, Tel. 02941-78972.
* VON DER GATHEN BIOCOSMETIC, 40211 Düsseldorf, Am Wehrhan 24, Tel. 0211-1640355; 50672 Köln, Ehrenstr. 35, Tel. 0221-256636.
WASCHKÜCHE, Friedrich-Ebert-Str. 70, 95213 Münchberg.

In der Schweiz:
DORF-LÄDELI, CH-8863 Buttikon, Kantonsstr. 49, Tel. 0041-55-671854.
DROGERIE LEHNER, CH-3097 Liebefeld, Kirchstr. 15, Tel. 0041-31-9714612.
* INTERWEGA Handels AG, CH-8863 Buttikon, Postfach 125, Tel. 0041-55-671854.

In Österreich:
* CREATIV-COSMETIK, A-5026 Salzburg, Waldburgergasse 46A, Tel. 0043-662-434228.
NATUR PUR, A-1070 Wien, Kirchengasse 25-27; Tel. 0043-1-5262129.

Die mit * gekennzeichneten Firmen betreiben auch Versandhandel.
Einige Substanzen erhalten Sie auch in Reformhäusern, Drogerien, Apotheken, Bioläden und Lebensmittelläden. Vergleichen Sie die Preise!

Hinweis:
Autoren und Verlag bemühen sich, in diesem Verzeichnis nur Firmen zu nennen, die hinsichtlich der Substanzen und Preise zuverlässig und günstig sind. Trotzdem kann eine Gewährleistung von Autoren und Verlag nicht übernommen werden. Irgendwelche Formen von gesellschaftsrechtlicher Verbindung, Beteiligung und/oder Abhängigkeit zwischen Autoren und Verlag einerseits und den hier aufgeführten Firmen andererseits existieren nicht.

Weitere Hobbythekbücher

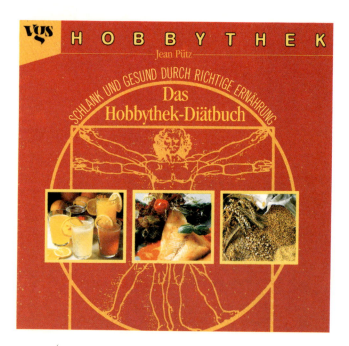

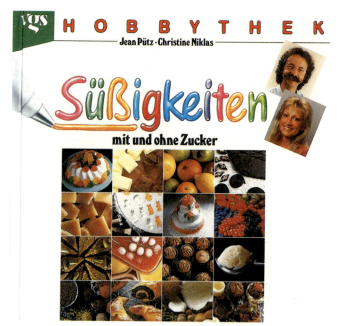

Die Deutschen essen zu fett, zu kalorienreich, zu viel Fleisch... Wer kennt sie nicht, diese Warnungen der Ernährungswissenschaftler, und wer müßte sich nicht an die eigene Nase fassen, wenn es um die täglichen Eß- und Ernährungsgewohnheiten geht? Dieses Hobbythekbuch zeigt die ernstzunehmenden gesundheitlichen Gefährdungen auf, die durch einseitige oder unausgewogene Ernährung entstehen können, im Kindes- wie im Erwachsenenalter, und weist dem Leser den Weg zu einem gesünderen Leben ohne große Einbußen.

Die meisten Menschen sind geradezu „scharf" auf Süßes. Aber viele von Ihnen haben ein schlechtes Gewissen. Die Zähne leiden, die Linie...
Das Hobbythekbuch SÜSSIGKEITEN enthält viele Rezepte und Tips, wie Sie die schädlichen Wirkungen süßer Sachen vermeiden können und trotzdem nicht auf Leckereien zu verzichten brauchen.
Sie finden darin:
Alles über selbstgemachte Bonbons, Lakritzen, Gummibärchen, Schokolade und Pralinen aus der eigenen Küche, gefrorene Köstlichkeiten – Speiseeis und vieles mehr.

Spinnrad
DIE DROGERIE

PartneR
IN DER GANZEN WELT

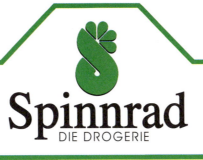
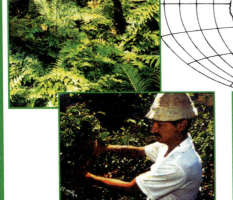
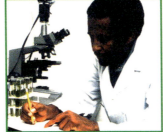
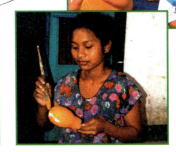

Für Umwelt und soziale Verantwortung
Spinnrad, die Drogerie
über 100 mal in Deutschland

Spinnrad GmbH · Am Luftschacht 3 a · D - 45886 Gelsenkirchen · Tel: 0209/ 17 000 11

Weitere Hobbythekbücher

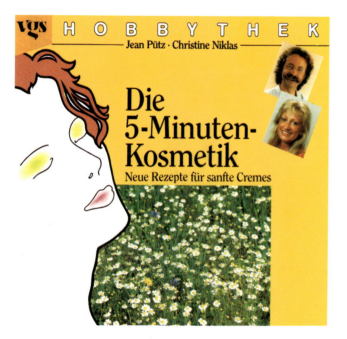 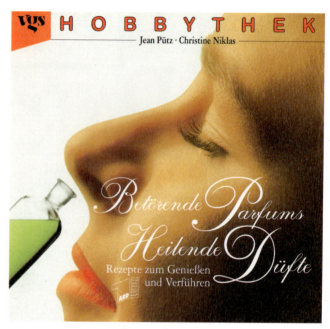

Neue Erkenntnisse und Methoden ermöglichen es heute, sanfte Cremes und andere Kosmetika noch einfacher und schneller herzustellen. In diesem Hobbythekbuch finden Sie zahlreiche Rezepte für die ganze Familie und für viele Anwendungsmöglichkeiten. Natürlich gibt es auch eine Menge neuer Inhaltsstoffe. So enthalten zum Beispiel fast alle Rezepte wichtige Vitamine, die Ihre selbsthergestellten Kosmetika noch wirksamer und wertvoller machen.
Ein unentbehrliches Buch für alle, die von der sanften Kosmetik überzeugt sind und diese weiterentwickeln wollen, aber auch für alle interessierten „Einsteiger".

In diesem Buch finden Sie eine Menge interessanter Informationen und dufter Ideen rund um das Thema Parfums und Duftöle:
– Das Wichtigste zur Aromatherapie
– alles über die Geheimnisse der Parfumerie
– eine ausführliche Klassifizierung von Parfums
– Rezepte und Anregungen zum Herstellen der schönsten Parfums und anderer Duftkompositionen für *Sie* und *Ihn*.